대한민국
의료
커넥션

대한민국
의료
커넥션

당신이 아플 때
웃는 사람들이 있다

서한기 지음

바다출판사

보건복지 동네의
불편한 진실들

정상화냐 폐업이냐의 갈림길에서 결국 폐업 강행으로 마무리된 진주의료원 사태를 보면, 무너질 대로 무너진 우리나라 공공의료의 실태가 적나라하게 드러나는 것 같아 안타깝기 그지없습니다. 처참한 공공의료의 잔해를 고스란히 보여주는 듯해 마음이 불편합니다.

예기치 않은, 강제에 가까운 퇴원 조치로 호스피스 완화 치료를 받던 일부 환자가 목숨을 잃었다는 소식은 이번 사태의 비극을 압축적으로 보여줍니다. 그 어느 곳보다 생명을 소중하게 돌봐야 할 공공병원이 도리어 목숨이 위태로운 환자의 등을 떠밀어 버리다니, 세상에 이런 비극이 또 어디에 있을까요?

진주의료원과 같은 지방의료원의 역사는 100여 년 전으로 거슬러 올라갑니다. 1909년 일제 강점기에 개원한 관립 자혜의원이 시초입니다. 이를 기점으로 지역 곳곳에 세워진 지방의료원은 현재 전국적으로 34곳이 있습니다. 지방의료원은 공공의료의 대표주자격으로 그간 지역 저소득층, 생활보호대상자, 행려병자 등을 적극적으로 끌어안았습니다. 또 재해지역 긴급 의료봉사, 무의촌 순회 진료 등 공공적 기능을 충실하게 수행해왔습니다.

진주의료원도 103년의 유구한 역사를 자랑합니다. 그런데 그런 진주의료원이 왜 벼랑 아래로 굴러 떨어지게 되었을까요? 여러 가지 분석이 나옵니다. 물론 각자의 이해관계에 따라 제각각입니다. 진주의료원 폐업을 주도한 쪽에서는 강성 노조가 병원을 해방구로 삼아 경영활동을 방해하면서 발생한 적자 때문이라며 노조 탓으로 돌립니다. 반면 노조는 공공의료기관 운영을 책임진 경상남도가 지역 저소득층 등 의료소외계층의 의료안전망으로서의 구실을 다하면서 빚어진 '합리적 적자'를 구실로, 공공의료기관의 문을 닫으려고 한다며 강하게 반발합니다. 게다가 수시로 벌어지는 임금체불을 감수하면서 병원 정상화를 위해 노력하고 희생했는데, 병원 적자의 책임을 노조에 떠넘긴다며 억울하다고 외칩니다.

직접적인 이해당사자는 아니지만, 일부 의료단체는 이 모든 게 정부가 국민의 건강을 지키는 의사와 병원에 제대로 된 비용을 지불하지 않아 생긴 일이라며 정부 의료정책을 비판하는 빌미로 이용하고 있습니다. 이른바 저수가-저급여 구조 아래 보험료는 적게 내면서 의료혜택은 더 많이 누리려다 보니, 민간병원조차 적자를 볼 수밖에 없는 상황에서 공공의료기관은 더 말해 무엇하겠느냐는 논리입니다. 또 다른 쪽에서는 세월이 흐르고 시대가 바뀌면서 진주의료원이 지역 공공병원으로서의 존립 근거를 잃어버린 점에서 이유를 찾으며, 이제 그 역사적 역할과 생명을 다했다고 선언하기도 합니다.

이런 진단들은 모두 일면 수긍할 만한 내용을 담고 있습니다. 하지만 한쪽 면만 부각하고 있어 사태의 진실을 총체적으로, 근본적으로 바라보는 데는 실패하고 있습니다.

진주의료원 사태는 극단적으로 치닫는 우리나라 의료상업화의 조류 속에서 그 거센 격류를 견뎌내지 못한 가장 약한 고리가 끊어지면서 발생한 일이라고 할 수 있습니다. 이윤, 영리, 경쟁이란 이름 아래 돈벌이에 내몰리는 한국 의료의 짙은 그늘을 반영한 사건이라 할 수 있습니다. 끝 모르고 질주하는 의료상업화가 불러온 재앙이라 할 만합니다. 실제로 사회 전체가 의료를 누구나 누려야 할 권리가 아니라 이윤 추구의 수단으로 생각하고 당연하게 받아들이는 경향이 강해지면서 '경제적 동기'는 의료시장을 움직이는 거의 유일한 작동 메커니즘으로 자리 잡고 있습니다.

이게 무슨 말일까요? 말 그대로 이 땅의 거의 모든 의료기관들이 크든 작든, 수익성을 좇다보니, 자본력이 든든한 서울과 수도권 대형병원들에 의료 인력과 기술, 장비 등이 몰리면서 환자쏠림 현상이 심화됐습니다. 이에 따라 자본이 달리는 지역 의료기관들은 설 땅을 잃는 상황이 발생했습니다. 현재 각 지역의 민간병원조차 생존을 장담하기 어려운 게 엄혹한 현실인데, 지방의료원의 상태는 오죽하겠습니까?

이익이 되는 일이라면 양심에 아랑곳없이 물불 가리지 않고 뛰어들다 보니, 그 어느 분야보다 건전하고 건강해야 할 의료계는 온갖 비리와 불법으로 조용한 날이 없을 지경에 이르렀습니다. 하루가 멀다 하고 터져 나오는, 제약사로부터 뒷돈을 받아 챙겼다는 보도는 이제 더 이상 뉴스가 아닙니다.

제약사는 제약사대로 진실을 말하지 않고 숨기는 데 주저하지 않습니다. 이윤을 위해서라면 의도적으로 효과를 부풀리면서 부작용은 교묘하게 감추는 데 능숙합니다. 과잉 선전과 홍보는 몸에 배었습니다.

그런데 모든 의약품 정보를 면밀하게 검토해 제약사의 잘못을 감시하고 바로잡아야 할 의사들은 환자의 편인지 제약사의 편인지 의심스러울 정도로 어정쩡한 태도를 취하기 일쑤입니다. 검은 커넥션이라도 형성한 것일까요?

정부라도 제구실을 하면 좋을 텐데, 현실은 그렇지 못합니다. 제대로 된 안전망도 구축하지 않은 채 검역 권한마저 내팽개치고 국민의 건강을 남의 나라에 내맡기는 일을 보란 듯이 저지릅니다.

의료영리화, 의료상업화는 시대의 대세이니 어쩔 수 없이 손 놓고 따라야 하는 걸까요? 그런 패배주의적 태도는 불행만 낳을 뿐입니다. 의료상업화는 이 사회 극소수, 1%를 빼고는 모두를 패자로 만들어 버리고 말 뿐입니다. 99%의 건강권과 건강정의를 빼앗음으로써 민주공화국이라면 국민 모두에게 보장해야 할 의료라는 소중한 가치를 질식시키는 결과를 가져올 따름입니다. 그리고 현실적으로도 그렇고, 이론적으로도 그렇고 의료의 완전 시장화는 가능하지 않습니다.

그러면 어떻게 해야 할까요? 사실 딱 부러진 해답은 없습니다. 실핏줄처럼 복잡하게 얽힌 이해관계의 그물망을 단칼에 끊어버릴 수는 없는 노릇입니다. 그렇지만 의료의 탈상업화, 탈상품화, 탈이윤화를 위해, 한마디로 말해 의료민주화를 위해 모두가 노력해야 합니다. 이는 그게 과연 가능할까라고 실현가능성을 묻기에 앞서 당연히 해야 할 당위에 속합니다.

왜냐하면 시민은 사람답게 살아갈 수 있는 사회적, 경제적 조건을 스스로 만들고 민주주의를 유지, 발전시킬 권리와 책임, 의무를 가지고 있기 때문입니다. 노무현 대통령이 민주주의 최후의 보루로 깨어있는 시민의 조직된 힘을 강조한 이유이기도 합니다.

그러면 구체적으로 무슨 일을 할 수 있을까요? 두 가지로 나눌 수 있습니다. 모든 문제 해결과정이 그렇듯, 당장 할 수 있고 해야 하는 일과 장기적으로 추구해야 할 일이 그것입니다.

구조적 문제는 장기적으로 풀어나가야 할 과제로 보다 많은 사람들의 지혜가 필요한 영역인 만큼, 이 책은 우리나라 의료상업화 분위기를 누그러뜨리기 위해 누구나 당장 할 수 있는 일에 주로 초점을 맞춥니다.

이를 위해 보건의료계의 불편한 진실에 과감하게 돋보기를 들이댔습니다. 어느 분야나 밝은 면과 어두운 면이 공존하기 마련입니다. 국민의 일상생활과 직결된 보건복지 분야도 예외가 아닙니다. 아니 외부에는 잘 알려져 있지 않은, 장막 뒤에 숨어 있는, 불편한 진실들이 수두룩합니다. '모르는 게 약'이라는 말은 현실과 거리가 멉니다. 낡은 속담입니다. 편리한 핑계일 뿐입니다. 편한 것에 기대려는 나약한 마음의 표현일 뿐입니다.

아는 것이 힘입니다. 지식경제사회에서 모르는 것은 약이 아니라 '악의 축'입니다. 방심하면 어느 순간 두 눈 뜨고 있어도 코 베어 가는 세상입니다. 특히 의사, 약사, 제약업계 종사자 등 전문가들이 진을 치고 있는 보건복지 동네의 경우 눈을 부릅뜨고 똑바로 정신을 차리지 않으면, 진실과 거짓을 가릴 수 없습니다. 온갖 복잡한, 해독하기 힘든 데이터의 숲에서 길을 잃고 맙니다. 균형 잡힌 지식이 필요한 이유입니다. 한쪽 면만을 부각하는 감언이설에 속아 넘어가지 않으려면 상식이란 무기로 무장하지 않으면 안 됩니다. '리터러시(literacy)'를 키워야 합니다.

사람이 하는 일에는 각종 이해관계가 얼기설기 넝쿨마냥 얽히게 마련입니다. 순수는 없습니다. 건전한 의심은 어둠을 밝혀주는 등불입니다. 상대방이 불편하게 여길 정도로 모든 것에 '왜, 왜, 왜'라는 질문을 던져야 합니다. 겸손, 겸양은 스스로 무덤을 파는 짓입니다. 의심해야 합니다. 이런 모든 의문과 '대듦'의 저항정신은 건전한 긴장을 조성해 면역력을 높이고 사회 전체를 건강한 방향으로 이끌 것입니다.

책에서는 보건복지부를 중심으로 보건과 의료, 건강, 질병, 제약 등의 분야를 취재하면서 보고 듣고 배우면서 평소 이런 점은 좀 고쳤으면, 바로 잡았으면 좋겠다고 여겼던 사회적 이슈들을 다뤘습니다. 생로병사를 아우르는 보건복지 동네의 감춰져 있는 비밀 아닌 비밀을 밝은 태양 아래 끄집어내어 민낯을 드러냈습니다. 건강보험재정을 밑동 삼아 뻗어 있는 제약사와 의료계의 정직하지 못한 부분들을 신랄하게 파헤치고 정책당국의 부실한 관리감독 시스템에도 메스를 가했습니다. 보건복지 동네가 지속 가능한 성장과 발전을 위해서는 조금 아프더라도 환부는 조기에 도려내는 게 바람직하다는 생각에서입니다.

아무쪼록 이 책이 정당한 대가를 치르고 의료서비스를 소비하는 소비자들이 단지 모르고 당하는 억울한 일은 없도록 하는 데 도움을 줄 수 있으면 좋겠습니다. 또 보건복지 동네의 건강한 성장과 부조리한 의료 시스템을 바로 세우는 데 거름이 되면 더욱 기쁘겠습니다. 최종적으로 견고한 시장 만능주의적 의료 구조에 작은 틈이라도 내는 데 조금이라도 이바지할 수 있으면 더는 바랄 게 없습니다.

옆에서 묵묵히 바라보며 지켜준 아내의 지원이 없었다면 이 책은 탄생할 수 없었을 것입니다. 인생의 반려자이자 든든한 후견인인 아내에게 이 책을 바칩니다.

2013년 6월

서한기

차례

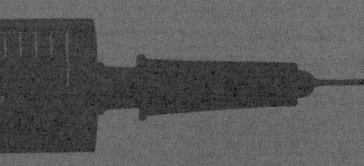

1장

두려움을 조장하라

─공포 마케팅

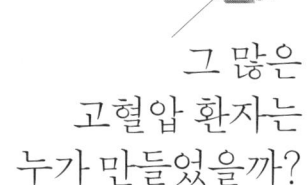

그 많은
고혈압 환자는
누가 만들었을까?

건강염려증을 먹고 사는 질병 판매상들

의대생이라면 누구나 한 번쯤 겪고 지나가는 병이 있다고 한다. 병명도 그럴싸하다. '의과대학생 증후군'(medical student syndrome)이란 거창한 이름을 달고 있다. 증상은 단순하다. 의대 수업시간에 어떤 질병의 증세에 대한 강의를 듣고 나면 그것을 마치 자신의 질병인 것처럼 착각하고 은근히 걱정하게 되는 현상을 말한다.

입이 마르면 당뇨병은 아닌지 염려하고, 손가락이 뻑뻑하면 류머티즘은 아닌지 고민하는 식이다. 나름대로 의학 지식으로 무장한 의대생도 이럴진대, 하물며 의학 전체에 대한 이해나 기초지식이 부족한 보통 사람은 오죽하겠는가? TV나 신문 등 각종 미디어와 인터넷에 범람하는 별의별 질병정보와 치료법을 접하고는 자신이 그런 병에 걸린 것은 아닌지 의심하며 공포에 휩싸인다. 의료정보 과잉시대에 나타나는 전형적인 건강염려증이다.

건강 열풍이 거셀수록 건강염려증은 더욱 커진다. 이는 어찌 보면 건강하게 오래 살려고 하는 현대인의 당연한 욕망이 빚어낸 사회현상이라 할 수 있다. 문제는 다른 분야와 마찬가지로 이런 일반인의 걱정을 먹이 삼아 자신의 배를 불리는 양심불량의 존재가 의약계에 존재한다는 사실이다. '질병 판매상'이라 불러도 될 법한 이들은 이익을 위해서는 때로는 억지스러운 일도 마다하지 않는다. 약을 팔고, 의료서비스를 팔고, 의료장비와 기구를 팔기 위해서라면 질병 진단 기준을 바꾸기도 하고, 새로운 증후군을 만들기도 하고, 심지어 사람들 사이에 건강에 대한 과장된 불안을 퍼뜨리기도 한다.

그 많은 고혈압 환자는 왜 갑자기 어디서 생겼을까?

자본주의 시장경제체제에서 제약사와 의사 등 의료공급자가 손쉽게 돈을 벌 수 있는 가장 확실한 방법은 무엇일까? 환자다. 환자가 많으면 '땅 짚고 헤엄치기'로 돈벌이를 할 수 있다. 갈퀴로 긁어모으듯 돈을 모을 수 있다. 자신의 이익을 최우선으로 하는 경제 주체로서 의료공급자도 예외가 아니다. 환자의 건강만을 생각하며 장사하는 제약사나 진료하는 의사는 세상에 없다. 아니 물론 있을 수는 있다. 교과서에서 말이다. 이를 '퍼펙트 에이전트'(Perfect Agent)라고 부른다. 하지만 이론상의 가상적 존재일 뿐이다. 실제로는 있을 수 없다.

현실의 의료공급자는 경제적 유인에 민감하게 반응한다. 심지어 영리추구를 위해 적극적으로 '없는' 수요도 만들어내기까지 한다. 실제로 의료공급자는 그만한 능력과 동기를 갖고 있다. 경제학 이론 중에 '공급자 유인수요'(Provider Induced Demand; PID)라는 게 있다. 한마디로 의료공급자가 경제적 동기에 사로잡혀 불필요한 수요를 창출해낸다는 말이다. 이런 일이 가능한 것은 의료공급자와 환자 사이에 메울 수 없는 간극으로 가로놓여 있는 이른바 '정보의 비대칭성' 때문이다. 의약지식 측면에서 환자는 약자일 수밖에 없다. 아무리 인터넷 보급으로 의료지식이 대중화됐다고는 하지만, 치열한 경쟁을 뚫고 수년간의 수련 기간을 거쳐 체계적 지식으로 무장한 의료공급자를 따라가기에는 역부족이다. 환자 입장에서 자신에게 맞는 치료는 무엇이고, 불필요한 검사는 무엇인지 구별하기란 불가능하다. 그러다 보니 의료공급자가 추가적인 의료이용을 권유하면 고개를 갸우뚱하다가도 목숨이 달린 문제니 일단 받고 보자며 그대로 따를 수밖에 없는 게 환자의 처지다. 의약시장에서는 수요와 공급에 의해 시장가격이 결정되지 않는다. 근본적으로 시장실패의 운명을 안고 있는 영역이 의약 분야라 할 수 있다. 의약시장에서 의료공급자 절대 우위 현상을 보여주는 사례는 수없이 많다. 그중에서도 대표적으로 근래 들어 폭발적으로 증가한 고혈압 시장을 꼽을 수 있다. 우리나라를 포함해 전 세계적으로 고혈압 시장은 기하급수적으로 커졌다. 특히 우리나라의 성장세는 기록적이다. 해마다 빠르게 늘어나는 고혈압 환자 규모에 놀라움을 감출 수 없다. 질병관리본부의 국민건강영양조사 등을 보면, 우리나라 만 30세 이상 성인 중에서 고혈압 환자의 비율(유병률)은 1995년에만 해도 3.3%에 불과했다. 그러던 것이 10년 사이에 3배로 증가해 2005년엔 10.1%에 이르더니, 2007년에는 25.1%로 늘었다. 증가세는 여기서 멈추지 않았다. 2009년에는 28.0%로, 급기야 2011년에는 30.8%로 올라섰다. 1995년까지만 해도 30세 이상 성인 100명 중 3명에 불과하던 고혈압 환자가 겨우 16년 만에 100명 중 30명 꼴로 급증한 것이다.

최근에는 국내에서 해마다 60여 만 명의 고혈압 환자가 새로 발생해, 현재 고혈압 환자가 1천만 명에 달한다는 소식도 들린다. 실제로 국민건강보험과 건강보험심사평가원의 2010년 건강보험통계연보를 보면, 고혈압은 인구 10만 명당 진료인원이 1만 436명으로, 당뇨병(4,101명), 심장질환(2,123명), 갑상샘 장애(2,066명), 뇌혈관질환(1,520명)을 압도한다. 통계조사에 문제가 있는 것은 아닌지 의심이 들 만큼 도저히 믿을 수 없는 수치다.

고혈압 치료제 시장도 급성장

고혈압 환자가 늘면서 진료비도 덩달아 급증했다. 국민건강보험공단에 따르면 2007년 고혈압 관련 건강보험 총 진료비는 1조 9,000억 원이었다. 이듬해인 2008년에는 2조 원(2조 1,000억 원)을 넘어서더니, 2011년에는 2조 3,044억으로 껑충 뛰었다.

특히 고혈압 치료제 시장의 확장 기세가 두드러졌다. 2007년에 이미 혈압약 판매량은 1조 원을 훌쩍 넘었다. 당시 전체 9조 원대의 국내 의약품 시장에서 단일 품목으로 1조 원 이상의 매출액을 올린 것은 혈압약이 처음이었다. 이 중에서 세계 최대의 미국계 다국적 제약사 화이자 한국법인의 고혈압 치료제 '노바스크'는 속칭 '대박'을 터뜨렸다.

한국화이자는 2004년에만 한국에서 이 약으로 1,300억 원의 매출 실적을 거뒀다. 이 덕분에 노바스크는 국내에서 고혈압 치료제의 대명사로 떠올랐다. 노바스크가 히트를 치자, 국내 제약사들도 가만있지 않았다. 2004년 특허 만료를 앞두고 있던 노바스크의 주요 성분(암로디핀)을 개량한 이른바 개량 신약을 우후죽순 쏟아냈다. 한미약품의 '아모디핀'을 필두로 종근당, CJ제약(CJ제약사업본부), SK케미칼 등이 앞다퉈 이 대열에 합류했다. 이들 국내 제약사는 이를 통해 수백억 원대의 매출 성적을 올렸다. 특히 한미약품의 아모디핀은 출시 2년 만에 단번에 500억 원대의 매출을 올리는 기염을 토했다.

이 모든 게 고혈압 시장이 폭발적으로 성장한 덕택이었다. 왜 이렇게 갑자기 고혈압 환자가 늘어난 것일까? 제약사와 의사 등 의약공급자 측에서 전가의 보도(傳家의 寶刀)처럼 들먹이는 게 몇 가지 있다. 마치 약속이나 한 듯 식생활의 서구화와 나트륨 섭취량 증가, 인구의 고령화 등을 그 이유로 꼽는다. 언뜻 보면 그럴싸하게 들린다. 하지만 과연 그럴까? 100년 전이나 50년 전이나 지금이나 사람의 순환기계통은 그대로다. 사람의 심장과 혈관의 작동 원리, 혈액의 흐름이 몇 년 사이에 쉽게 바뀔 리 없다. 이리저리 따져보면 이해하기 어려운 게 사실이다.

혈압이 뭐기에···고혈압은 항상성 작용의 일종

대체 혈압은 무엇일까? 고혈압은 어떤 상태를 말하는 것일까? 혈압은 정상적인 혈액순환 과정에서 발생하는 자연스러운 생명현상이다. 보통 심장은 1분에 70~80회 정도를 뛰면서 산소로 가득 찬 신선한 피를 온몸에 배달한다. 이렇게 몸 전체 구석구석에 도달한 피는 산소를 다 소모한 뒤 정맥을 타고 심장으로 돌아온다. 그러면 심장은 이 묵은 피를 폐로 보내 산소를 재충전하도록 한 뒤 또다시 온몸으로 내보낸다. 우리가 생명을 유지할 수 있는 것은 한시도 멈추지 않고 움직이는 이런 심장의 작동 원리 때문이다.

혈압은 심장이 우리 몸 전체에 혈액을 공급하려고 피를 뿜어내고 받아들이는 과정에서 나타나는 압력을 말한다. 심장이 펌프질을 할 때처럼 수축해 온몸으로 혈액을 밀어 올려 짜낼 때 발생하는 압력이 수축기 혈압, 즉 최고혈압이다. 반대로 심장이 혈액을 충분히 받아들일 때 작용하는 혈압이 바로 이완기 혈압, 즉 최저혈압이다. 수축기 혈압과 이완기 혈압의 정상적인 차이는 40mmHg(밀리미터에이치지) 정도다. 물론 50~60mmHg 이상 차이가 나도 괜찮다. mmHg는 혈압을 측정하는 단위로 '밀리미터 수은주'(millimeters of mercury) 또는 '토르'(torr)라고도 읽는다. 1mmHg는 1토르와 같다. 물 1cm²에 작용하는 압력을 나타낸다. 1cm²의 면적에 1mm의 수은기둥이 나타내는 압력과 같다.

혈압은 같은 사람이라도 상황에 따라서, 나이에 따라서 수시로 변한다. 아침저녁, 계절별로, 날씨와 온도에 따라서도 바뀐다. 물론 사람의 활동 여부에 따라서도 혈압은 오르내린다. 하루 중에도 최고혈압은

30~40mmHg 이상, 최저혈압은 20mmHg 정도 변한다. 깊이 잠들어 있을 때 혈압은 가장 밑으로 내려가고 흥분하거나 활동 중일 때 혈압은 올라가는데, 이는 아주 정상적인 생리현상이다.

그럼 고혈압은 어떻게 생기는 것일까? 인체는 매 순간 정상적인 상태를 유지하려고 노력하는데, 이런 내적 메커니즘을 항상성이라고 부른다. 혈압도 마찬가지다. 평소에 사람은 정상 압력으로도 충분히 몸이 원하는 혈액을 공급할 수 있다. 그런데 어떤 요인으로 말미암아 정상 압력만으로는 몸에 충분히 혈액을 공급할 수 없는 상황에 처하면 기존의 혈액순환을 유지하려고 압력을 좀 더 높인다. 고혈압이 생기는 이유다. 이런 점들을 고려해보면, 고혈압은 그 자체가 질병이 아니다. 혈액순환을 그대로 지키려는 인체의 항상성 작용이라고 봐야 마땅하다. 마치 졸리면 하품을 하는 것과 별반 다를 게 없다.

혈압을 높이는 원인은 헤아릴 수 없을 만큼 많다. 심장의 기능 자체에 이상이 생겨 혈액순환이 잘되지 않을 수도 있고 혈관에 문제가 있을 수도 있다. 혹은 인체의 특정 장기에 문제가 생겨 연쇄반응이 일어나면서 결과적으로 혈압을 높일 수도 있다.

심지어 이른바 '백색 의사복 고혈압' 혹은 '병원 사무실 고혈압'이란 말도 있다. 의사 앞에만 가면 혈압이 오르는 경우를 말한다. 이런 고혈압은 환자가 병원 환경에 익숙해지더라도 떨어지지 않기 일쑤인데, 그러면 꼼짝없이 고혈압 환자로 진단받아 불필요한 치료를 받을 수밖에 없는 우스꽝스러운 상황에 처하게 된다.

건강한 사람을 환자로 만들어라…고혈압 마피아들의 음모(?)

이처럼 혈압은 몸의 필요에 의해, 자율신경의 작용으로 자연스럽게 수시로 오르내리는 생리현상이다. 인체의 항상성을 유지하는 장치로 나이, 환경, 체질에 따라 정상 혈압의 수치는 다를 수밖에 없다. 하루에도 여러 차례 혈압이 올랐다가 떨어지기를 반복하다 보니, '고혈압에 걸렸다'고 표현하는 게 어색한 구석이 있는 게 사실이다. 하지만 돈벌이에 혈안이 된 제약회사 등 의약공급자들은 새로운 환자 개발에 열을 올리느라 그런 것에는 아랑곳하지 않는다. 아니 안중에도 없다.

건강한 상태와 아픈 상태를 구분하는 기준은 나이와 환자에 따라, 나라와 문화, 시대에 따라 다를 수 있다. 그런데도 제약회사 등은 건강한 사람과 환자의 경계를 흐릿하게 하는 방법을 통해, 다시 말해 질병을 정의하는 경계를 모호하게 하는 방식으로 잠재적 고객을 확대하는 데 몰두한다. 이를 위해 제약회사는 가능한 한 많은 사람을 환자로 만들고자 전문가와 미디어를 적극 이용하는 일에 주저하지 않는다. 고혈압 등 질병의 기준을 만드는 많은 전문가들이 거대 제약회사의 영향력 아래 놓여 있다.

이를 테면 전 세계 고혈압 가이드라인을 정하는 국제학회의 전문위원회는 절대적 권위를 인정받고 있다. 하지만 이들 전문위원 11명 중 무려 9명이 연설이나 자문 등을 이유로 제약회사로부터 금전적 이득을 얻은 것으로 밝혀졌다. 그래서 이들을 '고혈압 마피아'라고 부르기도 한다. 고혈압 마피아들이 도와준 덕분일까? 실제로 정상 혈압이냐 고혈압이냐를 진단할 때 기준으로 삼는 '혈압의 절대수치'는 점점 하향 조정됐다. 정상 혈압의 범위는 줄어들고 고혈압의 범위가 점차 넓어진 것이다.

1900년대 초반까지만 해도 독일에서는 수축기 혈압 160mmHg 이상이거나 이완기 혈압 100mmHg 이상일 때, 즉 160/100mmHg일 때 고혈압으로 진단하고 치료했다. 이 시기 독일의 고혈압 환자는 700만 명 수준이었다. 그러던 것이 1974년에 독일 고혈압퇴치연맹이란 단체가 등장해 수축기 혈압 140mmHg 이상이거나 이완기 혈압 90mmHg, 다시 말해 140/90mmHg으로 진단 기준 수치를 대폭 완화하도록 권고했다. 우리나라를 포함해 전 세계 대부분 국가는 현재 이 기준을 고혈압을 진단하는 수치로 사용하고 있다. 그러자 그 뒤로 갑자기 고혈압 환자는 3배로 늘어났다. 예상대로 독일 고혈압퇴치연맹의 배후에는 제약회사들이 있었다. 이 단체의 후원자들은 제약회사 관계자들이었다.

미국은 한 발짝 더 나아갔다. 소위 학계의 권위자들이 모여 2003년 5월에 개정 발표한 미국 합동위원회(JNC) 제7차 보고서가 대표적이다. 이들은 혈압의 정상 범위를 더욱 좁혔다. 느닷없이 '고혈압 전 단계'란 것을 도입한 것이다. 그러면서 그동안 정상 범위에 들어 있던 수축기 혈압 130~139mmHg, 이완기 혈압 85~89mmHg도 고혈압으로 발전할 가능성이 정상인보다 2배 높다고 겁주면서 고혈압 관리 대상에 넣었다. 그간 멀쩡하게 살던 보통 사람을 고혈압 환자로 만들어 버린 셈이다.

제약회사들이 의료전문가들을 손바닥 위에 올려놓고 쥐락펴락하는 모습은 예나 지금이나 낯설지 않은 풍경이다. 2012년 8월 세계 1위의 미국계 다국적 제약사 화이자는 미국 정부와 6,000만 달러의 벌금을 내는 데 합의했다. 뇌물 제공 혐의에 대한 형사처벌을 면하는 조건이었다.

화이자는 중국, 러시아, 크로아티아 등 8개 나라 소속 의사들에게 뇌물을 제공한 혐의를 받고 있었다. 뇌물 형태도 다양했다. 정부 위원회 의사 매수는 기본이고, 학회 명목의 공짜 해외여행, 병원 처방 화이자 약 매출액의 5% 리베이트 제공 등 동원할 수 있는 모든 수단을 끌어다 구워삶았다.

화이자뿐만이 아니다. 다른 거대 다국적 제약사인 영국계 글락소스미스클라인(GSK)도 마찬가지였다. GSK는 2012년 7월 미국 의사들에 대한 뇌물 제공 혐의 등으로 미국 정부로부터 30억 달러의 벌금 처분을 받았다. 학회 명목의 공짜여행 장소가 독일과 네덜란드에서 버뮤다와 자메이카로 바뀐 것 외에는 뇌물 형태도 화이자와 짠 듯 거의 같았다. 존슨앤드존슨과 비엠에스(BMS)도 최근 전 세계 의사들에게 뇌물을 준 문제로 처벌을 받았다.

"의사는 환자에게 의약품을 처방하는 것을 이유로 금전적 이익이나 다른 이득을 취해서는 안 되며 이익에 의해 의사의 판단이 영향을 받아서는 안 된다."는 세계의사회 윤리선언(2006)의 일반적 의무 제3항과 6항의 내용을 무색하게 하는 일이 아닐 수 없다. 이처럼 제약회사와 결탁한 전문가 집단뿐 아니라 언론도 건강한 사람을 환자로 만들어서 약을 먹게 하는 제약회사의 서포터즈로서 자신의 역할을 충실하게 수행하고 있다. 아무런 문제의식 없이 특정 질환의 위험성을 과장해서 작은 증상이라도 나타나면 즉시 전문가를 찾아가서 진료를 받아야 한다고 앵무새처럼 큰소리로 외치고 있다.

예전에는 단지 불편한 것이나 자연스러운 노화현상쯤으로 여기던

가벼운 증세조차 약물과 전문가의 도움이 필요한 중병으로 둔갑시켜 겁주는 데 앞장서고 있는 것이다. 전문가와 미디어는 특히 고혈압에 대해서는 한 목소리로 '침묵의 살인자'라는 무시무시한 이름을 붙여주고 고혈압 진단을 받으면 반드시 혈압약을 처방 받아 꾸준히 복용해야 한다고 주문을 외운다.

고혈압은 특별한 자각증상이 없지만, 치료하지 않고 방치하면 중풍이라 불리는 뇌졸중, 심장마비, 만성 심부전증, 신장질환, 심근경색증, 동맥경화증 등 심각한 합병증에 걸려 목숨을 잃을 수 있다고 공포심을 부추긴다. 물론 일부 양심적인 전문가는 고혈압은 평생 관리해야 하는 질환으로 약물치료에 앞서 적당한 운동, 체중조절, 금연, 금주, 스트레스 해소, 생활습관 개선 등에 힘써야 한다고 강조하긴 한다. 하지만 이런 목소리는 소수에 불과하다. 대부분은 약을 끊으면 대부분 혈압이 다시 상승하므로 혈압약을 꾸준히 복용해야 한다는 주술을 앞세운다.

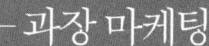

2장

효과는 부풀리고
부작용은 숨겨라

- 과장 마케팅

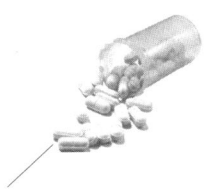

담배 끊으려다
스스로 목숨 끊을라
– 금연 보조제 챔픽스

약에 대한 사람들의 환상은 끝이 없다. 흔히 약이 모든 것을 해결해 줄 수 있을 것이란 착각에 빠져 약물에 쉽게 매달리곤 한다. 그러나 약은 약이면서 독이다. 효과만 기대해서는 생각지 못한 피해를 볼 수 있다. 각종 부작용을 각오하지 않으면 안 된다. 약을 맹신해서는 안 되는 이유가 여기에 있다.

세계적 다국적 제약사 화이자의 먹는 금연 보조제 '챔픽스(미국에선 '챈틱스'란 이름으로 팔린다)'. 이 제품은 2006년 5월과 9월에 미국과 유럽에서 처음 선보였다. 우리나라에는 2007년 5월에 상륙했다. 담배를 끊게 해주는 마법의 탄환이라도 되는 양 화려한 스포트라이트를 받으며 등장했지만, 아니나 다를까 부작용 논란을 피해갈 수 없었다. 시판 후 한 해를 겨우 조금 넘긴 시점에서 이 금연 보조제를 복용하고서 부작용이 생겼다는 보고가 잇따랐다.

이상반응 내용도 생각보다 심각했다. 현기증, 두통, 구토, 졸음은 물론이고 심지어 일부에서는 자살충동을 보이고 기괴한 행동을 하는 등 심각한 정신과 부작용 사례가 나타났다. 급기야 미국 식품의약국(FDA)은 2007년 11월 챔픽스를 처방하는 의사들에게 복용자의 정서 상태와 행동 변화를 살펴보도록 권고했다. FDA는 이듬해 2월에는 한 발짝 나아가 이 제품의 안전성을 검토한 결과를 토대로 챔픽스가 자살충동 등 심각한 신경정신과적 이상증세와 연관성이 있는 것 같다는 권고문을 발표했다.

그럼에도 이상반응 보고가 수그러들지 않자 FDA는 2009년 7월초에 보다 강력한 안전 조처를 내리지 않을 수 없었다. 제품 포장지에 이상행동, 우울증상, 자살충동 등 심각한 정신과적 이상반응을 일으킬 수 있다는 내용의 '상자 경고문', 일명 블랙박스 경고문을 붙이도록 화이자에 명령하기에 이르렀다. 상자 경고문은 의약품의 부작용을 사용자가 쉽게 확인할 수 있도록 제품 포장에 경고문을 상자 테두리로 강조해 표시한 것을 말한다. 이에 발맞춰 사태를 예의 주시하던 우리나라 식품의약품안전청도 챔픽스 제품 경고사항에 자살충동 등 정신과 증상에 관한 내용을 추가하도록 조처했다.

이 모든 게 제품 출시 겨우 3년 만에 벌어진 일이다. 담배 좀 끊으려다 자칫 잘못하면 스스로 목숨을 끊을 수도 있다니. 일반인의 상식으로는 도저히 이해할 수 없는 어이없는 일이 아닐 수 없다. 아니 백 번 양보해서 이 모든 위험과 비용을 감수하더라도 챔픽스를 먹고 만병의 근원으로 지탄받는 담배를 단박에 끊을 수 있다면야 얼마나 좋겠는가.

그러나 이 제품의 효과를 둘러싼 현실은 금연을 결심한 흡연자의 기대와는 상당히 큰 차이가 있다. 이 제품의 금연율을 연구한 임상시험 결과를 보자. 이 시험은 미국 오리곤 대학 데이비드 곤살레스 박사팀과 위스콘신 대학 더글러스 조렌비 박사팀이 수행했다.

연구 결과는 미국의 최고 권위 의학저널로 평가받는 〈미국의학협회지〉(JAMA) 2006년 7월호에 실렸다. 연구진은 각각 1천여 명의 성인 흡연자를 세 그룹으로 나눠 첫째 그룹에는 챔픽스를, 둘째 그룹에는 위약(밀가루 등을 섞은 가짜 약)을, 셋째 그룹에는 기존 금연 보조제(부프로피온 서방정)를 먹여 금연 보조 효과를 비교했다.

연구진은 시험 참가자들에게 12주간 약물을 복용하도록 하고, 이후 40주간 더 추적 관찰했다. 총 연구기간은 1년 정도인 셈이었다. 시험 결과는 기대에 못 미쳤다. 마지막 52주째 챔픽스 복용 그룹의 금연율은 21.9~23%에 불과했다. 가짜 약 복용 그룹(8.4~10.3%)과 기존 금연 보조제 복용 그룹(14.6~16.1%)보다 겨우 조금 높을 뿐, 획기적 금연 효과를 보이진 않았다. 더욱 실망스러운 점은 상당수 임상시험 참가자들이 메스꺼움 등의 부작용을 견디지 못하고 시험에서 탈락해 실질적으로 70% 이상의 참가자들이 담배를 끊지 못했다는 점이다.

약이라는 게 다소 부작용이 있더라도 효과가 월등히 좋으면, 부작용을 상쇄하고도 남는다. 챔픽스가 과연 그런 심각한 부작용을 뛰어넘는 획기적 효과를 가지고 있느냐에 대해서는 신중한 판단이 필요한 대목이 아닐 수 없다.

한 가지 더 지적하자면, 담배를 피워본 사람은 알겠지만, 일시적으로 금연에 성공했다손 치더라도, 짧게는 한 달, 길게는 3~5년, 심지어 10년 안에 또 다시 담배를 피우게 되는 일이 흡연자에게 다반사로 일어난다. 한마디로 값비싼 비용을 치러가며 챔픽스를 먹고 설혹 담배를 끊었다고 하더라도 장기적으로 계속 금연하고 있는 사람이 과연 몇 명이나 되는지는 물음표를 던질 수밖에 없는 게 사실이다.

실제로 미국에서 흡연자가 금연에 도전해 성공한 경우는 극히 드물었다. 2011년 11월 중순에 발표된 미국 질병통제예방센터(CDC)의 사망률 주간 보고서를 보면, 미국에서 담배를 피우는 성인 중 약 70%가 담배를 끊고 싶어했고 절반 이상이 금연을 시도했다. 하지만, 금연 성공 비율은 6%에 불과했다. 2011년 현재 CDC가 추산한 미국의 흡연 인구는 전체 인구의 약 20%인 4,530만 명. 비록 미국의 흡연율은 떨어지는 추세지만 감소 속도는 줄고 있다. 또 날마다 12~17세 사이의 청소년 3,450명이 담배를 처음 접하며, 이 중 약 850명이 매일 담배를 피우는 흡연자로 전락하는 것으로 조사됐다.

해마다 금연을 결심하는 새해 초에 특히 사용량이 늘어난다는 챔픽스. 챔픽스를 만들어 파는 미국계 거대 제약사 화이자는 대규모 소송에 휘말려 있다. 2011년 1월 초에 챔픽스 사용자 1,200여 명이 챔픽스가 우울증, 자살충동을 유발한다며 이 회사를 상대로 미국 앨라배마 주에 있는 연방법원에 소송을 제기했다. 원고 측 변호인은 챔픽스 사용자들이 "자살, 자살미수, 발작, 일시적 시각상실을 포함한 신경정신학적 문제들을 겪고 있다."며 화이자에 과실이 있다고 집중포화를 퍼부었다.

이에 맞서 화이자 측은 "화이자는 챔픽스의 개발, 승인, 시판에서 늘 책임감 있고 적절하게 행동했다."며 "챔픽스가 신경정신학적 문제들을 일으킨다고 믿을 수 있는 과학적 근거가 없다."고 일축했다. 그러면서 챔픽스가 금연을 원하는 많은 흡연자들에게 효과적인 치료 대안이라며 챔픽스를 지키겠다는 결연한 의지를 내보였다. 앞으로 챔픽스를 둘러싼 미국 내 법정 공방이 어떻게 마무리될지 눈여겨볼 필요가 있을 듯하다. 재판 과정에서 챔픽스의 위험성이 입증되면 챔픽스가 시장에서 퇴출되는 것은 시간문제이기 때문이다.

그렇다고 그대로 주저앉아 넋을 놓고 있을 화이자가 아니었다. 화이자는 챔픽스가 미국 내에서 부작용 문제로 논란을 빚자 바깥으로 눈을 돌렸다. 내부에서 안전 우려로 판로 확대에 어려움을 겪자 외부에서 기회를 포착하려는 속셈이었다. 그리고 이런 전략은 먹혀들었다. 화이자가 특히 관심을 기울인 곳은 아시아 지역. 그중에서도 가장 큰 의약품 시장을 형성한 일본이었다. 때마침 일본의 상황도 화이자에 유리하게 굴러갔다.

일본은 오랫동안 흡연자들의 천국이었다. 하지만 연간 13만 명이 흡연 관련 질환으로 사망하는 등 흡연으로 말미암은 건강상의 문제가 급격히 떠올랐다. 그러자 일본 정부는 흡연율을 낮추고자 강력한 금연 정책을 폈고, 흡연에 관대한 일본 분위기는 돌변했다. 특히 일본 정부가 2010년 10월부터 담뱃값을 큰 폭으로 올리면서 일본은 골초들의 낙원에서 지옥으로 바뀌었다. 여기저기서 일본 흡연자들의 비명이 터졌다.

그렇지만 화이자에게는 희망의 찬가로 들렸다. 갑작스러운 담뱃값 인상의 여파로 경제적 부담을 느낀 흡연자들이 담배를 끊고자 금연 보조제로 몰렸기 때문이다.

일본 병·의원에서 처방하는 챔픽스 월간 처방 건은 2010년 8월 7만 건에서 한 달 만에 17만 건으로 급증했다. 다음 달에는 그 증가폭이 더 커졌다. 일본에서 챔픽스는 불티나게 팔려나갔다. 급기야 단기간의 수요 급증을 감당하지 못하게 되자 화이자 일본법인은 챔픽스 1단계 제품 공급을 잠정 중단하기에 이르렀다. 담뱃값 인상 2주 만에 일어난 일이었다. 세계적인 '블록버스터' 약물이 될 것이라는 기대와는 달리 부작용 논란으로 미국 내 챔픽스 판매량이 급감해 울상을 짓고 있던 화이자로서는 뜻밖에 구원의 손을 잡은 것이나 마찬가지였다.

2010년 9월까지 미국 내 챔픽스 판매량은 전년에 견줘 무려 17%나 감소한 2억 5,200만 달러에 그쳤다. 챔픽스 미국 판매량은 2년 연속 큰 폭으로 감소했다. 반면 해외 판매량은 22% 증가한 2억 7,000만 달러까지 치솟았다. 미국 내 판매 부진을 만회하고도 남는 기록이었다. 문제는 챔픽스가 일본에서 인기가 치솟는 과정에서 과장된 효과만 두드러졌을 뿐, 미국에서 크게 논란이 된 부작용에 대해서는 제대로 소개되지 않았다는 점이다. 이는 화이자의 마케팅 전략이 주효한 결과였다. 화이자는 일본에 챔픽스를 안착시키기 위해 세심한 공을 들였다. 2008년 일본 시판 허가를 받은 후 줄곧 의료보험이 적용되는 약물로 등록되도록 힘 썼다. 그리고 원하는 대로 이루었다. 일본 유명 배우를 내세운 대대적인 금연 광고 캠페인도 펼쳤다. 이 덕분인지 파워블로거를 통해 챔픽스의 놀라운 효과를 소개하는 글이 인터넷에 잇따라 올랐다. 어떤 이유에서 인지 폭력성과 자살충동 등 이 약물의 심각한 부작용 가능성은 일본에서는 거의 알려지지 않은 채 조용히 묻혔다.

그렇지만 제아무리 화이자라도 손바닥으로 하늘을 가릴 순 없다. 챔픽스 복용의 위험을 경고하는 또 다른 연구 결과가 나왔다. 미국 존스 홉킨스 대학 의과대학과 웨이크 포리스트 대학 메디컬센터, 영국 이스트 앵글리어 대학의 공동연구팀이 2011년 7월에 〈캐나다 의사협회 저널〉(Canadian Medical Association Journal) 최신호에 발표한 조사 결과는 챔픽스가 안전하다고 호도하는 화이자의 경거망동에 쐐기를 박았다. 공동연구팀에 따르면 챔픽스는 심장발작, 부정맥 등 심혈관질환 위험을 72%까지 높일 수 있는 것으로 나타났다. 우울증, 자살충동 등을 유발할 수 있는 것도 모자라서 심장 건강에 문제가 있는 사람이 챔픽스를 사용하면 심혈관질환 위험에 노출될 수 있다는 뜻이다.

공동연구팀은 담배를 끊기 원하는 총 8,216명을 대상으로 7~52주에 걸쳐 이뤄진 총 14건의 임상시험 보고서를 종합 분석했다. 이들 임상시험은 전체 대상자 중 4,908명에게는 챔픽스를, 나머지 3,308명에게는 위약을 각각 투여하는 방식으로 시행됐다. 그 결과 챔픽스 복용 그룹에서는 무려 52명이 심혈관질환이 발생했다. 반면 위약 복용 그룹에서 심혈관질환이 생긴 것은 27명에 그쳤다. 이에 따라 미국 식품의약국(FDA)은 심장 병력이 있는 사람이 챔픽스를 복용하면 심장발작 등 심혈관질환 위험이 커질 수 있다는 블랙박스 경고문을 복약안내서에 추가하도록 했다. 물론 화이자는 이번에도 분석 결과에 잘못이 있다고 반박했다.

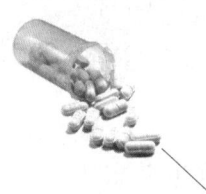

암을 예방하는 거야,
바이러스를 막는 거야?
– HPV 백신

신통찮은 효과를 부풀리고 과대 포장하는 것은 상당수 제약사의 습관적 행동에 가깝다. 약에 덕지덕지 낀 효과 거품을 무턱대고 곧이곧대로 믿고 지나치게 약물에만 기댔다가는 낭패를 볼 수 있다. 각별히 주의하는 게 좋다.

자궁경부암을 예방할 수 있다고 홍보하는 미국계 다국적 제약사 MSD의 '가다실'과 영국계 다국적 제약사 글락소스미스클라인(GSK)의 '서바릭스'. 허위 광고, 과대 광고와는 다르지만, 이 백신을 둘러싸고는 몇 가지 논란이 될 만한 애매한 구석이 있다. 먼저 이들 제품의 정확한 이름은 'HPV'(인유두종人乳頭種 바이러스) 백신이다. 그런데도 이들 제품은 일반 소비자의 의식 형성에 영향을 미치는 언론 매체에서는 오히려 '자궁경부암' 예방 백신으로 더 많이 불린다. 암을 예방한다는 것과 바이러스를 막는다는 것은 엄연히 다른 문제이다. 왜 이런 혼선이 빚어진 것일까?

근본적으로는 자궁경부암이 발생하는 메커니즘에서 연유한 측면이 크다. 그러나 이들 제품 개발사인 MSD와 GSK가 언론의 잘못된 명칭 사용을 바로잡을 생각은 하지 않고 팔짱을 끼고 수수방관하는 태도를 보이는 것도 큰 몫을 하고 있다는 지적이 나오고 있다. 이들 제약사는 자신들의 제품이 부르기도 힘들고 낯선 HPV 백신보다는 누구나 쉽게 이해할 수 있는 자궁경부암 백신으로 불리는 것을 더 선호하며 은근히 즐기는 모습까지 보이는 게 사실이다.

자궁경부암의 주요 발생 원인은 HPV이다. 여성은 주로 성적 접촉 과정에서 HPV에 감염된다. 따라서 이론적으로 성경험이 있는 모든 여성은 HPV에 감염될 수 있고, 더 악화하면 자궁경부암에 걸릴 수 있다고 볼 수 있다. 실제로 자궁경부암을 앓고 있는 여성 대부분은 HPV에 감염돼 있다고 보면 된다. 참고로 HPV를 인유두종 바이러스라 부르는 것은 이 바이러스에 감염됐을 때 조직이 성장하는 모습이 유두(乳頭)처럼 생긴 데서 비롯됐다. 생식기나 항문 부위에 좁쌀 또는 사마귀 모양의 다발성 병변을 유발하는 게 특징이다.

지금까지 확인된 HPV 유형은 모두 100여 종. 이 가운데 15종은 발암성으로 자궁경부암이나 자궁경부 상피 이형증(자궁경부암 전 단계)을 일으키는 것으로 알려져 있다. 특히 HPV 16형과 18형 등 두 가지 유형은 전 세계적으로 자궁경부암 발생 원인의 70% 이상을 차지하는 것으로 보고되고 있다. MSD의 가다실은 HPV 16형, 18형, 6형, 11형 등 4종의 바이러스 감염을, GSK의 서바릭스는 HPV 16형과 18형 등 2종의 바이러스 감염을 예방하는 효과를 인정받았다.

이처럼 자궁경부암과 HPV가 밀접한 상관관계를 가진 탓에 이들 HPV 백신을 자궁경부암 백신이라 부르는 것이다. 그러나 엄밀하게 따져 자궁경부암 백신이라고 부르는 것은 적절치 않다. 이 백신이 100여 종이 넘는 모든 유형의 HPV 감염을 차단해 자궁경부암을 100% 예방하는 게 아니기 때문이다. 의약품 당국이 이 백신을 허가할 때 겨우 2~4가지 유형의 HPV 감염을 막는 것으로 사용 용도를 제한한 점을 주목할 필요가 있다.

HPV 백신을 두고 부각된 또 다른 논란거리는 이 백신이 비싼 몸값을 하는가 하는 것이다. 한마디로 비용 대비 효과 측면에서 접종받을 만한 가치가 있는 백신인지 꼼꼼히 따져봐야 한다는 말이다. 이 백신은 1796년 천연두 백신이 영국에서 처음 나온 이후 인류가 지금까지 개발한 백신 중에서 가장 비싼 축에 든다. 2006년 하반기 MSD의 가다실이 미국에서 처음 선보인 당시 이 백신의 접종 비용은 세 차례 접종에 무려 360달러에 달했다. 물론 시간이 지나면 가격이 떨어지겠지만, 상당히 부담스러운 것은 사실이다. 여기에다 허가 당시 임상시험에서 입증된 HPV 백신의 바이러스 감염 예방 최대 지속기간은 겨우 평균 6년에 불과했다. 이 점에 비춰볼 때, 과연 비싼 돈을 주고 평생 예방도 못하는 이 백신을 사용해야 하는지 결정을 내리기 쉽지 않은 게 사실이다.

시빗거리는 몇 가지 더 있다. HPV 백신 접종 시기도 애매하다. 백신은 몸이 바이러스에 감염되기 전에 맞아야 가장 좋은 예방 효과를 기대할 수 있다. 이런 백신 특성을 감안할 때 성 접촉을 통해 감염되는 HPV를 막으려면, 성생활을 하기 전에 HPV 백신을 접종 받는 게 바람직하다. 그러나 나라마다 성 문화 성숙도와 경제적 여건, 사회적 상황 등이 다르다. 그러다 보니 이 백신의 접종 권장 연령도 제각각이다. 국가별로 보면 오스트리아 9~17살, 벨기에 10~13살, 프랑스 14~15살, 독일 11~17살, 이탈리아 11~12살, 노르웨이 10~12살, 스페인 10~14살, 영국 11~13살, 스위스 10~14살 등으로 접종 권장 연령에 차이가 난다.

우리나라에서도 이를 놓고 진통을 빚었다. 산부인과의사회와 소아청소년의사회 간에 HPV 백신 접종 시기를 놓고 의견 마찰을 빚었던 것이다. 아직까지 교통정리가 안 된 것으로 알려졌다. 산부인과의사회 측은 우리나라 여성들이 보통 고등학교 때부터 첫 성 경험을 한다는 여론조사 결과를 토대로 17살 무렵에 HPV 백신을 맞는 게 적당하다고 주장했다. 소아청소년의사회 측은 백신은 어릴 때 맞아야 효과를 볼 수 있다며 더 어린 나이에 이 백신을 맞도록 해야 한다고 맞섰다.

역효과를 우려하는 기우의 목소리도 만만찮다. HPV 백신이 애초 목표로 한 자궁경부암 예방에 기여하기보다는 도리어 자궁경부암 발생을 부추기는 부작용을 낳지 않을까 하는 걱정이다. 사실 미국에서 1940년대 이전까지만 해도 기세등등하던 자궁경부암이 크게 줄어든 것은 자궁경부의 이상 유무를 손쉽게 알아보는 검사법이 개발됐기 때문이다. 즉 자궁경부암을 조기 발견할 수 있는 진단기술 발달 덕분이었다. 그래서 미국에서 자궁경부암이 전체 여성 암에서 차지하는 비율은 6%

정도 밖에 안 된다.

그러나 HPV 백신 등장으로 이 백신을 맞은 여성들이 앞으로 더 이상 자궁경부암에 걸리지 않을 것으로 생각하고 자궁경부암 검사를 소홀히 할 경우 상황이 반전될 수 있다는 것이다. 전문가의 충고도 비슷하다. 미국 다트머스 대학 다이안 하퍼 교수의 말을 들어보자. 그는 HPV 백신이 모든 자궁경부암을 완벽하게 막는 것은 아니라는 점을 명심하고 백신 접종과 아울러 정기적인 자궁경부 선별검사를 병행해서 받는 게 중요하다고 강조했다. 하퍼 교수는 특히 "HPV 백신 접종이 매우 효과적인 수단이긴 하지만, 백신을 맞았다고 마치 마법처럼 모든 위험으로부터 벗어날 수 있다고 오해해서는 안 된다."고 조언했다. 그는 나아가 "비록 HPV 백신을 접종했더라도, 좋은 파트너를 선택해 건전한 성생활을 하고 콘돔을 사용하는 등 일반적인 주의사항들을 지켜나가는 게 필요하다."고 말했다.

마지막으로 HPV 백신도 다른 백신과 마찬가지로 부작용에서 자유롭지 않다. 2007년 6월 미국에서 얼굴을 내민 MSD의 가다실에 대해서는 이후 2008년 6월까지 1년간 총 9,749건의 이상반응이 미국 질병통제센터(CDC)와 식품의약국(FDA)에 접수됐다. 대부분은 가려움, 졸도 등 경미한 것이었다. 비록 백신과의 인과관계는 입증되지 않았지만 사망, 혈전 생성 등의 중대한 이상반응도 있었다. 우리나라에서도 2007년 9월 이후 2008년 7월까지 MSD의 가다실 접종 이후 이상반응이 발생했다는 신고가 40여 건 접수됐다.

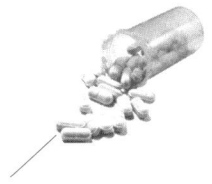

한국인에
효과적인 약이라고?
― 외국선 퇴출당한 폐암 치료제 이레사

영국-스웨덴계 다국적 제약사 아스트라제네카의 폐암 치료제 '이레사' 만큼 말도 많고 탈도 많은 항암제도 없을 것이다. 아니 초라하기 그지없는 약효에도 그토록 끈질긴 생명력을 자랑한 항암제도 전 세계에서 찾아보기 드물 것이다. 이 약은 효과를 둘러싼 온갖 논란에도 불구하고 변신에 변신을 거듭하며 아시아에서, 특히 우리나라에서 살아남았다. 그 비결은 무엇일까? 아마 전 세계적으로 이용할 수 있는 폐암 치료제가 거의 없는 안타까운 현실 말고는 달리 설명할 길이 없을 듯하다.

이 약이 국내에 처음 알려진 것은 지금으로부터 10여 년 전으로 거슬러 올라간다. 2001년 11월 중순 우리나라 식품과 의약품 안전관리를 책임지는 식품의약품안전청(식약청)은 말기폐암으로 고통받던 한 폐암 환자의 간곡한 청원을 받아들였다. 당시 미국과 영국에서 폐암 환자를 대상으로 임상시험 중이던 이레사를 국내에 들여와 제한적으로 사용할 수 있도록 한 것이다. 이 약은 당시까지만 해도 개발이 끝나지 않은, 어디까지나 약효와 부작용을 검증하는 임상시험 단계에 있던 치료 후보 물질이었다. 한마디로 이 약을 투약해서 환자에게 안전한지, 효과는 있는지는 최종적으로 확인하지 못한 상태였다. 그렇지만 식약청은 다른 마땅한 치료 수단이 없던 폐암 환자의 절박한 심정을 참작해 이 약을 쓸 수 있도록 했다. 식약청은 나아가 그해 12월에는 다른 말기 비소세포(非小細胞) 폐암 환자 70명에게도 의사의 진단서를 첨부해 자가 치료용으로 이 약을 사용할 수 있도록 허가했다.

폐암은 세포의 크기에 따라 크게 두 가지로 나뉜다. 세포 크기가 작은 소세포암(小細胞癌)과 세포 크기가 작지 않은 비소세포암으로, 전 세계 폐암 환자의 70~80%는 비소세포암에 속하는 것으로 알려졌다. 기존 치료법으로는 치료할 수 없는 환자에게 인도적 차원에서 치료 기회를 주고자, 정식 시판허가조차 받지 않은 항암제를 투약할 수 있도록 허용한 것이다. 이레사의 국내 공급물량이 극히 적은 점을 고려해 국립암센터 이진수 박사 등 폐암 전문가 6명으로 별도의 심의위원회까지 구성, 엄격한 투약환자 선정 과정도 거쳤다.

식약청의 '숭고한 뜻'을 어찌 이해하지 못하겠는가? 문제는 이 약이 예상만큼 효과가 없었다는 점이다. 기대에 턱없이 못 미처 이 항암제에 마지막 희망을 걸었던 환자들에게 더 큰 실망만 안겨주었다. 임상시험 중이던 이 약을 복용한 70명의 국내 말기 폐암 환자는 이후 어떻게 됐을까? 2002년 6월 초 식약청이 이레사를 투약하고 1~5개월이 지난 환자의 상태를 점검해봤다. 결과는 형편없었다. 무려 19명이 사망하고, 18명은 중도에 아예 사용 중단했다. 3명은 치료 여부를 확인할 수 없었다. 애초 기대했던 '기적적인' 치료 효과는 없었다.

이 결과를 놓고 이레사가 치료 효과 측면에서 획기적 신약이 될 것으로 기대하는 것은 무리라는 목소리가 일찌감치 일부 전문가들 사이에서 나왔다. 이 약은 출발부터 삐걱거렸던 것이다. 아스트라제네카에게는 저주와 다름없는 이 예상은 그대로 들어맞았다. 이레사는 특이하게도 전 세계에서 일본에서 가장 먼저 정식 판매 승인을 얻었다. 그것이 일본 폐암 환자들에게 축복이었는지, 불행이었는지 의문스럽다.

일본 후생노동성은 2002년 1월 아스트라제네카의 수입 허가 신청을 받은 지 5개월 만에 시판 승인을 내줬다. 이 약은 그해 7월 중순부터 일본에서 팔리기 시작했다. 그러나 판매에 들어간 지 몇 개월 사이에 이레사를 복용한 40세 이상 말기 암환자 상당수가 간질성 폐렴 등 급성 폐 장애와 기타 부작용에 시달렸다는 보고가 잇따랐고, 사망자도 속출했다. 일본 후생노동성은 2002년 12월 13일 이레사 부작용에 따른 사망자가 124명에 달한다고 집계 결과를 공개했다. 당시 일본에서 약물 부작용으로 단기간에 이처럼 많은 사망자가 발생한 것은 극히 이례적인 일이었다. 사망자는 계속 늘었다.

그렇지만 일본 후생노동성은 이레사 투약과 부작용 사이의 인과관계가 명확하지 않다며 유보적인 태도를 보였다. 일본에서 이레사가 심각한 약물 부작용으로 논란을 빚자 애초 이 항암제를 신속하게 허용하려던 우리나라 식약청도 신중한 자세로 돌아섰다. 아스트라제네카는 2002년 8월 식약청에 이 약을 우리나라에서 공식적으로 팔 수 있도록 허가해 달라며 이 약의 안전성과 유효성을 심사해 줄 것을 요청했다.

식약청은 이듬해 2월에 전문가 자문기구인 중앙약사심의위원회를 열어 이 약의 시판허용 여부를 심사했다. 식약청은 그러나 일부 전문가들이 이 약의 부작용을 우려하며 회의적인 반응을 보이자 대한암학회, 결핵 및 호흡기학회의 의견을 더 들어보기로 했다. 약의 안전성을 추가로 검토한 뒤 승인할지 말지 결정하려는 의도였다. 이렇듯 잠시 멈칫하던 식약청도 결국은 아스트라제네카의 손을 들어줬다. 2003년 6월 14일 이레사의 국내 시판을 허용한 것으로, 우리나라는 일본, 미국, 호주, 싱가포르, 아르헨티나 등에 이어 세계 6번째 이레사 허가 국가로 이름을 올렸다.

식약청의 한 관계자는 "이상반응으로 추정되는 사망자가 발생했지만, 이레사 시판을 기다리는 환자들을 위해 허가해 주기로 했다."고 말했다. 식약청은 그래도 속으로 찜찜했는지 몇 가지 단서를 달았다. 먼저 이레사의 사용 범위를 제한했다. 즉 기존 화학요법으로 치료하는 데 실패한 비소세포 폐암 환자로 수술할 수 없거나 재발한 경우에만 투약할 수 있도록 좁혔다.

그리고 향후 6년간 집중적으로 이 약의 부작용을 조사하면서 임상시험의 마지막 단계인 제3상 임상시험을 해서 그 시험 결과를 식약청에 제출하도록 했다. 또 환자에게 이상반응을 충분히 설명한 뒤 투약하고,

간질성 폐렴이 발생할 수 있으므로 흉부X선 검사를 통해 관찰하며, 이 상반응을 보이면 투약을 중지하도록 하는 경고 문구를 사용상 주의사항에 표기하도록 했다.

우리나라에 앞서 2003년 5월 초에 말기 폐암환자를 위한 마지막 치료 수단으로 이레사 시판을 허가한 미국도 승인 과정에서 커다란 진통을 겪었다. 당시 미국에서는 216명의 말기 폐암 환자를 상대로 임상시험에 나섰다. 하지만 10% 정도의 환자만이 이레사를 복용하는 한 달 동안 암 종양이 줄어들었을 뿐이었다. 이 약을 먹고 그 이상 생존기간이 크게 늘었다는 증거는 찾을 수 없었다.

항암제가 항암제로 제구실을 하려면 무엇보다 환자의 생명을 연장하는 데 이바지해야 한다. 그런데 이레사는 그런 항암제의 핵심가치와는 거리가 멀었다. 겨우 종양의 성장을 늦추거나 종양 크기를 조금 줄일 뿐이었다. FDA는 이처럼 이레사의 효과와 부작용을 조사, 분석하는 작업을 벌이는 단계에서 이 치료제의 판매를 허용했다. FDA는 다만 후속 임상시험을 통해 치료 효과를 확인해야 한다는 조건은 걸었다.

이에 대해 미국의 소비자단체인 '퍼블릭 시티즌'은 '불행한 결정'이라며 강하게 비판했다. 숱한 논란 속에 국내 상륙에 성공한 이레사는 시판 허가가 난 지 9개월 만인 2004년 3월에 건강보험 적용을 받는 의약품이 됐다. 이어 그해 4월 21일에 국내 공식 판매에 들어갔다. 이 약의 보험 약값은 한 알당 6만 5,274원으로 결정됐다. 이로써 이레사를 복용하는 환자는 보험 약값의 20%만 내면 되기에 경제적 부담을 줄일 수 있게 됐다. 하루 한 알씩 먹는다면 한 달 평균 240만 원 정도에서 39만 원으로 낮아졌다. 약효와 부작용 논란을 딛고 우리나라를 포함해 전 세계에 선보인 이 약은 이후 한동안 탄탄대로를 걷는 듯했다. 아스트라제네카는 2004년 9월 미국 보스턴에서 열린 제3회 제약 업적상 시상식에서 이레사가 '올해의 항암제'로 뽑혔다고 자랑했다. 또 그 기세를 몰아 2004년 11월 초 오스트리아 빈에서 열린 유럽종양학회에서는 이레사가 식도암, 결장암, 난소암 등 다른 암의 종양도 줄여준다는 연구 결과를 내놓았다.

물론 오직 종양만 언급했을 뿐 생명 연장이나 암환자의 삶의 질 개선 여부에 대해서는 입을 꾹 다물었다. 그러나 이레사의 순항은 오래가지 못했다. 거침없이 질주하던 '표적 치료제' 이레사의 발목을 잡는 임상 결과가 미국에서 돌출했다. 2005년 3월 초 FDA는 이레사가 그다지 큰 효과가 없다는 사실을 재확인하는 후속 임상시험 결과를 공개했다. 승승장구하던 이레사에 직격탄을 날린 것이다. 아스트라제네카는 당황한 표정이 역력했다. 아스트라제네카는 시판 이후 시행한 임상시험에서 이레사가 전체적으로 폐암 환자의 생존 기간을 연장하는 데 통계적으로 의미 있는 수치가 나오지 않은 것은 '예상 밖'이라며 애써 태연한 척했다.

그렇더라도 이 회사는 이레사 광고를 중단하고 후속 임상시험에서 예상한 결과가 나오지 않은 사실을 의사들에게 알리지 않을 수 없었다. 애초 이레사의 효과와 안전성이 의심스럽다며 이레사 허가를 반대했던 소비자단체인 퍼블릭 시티즌은 즉각 이레사의 승인을 취소하라며 FDA를 압박했다. 아스트라제네카로서는 사면초가에 직면한 셈이었다. 이 회사는 그러나 가만히 앉아서 호락호락 당하고만 있지는 않았다. '시장 퇴출을 막아라.' 아스트라제네카에 떨어진 지상과제였다. 이 회사는 당장 이레사의 생존 기간을 연장하기 위한 비상 탈출구를 만들었다.

이레사가 일부 환자, 특히 아시아 태생의 비(非)흡연 환자에게 효과가 있는 것으로 확인됐다며 이레사의 마케팅 표적을 서양에서 동양으로 돌렸다. 이 회사는 이레사를 복용하고서 종양 크기가 줄어든 환자들을 조사해 보니, 이레사의 작용 부위인 상피세포 성장인자 수용체(EGFR) 유전자에 돌연변이가 나타나는 특징이 있으며, 이 유전자 돌연변이는 동아시아인과 비흡연자, 여성 등에서 많이 발견됐다는 연구 결과를 근거로 내세웠다.

세계에서 처음으로 이레사를 허가한 일본도 아스트라제네카에 힘을 보태주었다. 그간 이레사를 사용 못하도록 할지 말지 검토하던 일본 후생노동성은 2005년 3월 말 국제 임상시험 데이터를 재분석해 보니, 동양인에게는 효과가 있는 것 같다며 이레사를 계속 사용할 수 있도록 허용했다. 이를 신호탄으로 아스트라제네카는 언론을 통해 대대적인 여론몰이에 들어갔다. '이레사는 서양인보다는 한국인을 포함해 동양인에게 효과적'이라는 내용을 담은 한국 등의 의학 연구자들의 연구 결과를 잊을 만하면 들이밀며 '이레사 구출작전'에 나섰다.

이 전략은 먹혀들었다. FDA는 2006년 2월께 미국에서 신규 비소세포 폐암 환자에게 이레사를 더 이상 처방하지 못하도록 막아버렸다. 미국에서 사실상 퇴출 절차를 밟기 시작한 것이나 마찬가지였다. 그러나 '한국인에 효과적'이라고 줄기차게 떠들어낸 게 약효를 본 걸까? 이레사는 한국에서는 건재를 과시했다. 물론 생명 연장의 증거가 없다는 임상시험 여파로 국내에서도 약간의 타격을 입긴 했다. 보건의료 시민단체인 '건강세상 네트워크'는 2006년 3월에 이레사의 보험약값을 합리적으로 조정해달라고, 즉 가격을 낮춰달라고 보건복지부 장관에게 요구하고 나섰다.

의료 소비자단체가 의약품의 보험약값을 인하해달라고 정부에 신청한 것은 이때가 처음이었다. 건강세상 네트워크는 이레사가 가격이나 임상 측면에서 환자들에게 도움을 주는 신약이라고 보기 어렵다며 소비자의 편익에 전혀 기여하지 못하는 치료제의 보험약값은 당연히 재조정해야 한다고 주장했다. 건강세상 네트워크는 특히 이 약이 폐암 환자의 생존율을 높이지 못하는 등 혁신적 신약으로 인정할 만한 근거와 타당성이 부족하다고 몰아세웠다. 실제로 2004년 세계 28개국 1,692명의 비소세포 폐암 환자 대상의 다국가 3상 임상시험에서 이레사는 환자의 생존 기간을 연장하지 못했다.

이레사를 복용한 환자군은 5.6개월을 살았고, 위약을 투약한 환자군도 5.1개월을 생존해 둘 사이에 별 차이가 없었다. 그런데도 당시 이레사는 보험약값이 한 알당 6만 1,020원에 달할 정도로 비싼 약이었다. 이에 호응해 복지부는 2006년 7월 중순 건강보험정책 의결기구인 건강보험정책심의위원회의 의결을 거쳐 이레사의 보험약값을 한 알당 5만 5,003원으로 깎았다. 이 조치는 정부의 건강보험 약값정책에 의료 소비자의 목소리를 처음으로 반영했다는 점에서 의미가 컸다.

아스트라제네카는 이레사 약값 인하는 부당하다며 즉각 반발했다. 복지부를 상대로 법적 소송에도 나섰다. 아스트라제네카는 수개월에 걸처 법정 다툼을 벌이며 저항했지만, 결국은 무리수를 둔 것으로 결론 났다. 재판부는 2006년 11월에 이레사가 혁신적 신약으로서 자신의 가치를 입증하는 데 실패했다며 복지부의 약값 인하는 정당한 결정이라고 판결했다. 아스트라제네카는 실익 없는 소송으로 체면을 약간 구기긴 했다. 그래도 완전히 성과가 없는 것은 아니었다. 무엇보다 미국에서는 이레사가 실질적으로 퇴출된 처지인데 반해, 약값이 조금 깎이긴 했지만 적어도 우리나라에서는 생존에 성공했다.

이후에도 이레사 효과를 둘러싸고는 기존 화학 치료제와 비슷한 수준이라는 연구 결과가 나오는 등 약효 논란은 이어졌다. 그러나 희한하게도 한국에서 이레사의 지위는 크게 흔들리지 않았다. 심지어 무슨 재주를 부렸는지 한국 내 위상은 더 올라갔다. 식약청은 2010년 3월 31일에 상피세포 성장인자 수용체(EGFR) 유전자에 돌연변이가 있는, 국소 진행성 또는 전이성 비소세포폐암 중에서 선암(腺癌) 환자가 이레사를 1차 치료제로 사용할 수 있도록 승인해줬다. 그동안 이레사는 다른 기존 치료제에 반응하지 않는 폐암 환자에 국한해 2차 이상 항암 요법으로 쓰였을 뿐이었다.

3장

과학으로 포장한 마술?

─ 환상 마케팅

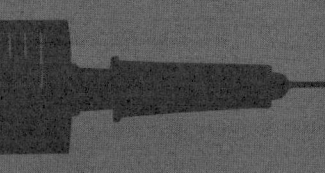

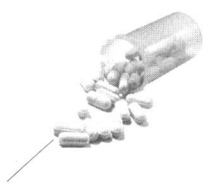

세포치료제
재생의학의 꽃인가
환상 속 신기루인가

세포치료제가 뭐기에…개발 열기 '앗 뜨거워'

세포치료제 개발 열기가 뜨겁다. 세포치료제가 뭐기에 너도나도 뛰어들어 난리를 부리는 것일까? 세포치료제를 긍정적으로 바라보는 쪽은 '재생의학의 꽃'이라고까지 부르며 열광한다. 화학약품이 따라오지 못할 무한한 가능성이 있다며 환호한다. 증권가에서는 세계 세포치료제 시장이 2009년 3억 달러에서 2014년 49억 달러 규모로 증가할 것이란 추정을 내놓고 있다. 바이오 업체들이 난립하는 이유다. 반면 부정적 시각도 만만찮다. 효능과 안전성이 입증되지 않은, 아직은 불확실성 속에서 가능성을 탐색하는 단계에 불과한 물질일 뿐이라는 것이다. 일반인에게 생소한 세포치료제, 어떤 것일까?

세포치료제는 살아있는 세포를 채취해서 몸 밖에서 배양, 증식하는 방법을 통해 제조한 후 다시 몸 안에 주입해 치료를 돕는 의약품으로, 화학 약물이나 외과적 수술의 대안으로 등장했다. 세포치료제는 크게 세 가지로 나뉜다. 체세포치료제, 줄기세포치료제, 면역세포치료제가 그것이다.

이 중에서 한발 앞서 상품화 단계를 밟은 것은 체세포치료제와 면역세포치료제다. 이유는 단순하다. 세포치료제의 최대 약점으로 꼽히는 면역거부반응, 유전자 변이 등 안전성 문제에서 비교적 자유롭기 때문이다. 체세포치료제는 연골이나 피부재생 치료제로 주로 개발되고 있다. 면역세포치료제는 수지상세포나 자연살해세포(NK세포) 등 면역세포를 증식시키는 방식으로 항암 세포치료제를 만드는 쪽으로 연구의 초점이 맞춰져 있다. 수지상세포는 사람의 혈액에 소량 존재하는 나뭇가지 모양의 백혈구로, 외부에서 침입하는 암, 바이러스, 박테리아 등을 면역체계에 알려 암세포를 공격하게 한다. NK세포는 암세포를 파괴하는 세포다.

면역세포치료제로는 미국의 덴드리온 사가 처음으로 시판 허가를 받았다. 국내에서는 JW크레아젠, 이노셀, 엔케이바이오 등이 면역세포치료제 개발에 집중하고 있다. 하지만 시판 중인 국내 항암 면역세포치료제는 모두 최종적으로 임상시험을 마치는 전제조건(3상 임상시험 조건부 허가)으로 잠정적으로 조기 허가를 받았을 뿐이다. 효능 검증을 완전히 끝낸 제품은 여태껏 하나도 없다.

다음으로 줄기세포치료제는 2000년 이후 과열이다 싶을 정도로 줄기세포 연구기관과 바이오 기업이 우후죽순 들어서면서 연구가 활발한 분야다. 이에 따라 안전문제 등 시빗거리가 여전한데도 불구하고 덩달아 사람을 대상으로 한 줄기세포치료제 임상시험도 급증하고 있다. 2013년 1월 현재 국내 줄기세포치료제 임상연구 현황을 보면, 총 24건이 식약청의 임상시험 승인을 받아 이 중에서 1건은 중단되었고, 13건은 임상시험을 마쳤다. 나머지 11건은 임상시험이 진행 중이다. 그러면 말도 많고 탈도 많은 줄기세포치료제에 대해 좀 더 자세히 살펴보자.

줄기세포 연구 현주소…과학발전 현실에 견줘 기대 너무 커

줄기세포는 심장, 간, 신장과 같은 인체의 다양한 장기나 조직으로 분화할 가능성이 있는 미분화 세포를 말한다. 줄기세포는 우리 온몸에 다 있다. 다쳐도 조직이 되살아나는 것은 몸 구석구석에 있는 줄기세포 덕분이다. 그간 장기이식을 대체하거나 난치성 질환을 고칠 수 있는 획기적인 치료법이 될 것이란 기대를 한 몸에 받아왔다. 이 때문에 줄기세포를 이용해 제조한 줄기세포치료제는 흔히 질환 부위에 찌르기만 하면 손상된 세포를 저절로 정상적인 세포로 재생할 수 있는 기적의 치료제로 받아들여지곤 했다. 과연 그럴까? 물론 그런 가능성이 전혀 없는 것은 아니다. 하지만 현 단계 발전 수준에서 그것은 단지 '대박'을 꿈꾸는 바이오 업계의 희망사항일 뿐이다. 현실과는 거리가 한참 멀다는 게 줄기세포 임상연구 전문가들의 대체적인 평가다.

줄기세포는 두 가지로 나뉜다. 먼저 거의 모든 장기로 분화할 수 있는 전분화능(全分化能) 줄기세포가 있다. 그래서 만능 줄기세포로도 불린다. 다음은 특정 장기로 분화하는 성체 줄기세포. 성체 줄기세포에는 다양한 혈액으로 분화하는 조혈모(造血母) 줄기세포와 골, 연골, 근육 등으로 분화하는 중간엽(中間葉) 줄기세포가 있다. 이 중에서 국내 바이오 업체가 주로 사용하는 줄기세포는 중간엽 줄기세포다. 이유는 체세포나 면역세포와 비슷하다. 비교적 쉽게 많은 양을 얻을 수 있는 데다 키우기도 좋은 까닭이다. 무엇보다 이식 뒤 면역거부반응이 적기 때문이다. 가장 큰 골칫거리인 안전성 문제를 살짝 비켜갈 수 있는 탓이다. 성체 줄기세포를 활용한 치료법은 일반인이 생각하는 것보다 훨씬 단순하다. 몸에서 줄기세포를 뽑고서 이를 키워 양을 늘리고 다시 몸에 넣는 과정을 거치면 된다.

그렇게 몸에 주입하면 정말 심장이 만들어지고 연골이 생성될까? 천만의 말씀이다. 몸에 주입한 성체 줄기세포가 실제로 장기를 구성하는 세포로 직접 분화할 확률은 낮다. 이렇게 몸에 넣은 줄기세포는 단지 주변의 손상된 조직을 재생하거나 성장을 돕는 간접적인 역할에 그칠 뿐이다. 한마디로 성체 줄기세포가 실제로 장기로 만들어지는 것은 아니다. 물론 배아줄기세포와 유사한 전분화능 줄기세포는 직접 특정 세포로 분화해 새로운 조직을 만든다. 하지만 안전성과 효능 검증을 거치지 않아 장래 어떤 위험이 도사리고 있는지 알 수 없다. 그렇기에 아직은 사람에게는 사용하지 못한다.

기대가 크면 실망도 큰 법이라고 했던가? 사정이 이렇다 보니 줄기세포 치료 효과는 일반인의 눈높이에 턱없이 못 미치는 수준이다. 과연 어느 정도일까? 가톨릭대 의대 오일환 교수의 말을 들어보자. 오 교수에 따르면 성체 줄기세포를 활용해 세계적으로 500여 건의 임상시험이 시도되고 있다. 국가별로는 미국이 40%로 가장 많다. 뇌질환, 근골격계통 질환, 심장질환, 소화기질환 등 갖가지 질병에서 골고루 임상이 이뤄지고 있다. 그러나 아직 뚜렷한 치료 성과는 없다시피 하다. 여전히 연구 단계에 머무는 정도랄까.

이를테면 중간엽 줄기세포를 암 덩어리에 집어넣었더니 몇몇 암의 크기가 줄었다는 연구 보고가 있다. 하지만 이들 논문도 자세히 들여다보면 실상은 딴판이다. 대개 30%의 논문은 효과가 있다고 나온다. 그러나 70%가량은 오히려 암세포가 자랄 수 있는 토양과 영양을 공급해 암 발생을 더 증가시킨다는 부정적인 보고가 주류를 이룬다. 중간엽 줄기세포로 암을 치료한다는 것은 지금 단계에서 현실성이 떨어지는 주장일 뿐이다. 그럼에도 줄기세포 기술은 나날이 발전하고 있다. 인류가 줄기세포에서 희망의 끈을 놓지 않는 이유다.

그동안은 몸에 있는 성체 줄기세포를 활용하는 게 대세였다. 그렇지만 최근엔 줄기세포와 상관없는 피부세포를 떼어내 여기에 특수한 조작을 한 다음 전분화능 줄기세포로 만드는 기술까지 나왔다. 이른바 '역분화' 줄기세포 추출기술이다. 또 피부세포를 유전자 조작을 통해 아예 원하는 장기로 바로 바꾸는 기술까지 시도하고 있다. 만약 이 기술을 실용화할 수만 있다면 윤리적으로 문제가 되는 배아줄기세포를 사용하지 않아도 되기에 도덕적 구속에서 벗어날 수 있다. 아울러 사람의 몸속에 넣은 줄기세포가 보금자리에서 잘 자라도록 인위적으로 미세 환경을 조성해주는 연구도 이뤄지고 있다. 하지만 잊지 말아야 할 게 있다. 이 모든 게 연구 단계에 있을 뿐이란 사실이다. 실용화와는 한참 거리가 멀다. 갈 길이 아직도 멀다.

시판허가 받으면 뭐해…의료현장에서 외면받는 세포치료제

2011년 7월 바이오 업계는 한 가지 소식에 한여름의 땡볕 열기만큼 뜨거웠다. 그토록 기다리고 기다리던 줄기세포치료제가 식품의약품안전청의 시판 허가를 받아 모습을 드러낸 것이다. 믿기지 않겠지만 세계에서 처음 나온 줄기세포치료제였다. 당시는 물론 전 세계적으로 인식을 공유하는, 줄기세포치료제에 대한 국제 수준의 심사 및 평가 가이드라인이 없는 상황이었다. 다른 나라가 인정하든 말든 아랑곳없이 우리나라 식약청이 앞장서 자체 기준으로 세계 첫 줄기세포치료제라는 타이틀을 붙여주면서 시판 허가를 내준 것이었다. 바이오 업계는 비록 나중에 너무 일찍 샴페인을 터뜨린 것으로 판명나더라도 일단 잔치를 벌이고 보자는 식으로 분위기는 들떴다. 당시 화제를 모았던 자가 골수 유래 성체 줄기세포치료제는 '하티셀그램-AMI'. 바이오 기업 파미셀의 심근경색 치료제였다.

아니나 다를까, 기쁨도 잠시. 화려한 스포트라이트를 받으며 등장한 이 줄기세포치료제는 의료계 현장의 차갑다 못해 냉담한 반응에 설 땅조차 제대로 찾지 못했다. 세계 최초라는 이름이 부끄러울 지경이었다. 2011년 11월 중순 파미셀이 내놓은 이 제품의 처방 건수는 60여

건. 겨우 60여 명의 환자만이 이 제품을 사용했다는 말이다. 하티셀그램-AMI의 가격은 1,800만 원. 10억 원가량의 매출에 그쳤다. 하티셀그램-AMI의 치료 대상인 급성심근경색 환자가 해마다 6만 8,000명씩 발생하는 점을 고려하면 판매 건수는 아주 미미했다. 발매 이후 2013년 4월 현재까지 이 줄기세포치료제는 고작 300여 건 시술됐을 뿐이다. 게다가 사실 가장 중요하고 환자들이 몹시 궁금하게 여기는 점이지만, 이 제품을 사용한 환자의 치료 효과는 공개되지 않았다.

세계 최초 줄기세포치료제는 세계는커녕 왜 자신이 태어난 땅, 한국 의료시장에서조차 외면 받았을까? 이유는 뜻밖에 단순했다. 기존 약보다 효능이 그다지 좋지 않은 데다 치료 범위도 한정된 탓이라고 일부 의료계에서 평가가 나왔다. 무엇보다 의료진들이 이 줄기세포치료제의 효능을 확신하지 못한다는 점은 이 제품 성장에 가장 큰 걸림돌로 꼽힌다.

심장질환 전문의들의 말을 들어보자. 하티셀그램-AMI의 임상시험 대상 환자는 80여 명. 겨우 이 정도 환자를 대상으로 시행한 임상시험 결과를 토대로 식약청의 품목허가를 받은 치료제에 경각을 다투는 환자의 목숨을 맡길 수 있겠느냐는 게 전문의들의 의견이다. 보통 대상 환자가 1~2만 명에 달하고 효능도 비교적 확실한 합성 화학 신약과 뚜렷이 대조되는 대목이다. 임상 결과를 보면, 이 제품은 심근경색 환자에게 투여할 때 좌심실 박출량(심장에 들어온 피를 내보내는 양)이 일반 환자보다 약 5% 증가하는 것으로 나타났다. 전문의들은 겨우 이 정도 개선으로 환자에게 얼마나 도움이 될지 알 수 없다고 지적한다.

시술할 수 있는 환자도 제한적이다. 권현철 서울삼성병원 순환기내과 교수의 냉정한 판단을 들어보자. 권 교수는 "하티셀그램은 병원에서 비교적 치료를 잘 받아 위급한 고비를 넘긴 환자를 대상으로 하고 효능도 5% 개선하는 데 불과하다."고 말했다. 그러면서 그는 "환자에게 얼마나 도움이 될지 의문"이라고 직격탄을 날렸다.

실제로 하티셀그램-AMI의 유효성과 안전성을 두고서는 공식 학술대회에서 일부 심장전문가들을 중심으로 논란이 됐다. 이 문제를 명확하게 해결하지 않은 채 환자에게 무리하게 이 치료제를 적용하면 윤리 문제가 제기될 수 있는 만큼 대규모 추가 검증이 필요하다는 견해였다.

2011년 12월 제55차 대한심장학회 추계학술대회에서 삼성서울병원 김덕경 교수가 비판의 선봉에 섰다. 김 교수가 가장 문제 삼은 대목은 이 제품의 안전성과 유효성 검증 기간이 너무 짧다는 점이었다. 사실 하티셀그램-AMI는 6개월만 안전성을 검증했을 뿐이다. 그러면서 김 교수는 "심근경색 치료제가 희귀의약품처럼 그토록 빨리 허가해 줘야 할 만큼 절박한 의약품은 아니지 않으냐"며 이 제품을 조기 허가한 식약청에도 비난의 화살을 돌렸다. 김 교수는 학회 차원에서 적극적으로 이 문제에 대응해야 한다고 목소리를 높였다.

그 뒤를 이어 서울대병원 강현재 교수가 바통을 이어받았다. 김 교수와는 약간의 온도 차이는 있었다. 강 교수는 "하티셀그램-AMI는 표준 치료법이 되기에는 미흡한 부분이 있다."며 김 교수의 의견에 일단 동의했다. 그러나 강 교수는 "이 제품의 안전성은 일정 부분 검증됐다고 본다."면서 "식약청이 일단 허가한 만큼 건전한 치료 대안으로 발전할 수 있도록 보강해야 할 것"이라고 다소 유보적 태도를 보였다. 그렇지만, 학회의 대체적 분위기는 대대적 재검증 쪽으로 기울었다. 특히 완전한 검증 없이 환자에 사용하는 것은 절대 안 된다는 강경론도 튀어나와 앞으로 줄기세포치료제 하티셀그램-AMI를 둘러싼 논쟁은 계속될 것으로 보인다.

줄기세포치료제를 놓고 벌어지는 논란은 이 제품만이 아니다. 다른 줄기세포치료제들도 정도의 차이가 있을 뿐 갖가지 논란에서 벗어나지 못하고 있다. 2012년 1월 시판된 바이오 기업 메디포스트의 '카티스템'. 카티스템은 제대혈에서 뽑은 줄기세포를 원료로 하는 퇴행성 관절염 및 무릎 연골 손상 치료제다. 증권가의 일부 애널리스트는 이 제품이 출시되면, 연간 수천억 원의 매출을 올릴 수 있을 것이란 장밋빛 환상을 퍼뜨렸다. 국내 무릎 연골 질환자의 절반인 250만 명에게 투약할 수 있을 것이란 추정에서다. 하지만 이런 카티스템 매출 추정치는 기존 치료제로 치료할 수 있고 일상생활에 큰 불편이 없는 환자와 인공관절 수술 이외는 대안이 없는 말기 환자까지 카티스템의 잠재 환자집단으로 잡은 데 따른 것일 뿐, 아무런 과학적 근거가 없는 것이었다.

그런 추정이 결과적으로 한참 '뻥튀기'된 수치였다는 사실은 금방 드러났다. 지난해 4월 첫 시술 이후 2013년 5월 현재까지 1년여 간 카티스템은 겨우 400여 건이 투여됐을 뿐이다. 하루 평균 시술 건수는 1~2건에 불과했다. 일각에서 만능 치료제로 불릴 정도로 기대를 모았던 것을 고려하면 형편없는 성적표다.

우영균 가톨릭대 여의도성모병원 정형외과 교수도 카티스템의 전망을 부정적으로 평가했다. 나이 들어 관절 연골 자체의 재생 능력 상실로 발생하는 퇴행성 관절염을 줄기세포로 치료하는 것은 아직 무리라는 진단이다. 우 교수는 "(카티스템이) 인공관절 수술을 대체하기는 어려울 것"이라고 말했다. 카티스템의 약점은 또 있다. 상대적으로 비싼데다 사용하기 불편하다는 것이다. 카티스템 역시 인공관절 수술처럼 외과적 수술 방식으로 손상된 연골에 접근해 주사하는 방식이다. 환자로서는 비용과 수술 편의성 측면에서 거부감을 느낄 수밖에 없다.

졸속 심사·허가 시스템…세계 흐름과 거꾸로 가는 식약청

"어떤 산업적 이익보다 환자가 최우선이다." 세계 각국 의약품안전 당국이 금과옥조로 여기는 금언이다. 당연한 말이다. 하지만 국내 현실은 거꾸로 돌아갔다. 무슨 말인가? 세포치료제 심사·허가 시스템을 두고 하는 말이다. 우리나라 의약품 당국은 그렇지 않아도 허술한 허가 기준을 더 느슨하게 만들지 못해 안달이다. 식품의약품안전청(식약청)이 글로벌 스탠더드에서 역주행하는 것 아니냐는 비난을 한 몸에 받는 까닭이다. 세포치료제가 안전한지, 또 돈을 지급할 만한 치료 효과가 있는지를 철저하게 검증하는 것은 국민의 건강권과 재산권을 보호할 책임을 진 정부의 고유 기능이다. 그런데도 식약청은 자신에게 주어진 의무를 헌신짝처럼 저버렸다.

식약청은 대체 뭘 하는 곳인가? 말 그대로 국민이 안심하고 생활할 수 있도록 식품과 의약품의 안전을 최전선에서 지키는 파수꾼이다. 규제 기관이다. 산업진흥 기관이 아니다. 하지만 이명박 정부 들어 식약청은 제 본분과 구실을 망각한 채 정반대 방향으로 갔다. 2011년 11월 22일, 식약청은 듣는 사람의 귀를 의심하게 할 만한 정책을 발표했다. '생물학적 제제 등의 품목허가·심사 규정' 개정 고시(안)를 행정 예고했는데 한마디로 세포치료제에 대한 규제를 대폭 푼 것이었다. 환자 자신의 줄기세포를 이용해 치료하는 세포치료제의 경우 안전성이 확보된다면 간소한 임상시험 절차만 밟으면 되도록 심사 과정을 줄여주겠다는 내용이었다. 지식경제부 등 경제부처에서 내놓은 게 아닌가 하는 착각을 불러일으킬 정도였다.

식약청은 보도자료에서 대놓고 바이오 기업 육성 '의지'를 공공연하게 밝혔다. 후안무치라는 말이 절로 나올 정도였다. 국내 바이오 의약품이 시장에 쉽게 진입할 수 있도록 빗장을 활짝 열어주겠다는 선언이나 다름없었다. 규제의 그물망을 촘촘하게 짜도 시원찮은 판인데 말이다.

식약청이 공개한 세포치료제 심사규정 개정방안이 어떤 내용인지 좀 더 구체적으로 살펴보자. 기가 막혀 말문이 막힐 지경이다. 식약청은 대학연구소 등에서 연구자가 신약을 개발하려고 '연구자 임상'을 한 결과, 안전한 것으로 확인되면 이 자료를 초기 안전성 임상자료로 인정해주기로 했다. 연구자가 안전성이 확보된 연구자 임상자료를 제출하면 소수 환자를 대상으로 신약 안전성을 시험하는 '1상 임상시험'을 면제해주겠다는 말이다. 이러면 많은 환자를 대상으로 하는 2상과 3상 임상시험에 곧바로 들어갈 수 있어 신약개발의 기간을 단축할 수 있다. 쉽게 말해 연구자가 실험실에서 연구하던 '연구과제'를 조기에 상업화할 수 있도록 고속도로를 깔아주겠다는 얘기다. 정상적인 절차가 아니다. 간

편하고 손쉬운 방법에 기대려는 편법일 뿐이다.

식약청은 또 바이오 기업이 자가 유래 세포치료제를 시판할 수 있도록 허가해 달라고 신청할 때 '조직 타이핑' 자료를 내지 않아도 허가신청서를 받아주기로 했다. 조직 타이핑 자료는 기증자와 기증받는 사람의 조직이 적합한지 확인하기 위한 자료를 말한다. 바이오 기업은 그간 세포치료제의 제조방법을 입증하는 자료로 조직 타이핑 자료를 식약청에 내야 했다.

식약청은 자가 유래 세포치료제는 애초 환자의 몸속에 있던 세포를 떼어내 배양한 후 다시 그 환자의 몸속에 집어넣기에 안전성과 유효성을 따로 확인하지 않아도 되기 때문이란 이유를 들었다. 과연 그럴까? 단견일 뿐이다. 제조공장에서 세포를 배양하는 과정에서 실수로 빚어질 수 있는 오염 가능성은 전혀 고려하지 않은, 어처구니없는 처사가 아닐 수 없다. 그런데도 식약청은 세포치료제 심사 기준을 완화한 것을 두고 과학적이고 합리적인 수준에서 개선한 것이라고 자랑을 늘어놨다. 그러면서 바이오 의약품이 국내외 시장을 선도할 수 있도록 바이오 의약품 전담 조직을 신설하는 등 친(親) 바이오 환경으로 조직을 새로 짜겠다고 포부를 내비쳤다. 식약청은 물론이거니와 그 누구보다도 환자의 앞날이 걱정스럽지 않을 수 없는 계획이었다.

식약청이 이렇게 위험을 무릅쓰며 무리를 한 데는 그만한 까닭이 있었다. 무엇보다 이명박 대통령이 이 분야를 전폭 지원하겠다고 팔을 걷고 나선 영향이 컸다. 2011년 9월 16일 이 대통령은 작심한 듯 줄기세포 분야를 '산업'이라 일컬으며, 대대적 지원에 나설 뜻을 분명히 했다. 이날 오전 제74차 라디오 및 인터넷 연설에서 이 대통령은 "정부는 줄기세포산업을 IT산업과 더불어 신 성장동력 중점산업으로 육성할 방침"이라고 공개 지지했다.

이를 위해 정부는 2012년에 줄기세포 연구에 1천억 원 가까운 돈을 투자할 계획이라고 강조했다. 이 대통령은 내친 김에 쐐기를 박았다. 같은 날 서울대에서 열린 '줄기세포 연구개발 활성화와 산업경쟁력 확보 방안 보고회'에서도 이 대통령은 "줄기세포는 새롭게 발전해 나가는 분야"라며 "단순한 행정 지원에 그치는 게 아니라, 신속 대처해 더 과감하게 지원해 나갈 것"이라고 약속했다.

이처럼 행정부의 수반이 세포치료제에 대한 강력한 지원 의지를 표명하니 식약청으로서도 어쩔 도리는 없었을 터이다. 정상을 참작할 부분이긴 하다. 한편으론 이해한다. 그렇더라도 식약청은 표를 의식해야 하는 정당이나 정치인, 정치단체가 아니다. 어디까지나 과학적 근거에 따라 행동해야 하는 의약품 전문가 집단이다. 사실에 두 눈 감고 정치 논리를 좇아가서는 국민의 불행을 초래할 뿐 아니라 식약청 조직에 대한 불신만 야기할 뿐이다.

바이오 주식은 '투기장(?)'…거품 터질라 조마조마

바이오 주식만큼 시장 정보에 민감한 유가증권도 없을 것이다. 아주 작은 소문 하나에도 천당과 지옥을 오가며 출렁거리기 일쑤다. 주식시장에서는 조금이라도 호재가 있을라치면 하늘 높은 줄 모르고 치솟다가도 어느새 고꾸라지곤 하는 바이오 주식의 모습을 흔히 볼 수 있다. 투기장이 따로 없다. 상식의 눈으로 봤을 때 정상적인 현상이라고 보기 어려운 게 사실이다. 이런 널뛰기를 하는 바이오 주식은 수두룩하다. 아니 코스닥시장에 상장돼 있는 바이오 주식 대부분이 여기서 벗어나 있지 않다고 할 수 있다. 이른바 '테마주'라고 한 두름으로 묶여 한번 바람이 불면 한꺼번에 우르르 주가가 올랐다가 일시에 곤두박질치곤 한다.

몇 가지 예를 들어보자. 지금은 상장폐지로 주식시장에서 아예 사라져 버린 히스토스템이 대표적이다. 이 회사는 한때 탯줄혈액(제대혈) 및 줄기세포 관련업체로 주목받았다. 이 회사가 코스닥시장에 입성하면서부터 퇴출당할 때까지의 과정을 되짚어보자. 그러면 바이오 기업의 극심한 부침 현상을 단박에 알 수 있다. 이 회사는 우회상장이란 길을 통해 주식시장에 진입했다. 비상장 중소기업들이 까다로운 상장 절차를 피하려고 사용하는 전형적 편법이었다.

우회상장이란 장외기업이 증권거래소나 코스닥시장에 상장된 기업을 인수하거나 합병을 통해 상장심사나 공모주 청약 등의 절차를 밟지 않고 곧바로 상장하는 것을 말한다. 정상적인 기업공개(IPO)를 거쳐 들어오지 않았다고 해서 말 그대로 '뒷문 상장(Back door Listing)'이라고도 한다. 흔히 상장 요건을 갖추지 못한 일부 함량 미달 기업이 자금을 원활히 조달할 수 있는 '제도권 자금 시장'으로 입성하기 위한 수단으로 이용하며 이 과정에서 주주와 일반 투자자들은 큰 피해를 보기 일쑤다.

2000년 설립된 히스토스템이 주식시장의 문을 본격적으로 두드린 것은 2009년 10월 말. 퓨비트라는 회사의 최대주주인 (주)다우리월드의 지분을 인수해 코스닥시장 우회상장을 추진하더니, 그해 12월 중순 결국 퓨비트를 흡수 합병하기로 하면서 코스닥시장에 사실상 입성했다. 이 과정에서 퓨비트의 주가는 히스토스템에 완전히 흡수될 때까지 급등세를 보이다가 내리막길을 걷기를 반복하는 등 냉탕과 온탕을 오갔다.

아무튼 가톨릭의대 교수 출신의 한훈 히스토스템 대표는 합병 당시 탄탄한 줄기세포 기술력을 갖추고 있다고 자랑하며 실적을 통해 경쟁력을 입증하겠다고 큰소리쳤다. 하지만 결과적으로 지키지 못할 헛된 약속을 한 꼴이었다.

2000년 한훈 대표가 설립한 히스토스템이 퓨비트와의 합병을 통해 뒷문으로 코스닥시장에 들어온 첫날인 2010년 4월 12일. 이날 히스토스템의 주가는 강세를 보이며 순항하는 듯했다. 이 기세를 몰아 히스토스템은 서울 강남과 제주도에 줄기세포치료센터를 설립하겠다는 계획을 내놓는 등 의욕적으로 사업을 펼치겠다는 의지를 나타냈다.

하지만 소리만 요란했지 오래가지 못하고 뒤뚱거렸다. 히스토스템은 우회상장 당일 최대주주가 바뀌더니 코스닥시장에 입성한 지 7개월도 지나지 않아 자금난에 시달리며 휘청거리는 모습을 보였다. 그러더니 2010년 11월 12일에는 부채를 갚고 운영자금을 마련한다는 명목으로 79억 상당의 보유 토지와 건물을 팔았다.

그런 자구 노력도 헛되었는지, 그다음 해인 2011년 3월에는 감사보고서를 제때 내지 못하고 늦장 제출해 관리종목으로 지정되는 수모를 당했다. 주식시장에 상장된 상장사는 주주총회 8일 전까지 감사보고서를 내야만 한다. 주주들이 주총을 앞두고 적어도 7일간 내용을 검토할 수 있도록 하자는 취지에서다. 보통 12월 결산법인은 다음 해 3월 31일까지 주총을 열어야 한다. 따라서 늦어도 3월 23일까지는 감사보고서를 제출해야 한다.

늦장 제출이 곧바로 주식시장 퇴출을 의미하는 것은 아니다. 그러나 제때 감사보고서를 내지 못했다는 것은 기업에 문제가 있을 개연성이 크다는 것을 보여준다. 실제로 감사보고서를 내지 못했거나 늦게 낸 상장사 대부분은 상장폐지 절차를 밟아 퇴출당했다. 감사보고서를 제때 내지 못하자 히스토스템의 주가는 급락세를 면치 못했다. 제출 시한을 넘기자 하한가로 곤두박질쳤다.

히스토스템의 앞날은 가시밭길이었다. 감사보고서를 늦게 내 퇴출 위기에까지 몰렸던 히스토스템은 겨우 '한정' 의견을 받아 간신히 살아남았지만, 목숨만 연명한 수준이었다. 근본적인 문제를 해결하지 못했던 히스토스템은 2011년 6월 22일에는 내우외환 상황에 빠졌다. 실질 경영주가 횡령혐의로 검찰에 기소된 데 이어 한국거래소 코스닥시장본부는 상장폐지 실질심사 대상 여부를 결정할 때까지 히스토스템의 거래를 정지시킨 것이다. 한국거래소는 이어 7월 12일에는 히스토스템을 불성실공시법인으로 지정 예고했다.

히스토스템은 2009년 8월 26일 최대주주인 (주)다우리월드가 가지고 있던 히스토스템 지분 150만 주를 한훈 당시 사내이사에게 넘기는 주식 양수도 계약을 했다. 그러나 이후 잔금 지급이 이뤄지지 않아 그 계약은 무산됐다. 그럼에도, 히스토스템은 2009년 10월 26일 잔금이 지급된 것처럼 최대주주가 변경됐다고 허위로 공시했다.

한국거래소는 히스토스템을 불성실공시법인으로 지정 예고한 다음 날에는 곧바로 상장폐지 실질심사 대상으로 결정했다. 히스토스템의 횡령 및 배임 규모와 코스닥시장 상장 규정 등을 종합적으로 검토한 결과였다. 막다른 궁지에 몰린 히스토스템은 생존을 위해 몸부림쳤지만, 헛수고로 끝났다. 앰스템이란 회사와 합병을 추진했으나 무산됐다. 급기야 히스토스템은 2011년 상반기 회계감사로부터 감사의견을 거절당했고 결국 반기보고서를 내지 못했다.

이미 상장폐지 절차를 밟던 상태에서 상장폐지 사유가 추가된 것이다. 히스토스템은 결국 2011년 9월 코스닥시장에서 퇴출당했다. 한국거래소는 히스토스템을 상장폐지한 사유로 기업의 계속성과 경영의 투명성 등을 들었다. 코스닥시장에 들어온 지 2년도 못 버티고 쫓겨난 것이다. 가장 큰 피해자는 물론 소액 투자자들이었다. 공정한 게임의 룰이 실종된 상황에서 개미들은 한몫 챙기려고 투기성 종목에 무작정 뛰어들었다가 투자금을 모두 날리면서 '묻지마 투자'를 한 대가를 톡톡히 치러야 했다.

바이오 주식 과열…급기야 금융감독원 테마주 단속 나서

'황우석 사태' 이후 침체에 빠져 있던 바이오 주식은 물 만난 물고기 마냥 활기를 띠었다. 식약청이 세포치료제 허가 절차를 간소화하고 범 정부 차원에서 줄기세포 분야에 대한 지원을 확대하겠다고 나선 이후부터다. 바이오 주가는 고공행진을 거듭했다. 과열 조짐마저 보였다. 바이오 주가에 처음 불을 지핀 것은 앞서 말한 대로 이명박 대통령이다. 이 대통령은 2011년 9월 16일 줄기세포를 정보통신(IT) 분야와 함께 신 성장 동력산업으로 키우겠다고 선언했다. 이후 바이오 주식은 테마주라는 이름으로 펄펄 끓어오르기 시작했다.

당시 바이오 주가 움직임을 보자. 에스티큐브 주가는 2011년 9월 15일 종가 기준으로 1,235원이었다. 그러던 것이 한 달가량 뒤인 2011년 10월 11일 3,660원까지 급등했다. 무려 196.35%의 상승률을 기록한 것이다. 이노셀 역시 같은 기간 154.45% 올랐다. 줄기세포 관련주로 분류되는 메디포스트(84.51%), 산성피앤씨(28.90%), 차바이오앤(18.33%), 셀트리온(11.19%), 바이로메드(9.54%), 알앤엘바이오(5.98%) 역시 상승했다.

이 기간 종합주가지수가 1774.08포인트에서 1795.02포인트로 1.18% 오른 것과 견주면 눈부신 성적이다. 여기에 일부 바이오 기업이 세포치료제 출시 허가를 받는 등 호재성 재료가 가세하면서 주가상승에 힘을 보탰다. 하지만 문제는 높아진 몸값을 뒷받침할 만한 가시적 실적을 바이오 기업들이 단기간에 내놓지 못한다는 점이다. 기업 특성상 성과를 내려면 장기간의 투자와 자금 투입은 필수적이기 때문이다.

흔히 바이오 업체를 일컬어 꿈을 먹고 사는 기업이라고 부른다. 여기에서 짐작할 수 있듯, 바이오 벤처 투자는 눈에 보이는 숫자보다는 미래가치에 투자해야 한다. 이 점에 비춰볼 때 투자자에게 바이오 주식 투자는 리스크가 적지 않다. 따라서 투자 실패 확률을 줄이려면 개별 바이오 기업에 대한 정확한 분석과 이해가 필요하다. 개인투자자로서는 여간 힘에 부치는 일이 아닐 수 없다. 그래서 증권가 분석가들은 바이오 투자를 말할 때 이구동성으로 반드시 몇 가지 단서를 단다. "장기적인 성장성은 좋지만, 눈에 보이는 성과를 전망하기에는 시기적으로 이르다."고 말이다. 또 바이오 주식은 위험요인이 많은 만큼 옥석을 가려 투자해야지 뜬소문을 믿고 무분별하게 투자해서는 안 된다고 조언한다.

그렇지만 이런 충고와 지적에 아랑곳없이 줄기세포로 대표되는 바이오 기업들의 주가는 연일 치솟았다. 그러자 급기야 금융감독 당국이 제동을 걸고 나섰다. 금융감독원이 2011년 11월 21일 바이오 종목과 같은 테마주 단속을 강화하겠다고 팔을 걷어붙인 것이다. 기업실적과 무관하게 특정 정치인이나 연예인 등과 연고가 있다는 이유로 주가가 급등락하는, 테마주 열풍이 퍼지는 데 따른 대응조처였다.

금감원은 한국거래소와 루머단속반을 구성해 근거 없는 소문을 퍼뜨리는 행위를 뿌리 뽑겠다고 칼을 빼 들었다. 바이오 종목은 미확인 사업내용을 과장하거나 사실인 것처럼 허위사실을 생성하고 유포하는 행위를 집중적으로 단속하기로 했다. 객관적 근거가 없는 기업분석 자료를 작성하거나 배포하는 행위도 단속 대상에 올랐다. 단속반은 갑자기 주가가 급등하면 이상한 거래의 개연성이 있는 테마주는 아닌지 특별심리를 벌이기로 했다. 그리고 심리 결과, 불공정거래 혐의를 발견하면 즉시 금감원에 통보하기로 했다. 금감원은 특히 대규모 투자피해가 우려되는 중대 사건은 심리단계에서 한국거래소와 공동조사를 하기로 했다. 이 과정에서 신속하게 증거를 확보하기 위해 검찰, 경찰과도 공조하기로 했다. 강력한 단속 의지를 과시한 것이다.

호랑이 발톱을 드러낸 게 먹혀든 것일까. 금감원의 테마주 단속 소식에 솔고바이오는 곧바로 급락세를 보였다. 솔고바이오는 그간 안철수 테마주로 입에 오르내렸다. 솔고바이오의 이민화 사외이사가 안철수 당시 서울대 융합과학기술대학원장과 친분이 깊다는 소문에 2011년 11월 11일부터 18일까지 49% 폭등했다. 이 회사는 2011년 11월 14일 실적공시를 하면서 2011년 3분기에 전년 동기와 대비해 매출은 감소하고 영업은 손실을 보았다고 발표했다. 실적이 없는데도 주가가 오른 것은 투자자들이 미확인 테마나 시장루머에 따라 뇌동매매를 하거나 추종매매를 했기 때문이라는 풀이가 나오는 이유다.

무늬만 바이오 업체 '수두룩'

코스피나 코스닥시장에서 바이오 열풍만 불었다 하면 급등하는 상장회사 중에는 '무늬만' 바이오 업체가 뜻밖에 많다. 이 업체들은 대부분 바이오와 무관한 사업에서 매출을 올린다. 주가는 엄청나게 올라 시가총액은 큰데도 정작 실적에서는 영업손실을 내기 일쑤다. 과연 바이오 기업인가 하는 의문이 절로 들 정도다.

　　이런 현상이 벌어지는 것은 크게 두 가지 이유 때문이다. 하나는 애초 바이오 사업과는 관련 없던 상장기업들이 기존 사업이 한계에 부닥치자 생존 활로를 찾고자 바이오 기업을 사들여 사업 영역을 넓힌 데 따른 것이다. 또 다른 하나는 거꾸로 비상장 바이오 기업이 우회상장 통로로 일반 상장회사를 인수 합병해 주식시장에 들어온 경우다. 이러나저러나 물론 겉으로 드러나는 결과는 똑같다. 몇 가지 예를 들어보자.

　　젬백스가 올린 2011년 반기 매출액은 125억 원. 그런데 그 내용을 보면 의아한 표정을 짓지 않을 수 없다. 바이오 사업과는 관련 밀도가 옅은 탓이다. 이 회사의 주된 수입원은 클린 룸의 천정과 외조기에 설치되는 화학오염제어용 필터. 여기에서 전체 매출액의 60% 수준인 75억 원을 벌었다. 젬백스는 자회사 카엘젬백스를 통해 노르웨이 바이오 업체를 사들이면서 관심을 받았다. 2011년 11월 9일 기준 시가총액은 9,890억 원으로 코스닥 시가총액 순위 13위를 달리고 있었다.

그렇지만 반기기준 영업손실은 무려 13억 원에 달했다. 대표적 바이오 기업으로 투자자들 입에 오르내리는 차바이오앤도 비슷하다. 차바이오앤은 차병원 그룹이 설립한 차바이오텍이 2008년 11월 광학렌즈 개발업체 디오스텍을 인수해 뒷문으로 상장한 회사다. 이 기업의 수익은 의료서비스에서 주로 발생한다. 2011년 반기 매출 1,714억 원의 72.8%인 1,247억 원을 의료서비스를 통해 거뒀다. 카메라 렌즈 모듈 사업에서는 371억 원을 벌어들였다. 성체 줄기세포에 속하는 제대혈(탯줄혈액) 보관 매출은 30억 원에 불과했다. 차바이오앤은 배아줄기세포를 이용해 개발 중인 실명 치료제(RPE)가 임상시험을 할 수 있도록 승인을 받았다는 소식에 스포트라이트를 한껏 받았다. 하지만 정작 2011년 반기 기준으로 96억 원의 영업손실을 기록했다.

메디프론 역시 이 범주에서 벗어나지 않았다. 2011년 반기 매출액 61억 원 중 55억 원을 IT유통과 콘텐츠 사업에서 올렸다. 메디프론은 2006년 디지탈바이오텍을 자회사로 편입해 2010년 합병하면서 바이오 기업으로 변신을 꾀했다. 하지만 제대로 자리 잡지 못했다. 파나진도 2011년 반기 매출액 195억 원 가운데 91.2%인 178억 원을 조립금속 제

품제조에서 거뒀다. 파나진은 2006년 코람스틸이 이 회사를 인수하면
서 코스닥에 입성했다. 코람스틸은 코람파나진으로 이름을 바꿨다가 최
종적으로 파나진으로 상호를 변경했다.

이노셀도 마찬가지다. 반기 매출액 16억 원의 62% 수준인 9억
7,000만 원을 LCD모니터 해외수출에서 올렸다. 그럼에도 26억 원의 영
업손실을 기록했다. 이노셀의 전신은 서울이동통신으로 서울이동통신
은 2004년 말 무선호출 사업에서 손을 뗐다. 그러면서 장외 바이오 업
체인 이노셀을 인수해 새롭게 제대혈 사업에 발을 들여놓았다.

아미노로직스의 시가총액은 2,309억 원이다. 하지만 2011년 3분기
매출액은 불과 6억 900만 원에 그쳤다. 그것도 대부분 DVR용 영상처리
칩에서 매출을 올렸다. 바이오와는 한참 거리가 멀었다. 아미노로직스
는 2009년 바이오 벤처 아미노룩스가 상장사 에이로직스를 사들여 우
회상장한 회사다.

바이오와 줄기세포 얘기가 나오기만 하면 뛰어오르는 큐로컴과 산
성피앤씨. 둘 다 단골 바이오 테마주로 꼽힌다. 하지만 두 회사의 매출
과 바이오 사업과는 거의 관련이 없다. 큐로컴은 은행 전산 솔루션 시
스템으로 매출 대부분을 올린다. 2011년 반기 매출액 42억 원, 영업이익
7,740만 원을 기록했다. 바이오 사업을 맡은 곳은 큐로컴이 지분 64.7%
를 보유한 스마젠으로 에이즈 백신을 개발 중이다. 스마젠은 2011년
6월 에이즈 백신 임상시험을 하겠다며 미국 식품의약국(FDA)에 임상
시험계획(IND) 신청서를 제출했다. 당시 이 회사는 이르면 1~2개월 내
FDA 승인 여부가 판가름 날 것이라고 밝혔다. 그러자 1,000원 대였던

큐로컴 주가는 3,410원까지 치솟았다. 하지만 그 후 감감무소식이었다. 2011년 11월 4일 FDA에 추가 보완자료를 냈다고 밝힌 게 전부였다. 그럼에도 주가는 다시 기대감에 이틀 연속 20% 가까이 올랐다. 하지만 언제 임상시험 허가가 날지 알 수 없는 노릇이다. 그런데다 신약의 특성상 실제 임상을 마치고 실용화 단계에까지 이르려면 갈 길이 멀다는 게 전문가들의 공통 견해이다.

산성피앤씨도 매출 전액을 골판지 및 상자 제조에서 수확하고 있다. 산성피앤씨는 바이오 주식 투자 차원에서 비상장사 에프씨비파미셀의 지분 22.7%를 갖고 있었다. 그런데 에프씨비파미셀이 에프씨비투웰브(현 파미셀)에 흡수 합병되면서 산성피앤씨는 보유 중이던 에프씨비파미셀의 지분가치가 상승할 것이란 기대에 '줄기세포 테마주'로 분류돼 주가가 올랐다.

양심불량이야? 정당한 권리행사야?…대주주 고점매도 논란

바이오 열풍에 꼭지를 모를 정도로 주가가 고공행진을 거듭할 때쯤이면, 주식시장에서 종종 볼 수 있는 풍경이 하나 있다. 마치 기다렸다는 듯이 느닷없이 대량 매도물량이 쏟아져 나오면서 투자자들에게 찬물을 끼얹는 것이다. 개미들은 주가가 더 오를 것이란 기대에 한참 흥이 달아오를 대로 오른 상태인데 말이다. 그 주범은 대부분 상승 랠리의 열차를 타고 있던 바이오 기업 대주주인 경우가 태반이다. 바이오 주식이 잘 나가던 2011년 10월 18일에도 비슷한 일이 벌어졌다.

당시 주가가 24만 1,700원까지 급등한 줄기세포업체 메디포스트. 이 회사 주식을 팔아 치우겠다는 어마어마한 규모의 매도주문이 나왔다. 알고 보니 팔자고 나선 주인공은 이 회사의 대표이사인 양윤선 씨. 양 대표는 보유주식 11만 주(지분 1.5%)를 장내에 팔았다. 1주당 21만 1,656원에 총 232억 8,216만 원 어치를 팔았다. 이를 통해 하루 만에 212억 원의 차익을 냈다. 메디포스트 주가는 이때가 정점이었다. 어찌 그리도 절묘하게 매도 시점을 잘 맞추는지, 가히 신의 손이라 일컬을 만하다. 뒤이어 양 대표가 보인 행보는 더욱 기이했다. 그렇지 않아도 뿔이 나 있던 이 회사 투자자들의 분노를 자아내기에 충분했다. 대량 매도 사흘 뒤인 2011년 10월 21일. 양 대표는 신주인수권(워런트)을 주당 1만 5,280원에 행사해 메디포스트 주식 13만 890주를 사들였다.

보유 주식을 20만 원대에서 팔아 큰 수익을 올리면서, 그렇게 번 돈으로 13분의 1 정도밖에 안 되는 가격에 신주인수권 행사대금을 넣어 지분율을 회복한 것이다. 꿩 먹고 알 먹기가 따로 없다. 2011년 11월 당시 양 대표의 지분은 8.0%(51만 605주)였다. 보통 상장회사 대표이사의 지분매도는 주가에 악영향을 미치기 마련이다. 더군다나 뾰족한 실적 없이 단지 막연한 기대감으로 주가가 널뛰기하는 바이오 주식은 더욱 큰 충격을 받는다. 메디포스트도 마찬가지였다. 이 회사의 주가는 양 대표의 매도 이후 맥을 못 추고 추락했다. 2011년 11월 14일 메디포스트는 15만 1,200원에 거래를 마쳤다. 양 대표가 판 날의 고점과 대비해 37.5% 하락했다. 메디포스트는 양 대표가 지분을 처분해 현금화한 돈을 앞으로 줄기세포 전문병원을 설립하는 데 쓰겠다고 밝혔다.

메디포스트뿐만이 아니다. '지분매도 실탄 확보-신주인수권 행사 지분 만회'를 거의 상습적으로 반복하는 바이오 기업의 최대 주주가 있다. 알앤엘바이오 라정찬 대표이사다. 라 대표가 이런 일을 할 때마다 개미들의 가슴은 시퍼렇게 피멍이 든다. 라 대표는 2011년 1월 24일부터 26일까지 알앤엘바이오 주식 200만 주(2.61%)를 장내에서 팔았다. 그는 줄기세포 시술과 관련해 보건당국의 조사를 받은 2010년 12월에도 약 156만 주를 장내매도했다. 라 대표는 또 2009년 9월에도 신주인수권을 행사해 확보한 지분을 장내에서 팔아 치웠다. 라 대표가 주식을 팔 때마다 당연히 주가가 크게 떨어졌다. 그러다가 그는 대주주가 지분매각을 일삼는다는 눈총을 의식해서인지 2010년 4월에는 장내매수로 지분율을 늘리는 시늉을 하기도 했다.

라 대표가 행사한 신주인수권 가격은 958원. 시가의 절반도 안 됐다. 라 대표는 2,000원대에 지분을 매각해 958원의 신주를 받은 셈. 그 차액은 고스란히 최대주주인 라 대표에게 돌아갔다. 이런 식으로 라 대표는 비싼 시가에 주식을 팔고 값싼 신주인수권을 사들여 지분율을 회복했다. 알앤엘바이오는 라 대표가 주식을 판돈으로 신주인수권 대금을 회사에 넣고 회사는 약 40억 원을 운영자금으로 쓴다고 밝혔다. 불확실한 바이오 사업의 실탄을 마련하기 위해서라지만, 그 용도가 무엇이든 대주주의 지위를 이용한 이런 횡포는 다른 투자자들에게 피해를 줄 수밖에 없다. CEO나 대주주의 주식매매는 불안한 바이오 주식의 변동성을 높이는 원인이 되기 때문이다. 한마디로 주가를 끌어내리는 '위험요인'인 것이다.

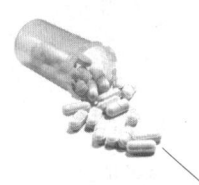

고가 의료장비의
경연장 한국
실제로는 속 빈 강정

의료장비 넘쳐나는데…각종 부작용 속출

우리나라는 전 세계에서 가장 많은 고가 의료장비를 갖춘 국가에 속한
다. 의료기기업체로선 정말 장사하기 좋은 시장인 셈이다. 하지만 속 빈
강정이랄까? 겉만 번지르르한 의료장비의 화려한 외양에 견줘 그 콘텐
츠는 초라하기 그지없다. 비용 대비 효과, 즉 경제성 평가 점수로 따져
봤을 때 첨단 의료장비라는 이름이 무색하게, 검증되지 않은 게 많다는
비판과 의문에 휩싸여 있다. 실제로 우리나라의 의료장비 보유 대수는
다른 나라들을 멀찌감치 따돌릴 만큼 많다.

2009년 말 현재 CT(컴퓨터단층촬영), MRI(자기공명영상), PET(양전자단층촬영) 등 고가장비 보유 현황을 보자. 보건복지부와 건강보험심사평가원에 따르면, 2009년 말 기준 우리나라에 있는 CT는 모두 1,788대. 2004년에만 해도 국내엔 791대의 CT밖에 없었다. 5년 만에 2배 이상으로 증가한 것이다. 이 중에서 동네병원인 의원급 의료기관이 32%인 575대를 보유했다. 1대당 가격이 9억 원에 달하는 MRI와 20억 원에 이르는 PET도 각각 854대, 113대가 있다. 이 가운데 MRI 152대와 PET 13대를 동네병원이 갖고 있었다. 인구 100만 명당 CT는 37.1대인 셈이다. 경제협력개발기구(OECD) 평균 22.8대보다 1.6배나 많아 세계 최고 수준이었다. MRI도 100만 명당 16대로 OECD 평균 11대보다 1.5배 많았다. 왜 이렇게 우리나라에 고가 의료장비가 많은 걸까?

아무래도 의료기관들의 갈수록 치열해지는 환자 유치 경쟁이 주원인일 것이다. 의료진이 유명하거나 의료기술이 뛰어나지 않은 상태에서 환자의 눈을 사로잡는 데 화려한 의료장비만 한 것이 없기 때문이다. 병원들이 너나없이 고가 의료장비를 사재기하는 이유다. 여기에 고가라고는 하지만 예전에 비해 장비 가격이 상당히 떨어진데다, 특히 영상장비 수가가 다른 의료행위에 견줘 지나치게 높은, 이른바 수가체계의 불균형도 한몫했다.

영상검사 수가는 의료기관이 의료장비로 환자를 검사하고서 건강보험공단에 검사 비용을 청구해 받는 진료비를 말한다. 실제로 2011년 12월 중순 현재 상급종합병원 기준으로 각종 의료행위의 수가를 살펴보자. 양성 난소종양수술(26만 원)은 MRI 수가보다 낮고, 양전자단층촬영(PET) 수가는 45만 원(몸통 기준)으로 난소암 수술과 같았다. 치핵 수술

(13~30만 원)도 MRI 수가보다 낮았다. 혈액투석(9만 원)은 컴퓨터단층촬영(CT) 수가(10만 원, 머리촬영 기준)보다 못했다. 자궁근종절제술의 의료수가는 27만 원으로, 자기공명영상진단(MRI)의 검사수가인 31만 원(흉부 일반 기준)보다 떨어졌다.

다른 수술도 마찬가지지만, 수술실에서 자궁근종절제술을 하려면 3시간 이상이 걸린다. 의료 인력만 수술집도의 1명, 보조의사 2명, 수술간호사 1명, 보조간호사 1명, 마취과의사 1명, 마취간호사 1명 등 최소 7명이 필요하다. 수술시간도 많이 들고 의료진이 더 많은 일을 해야 하는데도, 고작 15~30분이면 끝나는 MRI 촬영보다 더 못한 취급을 받고 있는 것이다. 그렇다 보니 수술을 하면 할수록 의료기관은 적자를 보게 돼 수술 자체를 꺼리는 비정상적 상황이 발생한다.

의료장비 공급과잉은 각종 부작용을 낳고 있다. 의료장비가 의료기관마다 많이 퍼져 있다 보니, 실제 동네병원에서 CT를 촬영하고서 다른 대형병원에서 재검진을 받을 때 CT를 다시 찍어야 하는 일이 비일비재하다. 중복, 과다 검사진단 진료행태가 벌어지고 있는 이유다. 이는 결과적으로 의료의 질을 떨어뜨리고 건강보험 진료비의 급격한 증가로 이어지고 있다. 2009년 조영제 투약 등을 포함해 CT 촬영으로만 무려 8,496억 원을 의료기관이 건강보험 진료비로 챙겨갔다. 2003년 3,079억 원의 3배 가까운 금액이다. MRI 검사비용으로는 2,347억 원, PET 검사비용으로는 1,645억 원이 건강보험 재정에서 빠져나갔다.

검사횟수도 무분별하게 늘었다. 검사 진단료 청구건수를 보자. CT는 2004년 184만 4,000건에서 2009년 445만 7,000건으로 급증했다.

MRI는 2005년 22만 3,000건에서 2009년 67만 8,000건으로, PET는 2006년 7만 3,000건에서 2009년 26만 6,000건으로 각각 증가했다. 이 모든 게 건강보험 재정을 악화해 국민 부담으로 돌아온다.

믿을 수 없는 영상검사

그렇다면 이렇게 비싼 돈을 치르고 받은 의료장비 영상검사는 믿을 만한 것일까? 그러면 얼마나 좋겠는가? 현실은 그렇지 않다. 보건복지부가 2011년 8월 초에 보건의료미래위원회에 보고한 자료를 보자. 2009년 현재 우리나라 의료기관이 사용하는 의료장비는 68만 5,000여 대. 이 가운데 제조 시기나 사용 기간을 알 수 없을 만큼 노후한 의료장비가 무려 40만 8,245대에 달했다. 전체의 61.7%로 10대 중 6대 꼴이다.

좀 더 구체적으로 들여다보자. 사용 기간이 5년 미만은 18.0%(11만 9,461대)에 불과했다. 5년 이상 10년 미만은 14.5%(9만 5,982대)였다. 10년 이상 20년 미만은 5.2%(3만 4,559대)로 나타났다. 특히 CT, MRI 등 고가 특수의료장비 중에서 사용 기간이 10년 이상이거나 제조시기 자체를 알 수 없는 의료장비 비율이 37.7%에 이르렀다. 낡고 닳아빠진 의료장비가 의료기관에 깔려 있는 셈이다.

보건의료당국이 관리라도 잘하면 좋으련만, 그렇지도 못하다. 허술하기 짝이 없다. 보건당국은 특수 의료장비로 분류된 CT, MRI, 유방촬영장치(Mammo)는 별도로 관리, 점검하고 있다. 하지만 그 외는 건강보험 수가와 관련된 188종의 의료장비에 한해 겨우 각 의료기관의 보유대

수 정도만 파악하고 있는 실정이다. 게다가 의료장비가 노후한 정도나 품질에 관계없이 건강보험에서 똑같은 검사수가(검사비)를 보상해 주고 있다. 그렇다 보니 의료기관들은 괜히 비싼 돈 주고 최신 의료장비를 사느니, 중고 의료장비를 구입해 쓰려고 한다. 당연하다. 또 의료기관이 이렇게 낡은 의료장비로 환자를 검사하다 보니, 검사 품질이 떨어지기 일쑤다. 재검사 비율이 높은 이유다. 실제로 CT 촬영 후 30일 안에 같은 질병으로 다른 병원을 찾는 환자가 CT를 다시 촬영한 비율은 21.7%에 달했다. 일종의 중복 과다검사다.

이 때문에 건강보험공단이 2005부터 2009년까지 5년간 고가 의료장비 검사비로 지급한 급여비의 연평균 증가율은 24.4%에 이르렀다. 의료장비 검사 비용으로 건강보험 가입자, 즉 국민의 피 같은 돈이 물 새듯 새고 있다. 건강보험 재정에 적지 않은 악영향을 끼치고 있는 것이다. 보건당국이 뒤늦게 품질검사 대상 의료장비 품목을 대폭 확대하기로 한 까닭이다. 보건복지부는 국민건강보험 요양급여의 기준에 관한 규칙 개정안을 2011년 4월 29일 입법 예고했다. 특수의료장비를 체계적으로 관리할 수 있는 근거를 마련하기 위해서였다. 복지부는 의료장비 공급을 억제하면서 검사품질을 제고하는 관리 시스템을 만들었다. 이를 위해 개별 의료장비에 표준코드를 부착하는 등 이력관리 체계를 구축했다.

개별관리가 필요한 특수의료장비 목록에 PET(양전자 단층촬영), PET-CT, C-Arm, 투시장비, 방사선치료계획CT, 방사선치료계획투시장치, 혈관조영장비, 체외충격파쇄석기 등을 추가했다. 그동안 3년 단위로 해오던 특수의료장비 검사를 노후 정도에 따라 더 많이 받는

'4년-3년-2년-2년-2년-2년-1년' 주기로 바꿔 품질관리를 강화했다. 이 과정에서 기준에 못 미치는 장비는 퇴출시키기로 했다. 특히 CT, MRI 등 특수의료장비는 영상품질관리검사에서 기준 적합 판정을 받은 경우에만 사용하도록 하는 규정도 만들었다. 부적합 의료장비는 건강보험의 적용을 받을 수 없도록 한 것이다. 아울러 병원협회와 대형병원들의 반발로 한때 좌절의 아픔을 겪는 등 우여곡절이 있긴 했지만, 영상의료장비 의료수가를 CT 15%, MRI 30%, PET 16%씩 인하했다.

영상검사 남발에 방사선 노출까지

우리는 몸에 질병이 있는지 없는지 좀 더 정확히 알아보려고 의료장비를 통해 검사한다. 하지만 내 몸이 얼마나 건강한지 측정해보려고 한 검사가 도리어 건강을 해칠 수 있다면 믿겠는가? 의아하겠지만, 실제로 그렇다. 의료 이용이 증가하면서 각종 진단장비를 통해 환자가 방사선에 노출되는 빈도도 급증한 탓이다.

식품의약품안전평가원(이하 안전평가원)에 따르면 국내 흉부 엑스선 검사 용량은 2001년 591만 건에서 2006년 1,288만 건으로 5년 동안 두 배 이상으로 뛰었다. 또 암 치료 등에 쓰이는 방사선치료기의 방사선량과 강도도 정확하지 않았다. 식품의약품안전청은 거의 해마다 각 의료기관의 방사선 측정장비를 점검한다.

그 점검결과를 보자. 2008년도의 경우 45개 의료기관에 있는 방사선 측정장비 60개 중에서 10개 병원의 11개가 국제 권고기준을 벗어났다. 2004년에는 방사선 측정장비의 28%가 국제 기준에 맞지 않았으며 2005년 27%, 2006년 16%, 2007년 2%, 2008년 18%가 권고기준에 부합하지 못했다. 방사선 측정장비가 부정확하면 방사선 치료를 정확하게 할 수 없다. 당연히 암 치료의 효과가 떨어지거나 환자가 방사선에 노출되는 등 부작용을 낳게 된다.

의료현장의 목소리를 들어보자. 거의 내부고발 수준이다. 그만큼 충격적이다. 2011년 10월 18일 서울대병원 주최로 이 병원 의생명연구원에서 열린 '한국의 의료, 과연 적정한가?'라는 주제의 정책 심포지엄에서 서울대병원 영상의학과 이활 교수는 영상검사의 적정성을 따졌다. 앞서 얘기했듯이, 우리나라 병원들은 CT, MRI, PET 등 고가 영상의료장비를 경쟁적으로 도입했다. 이와 동시에 영상검사 횟수도 엄청 늘었다. 건강보험심사평가원에 따르면 2003~2007년 국내 CT검사 건수는 두 배 이상 증가했다.

2006년 기준 인구 100만 명당 국내 병원의 CT는 32.2대로 경제협력개발기구(OECD) 국가 중 미국과 함께 3위 수준이다. 이 교수는 그 원인으로 3가지 요인이 맞물린 결과로 풀이했다. 영상의료기기의 발전, 뭔가 검사했다는 증거를 보고 싶어 하는 환자의 요구, 그리고 무엇보다 병원들이 영상검사 처방을 낸 의사에게 검사 피(fee·수수료)를 지급하기 때문이라는 것이다. 병원, 의사, 환자, 영상의료기기업체의 이해가 맞아떨어진 결과라는 설명이다.

특히 일부 병원들이 영상검사에 몰두하는 이유를 돈 벌기, 수익 올리기에서 찾았다. 영상검사를 많이 하면 할수록 더 많은 건강보험 급여비를 받을 수 있기 때문이다. 현재 환자는 X선, CT 등 방사선을 이용한 영상검사를 하면 건강보험 혜택을 받을 수 있다. 이 때문에 일부 병원들이 질 낮은 중고 의료장비를 사들여 영상검사를 남발하면서 영상검사 의료수가 올리기에 열을 올리고 있다고 그는 따끔하게 꼬집었다. 상황이 이렇다 보니, 이 교수가 보기에 영상검사의 적정성은 한참 떨어진다. 방사선 검사에 들어가기 전에 환자에게 돌아갈 이득이 위해성보다 많은지 따져보는 것은 의사의 당연한 도리일 것이다. 그러나 현실은 그렇지 않다고 그는 쓴 소리를 내뱉었다. 이 교수에 따르면 영상검사를 받는 사람 중 약 1%는 방사선 400mSv(밀리시버트)에 노출된다는 연구보고마저 있다.

그러면 어떻게 될까? 무시무시하게 들리겠지만, 원폭 수준의 영향을 받는다고 한다. 방사선 피폭량과 관련 국제방사선방호위원회(ICRP)의 연간 안전 권고치는 일반인은 1mSv 안팎이다. 원자력발전과 의료계 종사자는 20mSv. 질병 치료 목적으로 방사선을 이용할 때는 한계를 두지 않고 있다. 방사선 검사에 따른 피폭이 환자 건강에 부정적 영향을 미친다는 근거는 명확하다. 이 교수는 "이런 점을 고려하면 이득을 잘 따져서 방사선 검사를 시행해야 한다."고 말했다.

로봇수술…수술비는 7배나 비싼데 장점은 고작 흉터 작은 것뿐

2010년 기준으로 1대당 30억 원을 호가한 수술용 로봇 '다빈치'. 무엇이든 1등 아니면 성이 차지 않은지, 당시 우리나라는 이 고가 의료장비를 아시아에서 가장 많이 도입한 국가로 이름을 드날렸다. 또 이 장비를 이용해 수술한 건수도 인구 대비 세계에서 두 번째로 많았다. 이는 이 장비를 개발해 독점 공급하는 미국 인튜이티브 사의 게리 굿하트 사장이 직접 밝힌 내용이다. 게리 굿하트 사장은 2010년 3월 12일 한국을 찾아와 신촌 세브란스병원에서 기자회견을 열었다. 이 회사에 따르면 한국은 2005년 9월 이후 2010년 3월까지 25대의 로봇수술장비를 들여왔다. 미국(1,028대), 이탈리아(45대), 독일(33대), 프랑스(33대)에 이어 세계에서 5번째 보유국이었다. 당시 이웃나라인 일본과 중국이 가진 다빈치 로봇은 각각 7대, 15대에 그쳤다. 그만큼 국내 병원들이 과열이라는 말이 무색할 정도로 다빈치 도입에 필요 이상으로 빠져 있었다고 할 수 있다. 인구 대비 다빈치를 사용한 시술 건수는 스웨덴에 이어 두 번째였다.

다빈치는 4개의 팔을 가진 수술용 로봇이다. 높이는 약 2m 정도며 무게는 550kg가량이다. 3차원 입체영상으로 수술 부위를 자세히 관찰하면서 4개의 로봇 팔을 사람의 손처럼 사용해 수술 부위를 절제하고 봉합하는 등 모든 시술작업을 할 수 있다. 수술 부위를 절개하지 않고 몇 개의 작은 구멍을 뚫어 시술할 수 있는 게 특징이다. 이 때문에 수술 부위를 최소화할 수 있어 수술 후 회복이 상대적으로 빠르고 감염 위험성이 적다. 하지만 장점은 여기까지다. 그것뿐이다.

의료진의 양심선언에 귀 기울여보자. 이 폭로 역시 앞서 말한 '한국의 의료, 과연 적정한가?'라는 주제의 정책 심포지엄에서 나왔다. 첨단의료의 대표로 통하는 로봇수술, 과연 치료효과도 월등히 좋을까? 서울대병원 대장항문외과 박규주 교수는 "아니다."라고 고발했다. 박 교수는 대장암 수술 전문가다. 박 교수는 배를 열고 하는 개복수술과 배에 구멍 몇 개를 뚫고 하는 로봇수술(복강경 수술 포함)의 치료 결과에는 차이가 없다고 단호하게 말했다.

2010년 기준으로 국내에는 36대의 수술로봇이 들어와 있었다. 이를 통해 이뤄진 로봇수술은 무려 6천여 건. 특히 최근 대장암 환자가 늘면서 로봇수술이 급증했다. 현재 대장암 환자의 50~60%가 로봇수술을 받고 있는 실정이다. 30%도 안 되는 미국과는 차이가 크다. 그러면 최근 급격히 증가한 로봇수술은 적정한 것일까? 금방 말했듯이 로봇수술은 나름 좋은 점이 있다. 개복수술보다 입원 기간, 통증, 진통제 사용량을 줄인다. 의사 입장에서도 환자와 직접 접촉하지 않고 수술할 수 있어 편하다. 하지만 과연 로봇수술이 많은 환자에게 꼭 필요한지는 의문이다. 사회경제적 지표에 따른 평가는 전무하다. 대장암의 로봇수술 비용은 700~1,000만 원. 개복수술보다 7배 이상 비싸다.

그럼에도 현재까지 암을 치료하는 데 로봇수술이 개복수술보다 더 나은 치료효과가 있다는 근거는 없다. 또 비용대비 효과가 있는지도 전혀 밝혀진 게 없다. 기존 방법으로 수술할 수 있는데도, 수술 흉터가 작다는 이유로 과연 수술비가 몇 배 차이가 나는 로봇수술을 해야 할까? 물음표를 던질 수밖에 없다. 그런데도 일반인에게 표준화된 시술로 받아들여지고 있다. 안타까운 현실이다. 박 교수는 "마치 유행처럼 로봇수술을 많이 하지만 아직 논란이 있는 로봇수술을 왜 해야 하는지 모르겠다."고 직격탄을 날렸다. 박 교수는 이어 "기존 수술법보다 비싼 로봇수술을 남용하는 것은 경제적 논리 왜곡"이라며 "이는 로봇수술의 효과가 실제보다 과대 포장돼 있기 때문"이라고 지적했다.

박 교수에게 힘을 실어주는 목소리는 한국보건의료연구원(보의연)에서도 나왔다. 보의연은 2009년 3월 문을 연 연구기관으로, 의료기술 등에 대해 합리적 정책 판단의 근거를 제시한다는 취지로 출범했다. 보의연 초대 원장은 서울대병원 혈액종양내과 허대석 교수다. 허 교수는 3년 임기의 보의연 수장으로 있으면서 로봇수술 등 여러 의료계 이슈들을 비켜가지 않고 엄격한 잣대를 들이대며 의학적으로 평가했다. 로봇수술에 대해 보의연이 내린 결론은 의학적 근거가 부족하다는 것.

보의연에 따르면 로봇수술은 전립샘(전립선)암 수술 외엔 기존 수술에 견줘 큰 장점이 없다. 그런데도 의료현장에서는 갑상샘암, 신장암 수술에 무분별하게 사용되고 있다. 허 교수는 그 이유로 크게 두 가지를 꼽았다. 로봇수술의 의학적 근거가 모자란다는 재평가 결과를 이해당사자(병원, 의사)가 받아들이려 하지 않고 정부는 정부대로 의료제도에 반영하려는 적극적인 행정 의지가 없다는 것이다. 누누이 얘기하지만, 문제는 환자가 비싼 의료비를 치러야 한다는 점이다. 허 교수는 정부가 로봇수술 도입 초기에 전립샘암 수술에만 사용하도록 엄격하게 제한했다면 지금 같은 혼란은 없었을 것이라고 아쉬워했다.

영상의료장비 관리…선진국은 어떻게 하고 있나?

선진국은 영상의료장비를 어떻게 관리하고 있을까? 상상 이상으로 통제가 심하다. 심지어 의료기관이 함부로 영상의료장비를 설치하거나 사용하지 못하게 엄격하게 규제하는 나라도 있다. 이에 견주면 우리나라는 거의 손을 놓고 있다시피 하는 것이나 마찬가지다.

　건강보험심사평가원 연구조정실이 2012년 3월 27일 공개한 각국 영상진단장비 품질 관리제도 연구보고서를 보자. 주요 선진 외국은 늘어나는 고가 영상진단장비 지출을 효율적으로 관리하고자 다양한 규제 정책을 펴고 있다. 먼저 프랑스를 보자. 프랑스는 사전 승인 제도를 통해 고가 영상장비를 설치하려면 정부당국의 허가를 받도록 하고 있다. 또 CT, MRI는 사용 기간, 촬영 횟수, 장비 성능(class1~class3), 설치 지역(파리, 파리 외곽, 그 외 지역) 등에 따라 수가를 달리 적용하고 있다. 사용 기간(7년)과 기준 사용 횟수 초과 여부에 따라 CT의 검사수가를 결정한다. 이를 테면 7년 이하 CT로 촬영하면 100.51유로지만, 7년 초과 CT로 찍으면 71.8유로(약 10만 7,419원)를 수가로 책정하는 식이다. 기준 횟수를 초과하면 CT 사용연수에 상관없이 59.72유로, 42.88유로, 30.63유로의 진료보수를 줄 뿐이다.

　호주 역시 의료기관이 영상의료장비를 도입하려면 의료영상 인증 프로그램(Diagnostic Accreditation Scheme, DIAS)의 승인을 얻도록 하고 있다. 장비 노후화 정도에 따라 검사수가를 50% 깎는 것은 기본이다. CT는 10년, MRI는 10년 또는 업그레이드 후 15년을 초과하면 50% 삭감된 검사수가를 적용하고 있다. 예를 들어 10년 이하 CT로 머리를 촬영하면 195.05달러지만, 10년 초과 CT로 찍으면 50% 삭감된 98.74달러의 진료보수만 받을 뿐이다.

　일본은 2년마다 정기적인 진료보수 개정을 통해 의료 환경 변화를 즉각적으로 반영하고 있다. 2006년 이후부터는 영상의료장비의 세부 성능별로 수가를 달리 정하고 있다. 미국도 고가 영상진단검사를 하려면 보건당국이 지정한 기관에서 사전 승인을 받도록 규정하고 있다. 반면 한국은 이들 선진국과 대조적이다. 우리나라는 의료장비의 사용 기간, 성능 등 품질은 고려하지 않은 채 원가보상 원칙에 따라 장비 가격, 감가상각 기간, 가동률(촬영 횟수)을 적용해 검사수가를 산출하고 있다.

4장

허가는 빠르게
퇴출은 느리게?
지연 마케팅

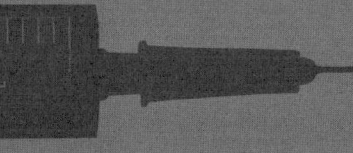

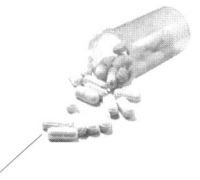

소비자 안전 불감증이 빚은
PPA 파동

첫 단추는 잘 꿰었는데…식약청, 위험경고 울리자 즉각 사용 중지 권고

10여 년 전인 2000년대 초까지만 해도 유한양행의 '콘택 600'이란 종합 감기약이 있었다. TV와 라디오 광고에도 많이 나와 그 당시 감기약 하면 누구나 머릿속에 떠올리는 스테디셀러 약이었다. 이 약과 이름만 다를 뿐 성분이 비슷한 다른 제약사들의 의약품들도 헤아릴 수 없을 만큼 많았다. 대표적인 것으로는 중외제약의 화콜F, 고려제약의 하벤F, 현대약품의 시노카S, 부광약품의 타코나S, 대웅제약의 지미코 등이 있었다. 하지만 이들 감기약은 이미 오래 전에 판매 중지 처분을 받아 지금은 사라지고 없다. 이 약들은 왜 자취를 감춘 것일까? 무슨 문제가 있었기에 판매 중지라는 철퇴를 맞은 것일까?

약을 관리하는 우리나라 의약품 안전당국에도 커다란 타격을 가한 이 현안의 시작은 2000년 말로 거슬러 올라간다. 2000년 11월 6일 미국 식품의약국(FDA)은 페닐프로판올아민(PPA)이란 물질을 사용하지 못하도록 하는 중대한 안전 조처를 발표했다. PPA는 콧물을 멈추고 식욕을 억제하는 효과가 있어 감기약 대부분과 다이어트약(식욕억제제)에 널리 쓰이는 성분이었다. 문제는 PPA가 출혈성 뇌졸중을 일으키는 심각한 부작용이 있다고 밝혀진 것. 미국 예일대학 연구팀은 18~49세에 출혈성 뇌졸중이 발생한 702명과 뇌졸중을 겪은 일이 없는 1,376명을 대상으로 5년 동안 조사 분석에 나섰다. 분석 결과, 뇌졸중 위험이 PPA 함유 감기약을 복용한 사람은 3배, PPA 함유 식욕억제제를 복용한 여성은 무려 16배나 각각 높아지는 것으로 나타났다.

사실 PPA가 개인 소비자들에게 출혈성 뇌졸중을 일으킬 위험은 낮았다. 그럼에도 FDA는 PPA 사용 금지 결정을 내렸다. 왜일까? FDA는 매일 수백만 명이 PPA가 든 감기약과 다이어트약을 먹고 있으며, 50대 이하 사람들에게 발생한 200~500건의 출혈성 뇌졸중이 PPA 때문이라고 설명했다. 이에 따라 FDA는 스미스클라인비참의 '콘택-12시간', 덱사트림 등 PPA가 들어 있는 모든 감기약과 다이어트약을 자진해서 팔지 못하도록 제약회사들에 권고했다. 이런 강력한 경고에 따라 미국에서는 해당 제약사들은 물론 라이트 에이드 사, CVS 파머시, 월 그린 등 대형 약국 체인점들도 PPA 함유 약품 판매를 중지했다.

이에 맞춰 우리나라 식품의약품안전청(식약청)도 곧바로 PPA가 든 의약품의 국내 제조와 유통실태 조사에 들어갔다. 당시 우리나라에서는 92개 제약업체가 PPA 성분으로 어린이 감기약을 포함해 214개 품목을 만들어 팔 수 있도록 허가를 받았었다. 식약청은 미국 FDA를 뒤따라 그해 11월 8일 곧바로 PPA 성분이 든 감기약 등 의약품을 만드는 이들 제약사에 자발적으로 생산, 판매를 중지하도록 요청했다. 소비자에게도 PPA 함유 의약품은 되도록 사용하지 않도록 자제해달라고 당부했다.

여기까지는 좋았다. 소비자 안전을 우선하는 의약품 관리당국의 당연한 도리를 다한 것이었다. 박수 받을 일이었다. 그러나 그다음 행보에서 식약청은 어긋났다. 후에 'PPA 파동'이라 불린 거대한 소용돌이에 스스로를 몰아넣었다. 위기를 자초한 것이었다. 체면을 완전히 구겼다. 소비자에 초점을 맞추던 의약품 안전정책을 끝까지 지키지 않고 중간에 제약업계의 이해를 고려해 오락가락하기 시작하면서 빚은 참극이었다.

제약업계 항의에 식약청 휘둘려

식품의약품안전청은 왜 그랬을까? 무슨 이유로 출혈성 뇌졸중을 일으키는 부작용이 있는 페닐프로판올아민(PPA) 성분 함유 의약품의 생산과 판매를 중단하도록 한 조처를 고수하지 않았을까? 결론적으로 말해서 소비자 안전을 의약품 관리정책의 최우선순위에 두지 않고 규제 완화를 요구하는 제약업계의 목소리에 휘둘렸기 때문이다. 어떤 일이 있더라도 절대 양보해서는 안 되는 예방원칙을 저버린 탓이다.

식약청이 PPA 함유 의약품을 자발적으로 생산하거나 팔지 못하도록 권고하자, 제약업계는 호떡집에 불이 난 듯했다. 코앞에 다가온 그해 겨울철, PPA 성분 감기약 시장을 통째로 날려버릴 위기에 처한 때문이다. 한 해 농사를 다 망쳐버릴 상황이었다. 제약사들의 이익단체인 제약협회가 총대를 메고 나섰다. 제약협회는 부리나케 식약청에 재고를 요구했다. 제약협회는 2000년 11월 10일 PPA 함유 의약품 판매중지 등은 중앙약사심의위원회를 열어 부작용을 먼저 검토하고 나서 신중하게 처리해달라고 식약청에 건의했다.

제약협회는 몇 가지 이유를 내세웠다. 먼저 미국 식품의약국(FDA)은 PPA 성분을 하루 75mg 이상 복용하면 뇌졸중 위험이 10배 이상 증가한다고 발표했다. 하지만 제약협회가 파악한 바로는 당시 국내 시판 중인 PPA 성분 감기약 제품에는 이보다 훨씬 적은 용량의 PPA가 들어 있었다. 상대적으로 안전하다는 주장이다. 또 일본 후생성은 당장 PPA 함유 의약품 회수를 고려하지 않았다. 영국 의약청도 의약품안전위원회의 검토 결과를 보고 후속 조치를 취하겠다는 입장을 보였다. 미국을 제외한 대부분 국가가 유보적 태도를 견지했다고 제약협회는 주장했다. 게다가 미국 안에서도 주요 대학별로 PPA 함유 의약품 판금조처를 내린 FDA에 대해 찬반양론이 엇갈리는 등 논란이 많다는 것이었다.

PPA 함유 약 판금을 재고해달라는 제약협회의 요청은 당장 받아들여지지는 않았다. 그렇지만 효과가 없는 것은 아니었다. 식약청이 PPA 성분 의약품 생산, 판매 중단 조처를 내린 지 채 1년도 지나지 않은 2001년 7월 27일. 식약청은 제약업계가 크게 반길 만한 선물 보따리를 풀어놓았다. 식약청은 일단 PPA 성분제제 중 식욕억제제와 PPA 단일제,

PPA 함유량이 100mg을 넘는 품목은 계속 사용하지 못하도록 막았지만 나머지는 그대로 유통 가능하도록 풀었다.

그렇지만 아무래도 찜찜했던 모양이다. 식약청은 하루 최대 PPA 복용량 100mg 이하의 복합제(감기약)와 뇌출혈과의 상관관계를 규명하고자 2004년 4월을 기한으로 제약업계와 공동 조사에 나서기로 했다. 당시 국내에서 팔리던 감기약 대부분에는 PPA 성분이 100mg 이하로 들어 있었다. 이 조치로 제약사들은 콘택, 화콜 등 PPA 성분 감기약 대부분을 다시 생산, 판매할 수 있게 됐다. 사실상 제약협회의 요구를 거의 그대로 수용한 것이었다. 식약청은 PPA제제 안전성 평가 전문가회의 검토 결과, PPA 성분 감기약을 복용하더라도 뇌졸중 위험이 증가한다는 증거가 부족하다는 결론에 도달했다는 이유를 댔다.

또 미국을 뺀 영국, 일본, 스페인 등 대부분 국가가 PPA 의약품 판매를 중지 조치하지 않고 부작용 추가 같은 허가사항 변경에만 그쳤다는 변명도 늘어놓았다. 일본은 이후 2003년 8월에 PPA를 사용 금지하고 다른 성분으로 대체하도록 조처했다. 아무튼 식약청이 이처럼 안이하게 상황을 판단하고, 구렁이 담 넘어가듯 할 때 식약청을 옭아맬 비극의 씨앗은 뿌려지고 서서히 자랐다.

국내에서도 PPA가 뇌출혈 유발 사례 확인…어린이 감기약에도 사용

식약청은 PPA 성분 의약품을 두고 갈지 자 걸음을 걸었다. 그 사이에 국내서도 PPA 복용으로 말미암은 부작용 사례가 확인됐다. 위험이 현실화할 수 있다는 경고음이 울린 것이다.

2003년 10월 15일 대한의사협회는 'PPA 함유 감기약, 위험한가?' 란 주제로 심포지엄을 열었다. 이 자리에서 서울 예지의원의 강경수 원장은 PPA 함유 식욕억제제를 먹고 뇌출혈을 일으킨 부작용 사례를 보고했다. 1998년 뇌출혈로 30대 여성이 병원을 찾아왔는데, 이 여성이 1정당 75mg의 PPA가 든 살 빼는 약을 복용한 것을 확인했다는 것이다. 당시 이 여성은 식욕억제제를 복용하고 뇌출혈 증상이 나타난 시점이 서로 비슷했다. 게다가 약을 끊고서는 임상적 증상이 호전됐다.

강 원장은 이 모든 점으로 미뤄볼 때 이 여성의 뇌출혈은 PPA로 말미암은 것으로 판단했고, 그 결과를 2001년 대한신경과학회지에 실었다고 말했다. 당시 PPA 함유 식욕억제제와 감기약은 의사 처방 없이 일반 의약품 형태로 일반 약국에서 자유롭게 살 수 있었다. 그러면서 강 원장은 우리나라도 미국처럼 PPA 성분이 들어 있는 약의 판매를 전면 제한할 필요가 있다고 강조했다.

PPA 함유 의약품에 대한 우려의 목소리는 국회와 소비자단체에서도 나왔다. 2003년 9월 9일 당시 국회 보건복지위원회 이재선 의원실은 서울과 경인지역의 일부 약국에서 유통 중인 30여 종의 어린이 감기약과 다이어트식품을 살펴봤다. 그랬더니 한 정당 25~40mg의 PPA 성분이 들어 있었다. 당시 식약청이 제시한 PPA 하루 최대 허용치는 성인기준으로 100mg. 그러나 미국 FDA는 하루 75mg을 먹더라도 위험하다며 사용 금지했다. 이 의원은 자녀들의 코감기에 처방되는 PPA 함유 의약품은 당장 생산 중단시켜야 한다고 주장했다.

한국소비자보호원도 경고하고 나섰다. 소비자원은 2004년 5월 11일 출혈성 뇌졸중 부작용 때문에 미국, 캐나다에서 회수 조치된 PPA 함유 의약품 63개가 시중에 유통되고 있다면서 보건당국이 PPA 안전성을 조사 중이므로 조사 결과가 나올 때까지 주의해야 한다고 당부했다.

결국 폭발한 PPA 뇌관

식약청은 오랫동안 판단을 미뤘던 PPA의 유해성 논란에 마침표를 찍었다. 2004년 8월 1일부터 페닐프로판올아민(PPA) 성분이 든 모든 감기약의 출하와 사용을 중지하고 수거해 폐기 처분하도록 했다. 해당 품목은 75개 제약업체의 감기약 167종에 달했다. 미국 FDA가 PPA 사용금지 조처를 밝힌 지 무려 4년여 만에야 비로소 국내서도 모든 PPA 성분 의약품의 판매가 전면 금지된 것이었다.

그 근거는 서울대병원 신경과 윤병우 교수팀의 연구 보고서였다. 앞서 얘기했듯이 식약청은 제약협회와 공동으로 2004년 4월을 기한으로 PPA 감기약과 뇌출혈이 상관관계가 있는지 연구조사를 벌였다. 그 최종 결과가 나온 것이었다. 2년 2개월간에 걸친 이 역학조사에는 전국 40여 개 병원에서 940여 명의 뇌졸중 환자가 참가했다. 연구 결과, PPA 함유량이 적은 감기약을 먹더라도 출혈성 뇌졸중의 발생 가능성을 배제할 수 없는 것으로 나타났다. 또 통계적으로 유의한 수준은 아니지만 상관관계가 있을 가능성을 부정할 수 없었다. 특히 장기 복용하거나 고혈압 등 출혈 소인을 가진 환자는 위험이 증가할 수 있는 것으로 나왔다.

그러나 식약청의 조처는 숱한 뒷말을 낳으며 스스로를 궁지로 몰아갔다. 임시봉합으로 잠복해 있던 PPA폭탄은 거대한 굉음을 내뿜으며 폭발했다. 그 조처가 지극히 타당했는데도, 식약청은 왜 의심의 눈길 속에 욕을 얻어먹었을까? 무엇보다 식약청은 PPA 의약품 사용 전면 중지에 따른 파장을 축소하려고 꼼수를 부린 게 아니냐는 따가운 눈총을 받았다. 그것도 그럴 것이, 식약청은 오해를 살 만한 일을 했다. 국민의 생명과 직결된 중대한 사안을 두고 조속히 국민에게 알리지 않고 뭉그적거렸다. 이해할 수 없는 처사였다.

게다가 발표시점은 '곱지 않은 시선'을 받기에 충분했다. 식약청에 최종보고서가 건네진 것은 6월 25일. 그런데 PPA 판금 조치 발표는 한 달여가 지난 7월 31일이었다. 그것도 본격적 휴가철에, 신문은 나오지 않고 방송뉴스의 분량도 줄어들며 시청률도 현격히 떨어지는 토요일 정오께 느닷없이 보도자료를 배포했다. 아무런 예고도 없었다. 의학계의 충분한 역학조사를 통해 검증된 중요한 사실을 한 달여 늦게 공표한 것을 어찌 생각해야 할지 모르겠다는 비난이 네티즌 사이에서 쏟아졌다.

사태의 중요성과 완급을 가리지 못하는 식약청의 불감증을 질타하는 목소리도 나왔다. 식약청은 검토 작업에 시간이 필요했으며 결재가 7월 31일에야 이뤄졌다고 해명했다. 당시 식약청의 한 간부는 "주5일제를 미처 고려하지 않고 토요일 일과시간이 끝나는 시점에 언론에 공개하는 바람에 결과적으로 오해를 샀다."고 구차한 변명을 늘어놓았다.

식약청, 의약품 안전 행정 난맥상 노출

PPA 성분 약의 판매를 금지하면서 식약청이 보여준 엉성한 행정 처리는 소비자, 제약업계 등 이해관계자 모두의 불만을 샀다. 시민들은 식약청의 조처가 너무 늦은 감이 있다며 늑장 대처를 공격했다. 제약업계는 겉으로는 '식약청 방침을 따르겠다'고 했지만, 일부 제약사는 반발했다. 이미 몇 년 전부터 PPA 성분을 다른 성분으로 대체하거나 사용 중단했는데도 식약청이 PPA 판금 명단에 포함시키는 바람에 피해를 봤다고 불평했다.

국민의 혼란을 불러일으킨 식약청은 결국 보건복지부의 감사를 받는 최악의 수모를 겪었다. 감사 결과는 식약청의 의약품 안전정책 난맥상을 고스란히 드러냈다. 복지부는 PPA 성분 감기약 판매금지 과정에서 발생한 사회적 물의는 식약청 공무원들의 안일한 업무자세에서 비롯된 것이라고 결론을 내렸다. 그러면서 의약품안전체계를 강화해 나가겠다고 약속했다. 업무처리를 태만히 하거나 소홀히 한 공무원은 관련 규정에 따라 상응하는 조치를 취하겠다는 말도 잊지 않았다.

식약청은 PPA 감기약을 못 팔게 결정하면서 곳곳에서 허점을 노출했다. 국민이 복용 중인 약품을 사용 중지할 때는 복지부와의 긴밀한 협조가 필요하다. 그런데도 식약청은 복지부와 전혀 협의하지 않았다. 복지부 장관에게 보고조차 안 했다. 식약청은 실무자에서 지휘 책임자까지 모두 보고의 중요성과 필요성을 인식하지 못했다. 식약청 공무원들이 타성과 안일함에 젖어 일어난 판단 미숙의 문제였다고 복지부는 지적했다. 조처 내용을 국민에게 알리려면 언론의 이해와 협조를 구하는 게 옳다. 조치 경위와 이유를 언론에 소상히 설명해야 한다.

하지만 식약청은 언론에 보도계획을 사전 통보하지도 않은 채 발표 당일 출입기자의 이메일로 보도자료를 배포했을 뿐이었다. 사전 브리핑이나 설명자료도 제공하지 않았다. 보도자료는 29개 언론사에 보냈다. 그러나 많은 언론사가 휴무하는 토요일 오후여서 연락이 닿은 언론사는 겨우 14군데뿐이었다. 게다가 식약청은 약사회와 병원협회, 소비자단체, 각 시·도 행정기관 등에도 관련 자료를 전달해야 했다. 그러나 전자결재시스템 장애로 대부분 기관은 며칠 뒤에야 식약청의 PPA 판금 조처 사실을 알았다.

식약청이 직접 이해당사자인 제약업계 돈으로 PPA 성분이 출혈성 뇌졸중에 미치는 영향을 확인하는 연구사업을 벌인 것도 비판의 도마 위에 올랐다. 실제로 식약청은 미국 등 외국에서 의약품의 부작용을 조사할 때 제약회사가 조사비용을 대는 관례에 따라 제약협회에서 연구사업을 주관하도록 했다. 이에 따라 제약협회는 43개 제약사의 공동 부담으로 2002년 5월 10일부터 2004년 5월 30일까지 서울대 윤병우 교수와 7억 9,000여만 원에 연구계약을 맺었다.

이해당사자가 사용중지 조치의 판단 근거가 되는 연구조사를 주관하는 것은 공정성의 문제가 있다는 게 복지부의 뜻이었다. 복지부는 공공성이 요구되는 경우에는 정부 예산으로 조사사업을 수행하는 방안을 검토하겠다고 약속했다. 복지부는 또 식약청이 2004년 7월 16일 23개 제약회사와 회의를 열어 PPA 성분 감기약의 사용중지 조치 계획을 사전에 알린 것은 적절치 못한 처사였다고 꼬집었다.

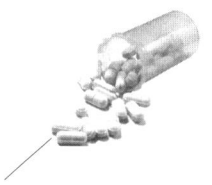

살 빼는 약이
'해피 드러그'라고?
– 비만 치료제 리덕틸

리덕틸, 우여곡절 끝 한국 땅 밟았지만…

한때 '해피 드러그(Happy Drug)'란 용어가 유행한 적이 있었다. 영어 뜻 그대로다. 먹으면 행복해지는 마법의 약이라는 말이다. 물론 제약회사들이 만들어낸 조어다. 이 말은 언론이 문제의식 없이 그대로 받아쓰면서 일반 소비자에게도 상당히 널리 퍼졌다. 이 말을 사용하면서 제약업계가 겉으로 내세운 이유는 삶의 질을 개선한다는 것이었다. 하지만 아무리 그럴듯하게 포장해도 약장수가 내뿜는 상술의 냄새를 막을 수는 없었다.

비아그라로 대표되는 발기부전 치료제와 더불어 해피 드러그 범주에 드는 대표적 의약품이 바로 비만 치료제다. 비만 치료제는 체중 과다로 고민하는 사람들에게 정말 행복을 가져다줬을까? 그랬으면 얼마나 좋을까? 현실은 그렇지 못했다. 잔뜩 기대를 부풀려 놓았지만, 거품일 뿐이었다. 신통찮았다. 아니 참담했다는 표현이 더 적합할 듯하다.

대표적인 비만 치료제였지만 안전성 문제로 퇴출 절차를 밟아 지금은 사라지고 없는 리덕틸. 이 약은 한창 잘 나갈 때는 베스트셀러 의약품으로 열 손가락 안에 들었다. 이 약의 출현에서 판매금지 처분을 받아 퇴출당할 때까지의 과정은 우리나라의 후진적, 퇴행적 의약품 안전관리 실태를 여지없이 보여준다. 이 약이 국내에 처음 소개된 것은 여름이 한참 무르익어가던 2001년 7월 초. 식품의약품안전청이 국내 제약사 일성신약에 이 약을 수입해 팔 수 있도록 허가를 내주면서였다.

이 약은 등장하자마자 화려한 조명을 받았다. 당시 이미 국내 비만 치료제 시장을 선점하고 있던 스위스계 다국적 제약사 로슈의 '제니칼'과 치열한 시장쟁탈전을 벌일 것이란 전망마저 나왔다. 하지만 노출의 계절을 맞아 몸매를 가꾸고 싶어 하는 이들을 마케팅 표적으로 삼으려던 일성신약의 계획은 뜻대로 되지 않았다. 출시 시점을 뒤로 미룰 수밖에 없었다.

애초 일성신약이 수입계약을 맺은 곳은 리덕틸을 개발한 독일 크롤 사. 크롤 사는 독일 바스프 사의 자회사였다. 그런데 미국계 다국적 제약사 애보트가 크롤 사를 인수 합병하면서 갑자기 상황이 바뀌었다. 일성신약은 새로 주인이 된 애보트와 협상해 이 제품 판권계약의 일부 조건을 변경해야 했다. 이 바람에 이 제품을 수입해 판매하는 시점도 늦출 수밖에 없었다. 우여곡절 끝에 이 제품이 국내에 상륙한 것은 2001년 10월. 6년 판매계약 기간에 제품수입은 애보트 한국지사가 맡고, 일성신약은 영업망을 통해 국내 판매만 전담하는 조건이었다.

화려한 스포트라이트 받으며 출발한 리덕틸

애보트와 일성신약은 리덕틸을 국내에 성공적으로 안착시키려고 갖은 애를 썼다. 한국인에게도 효과가 있는 비만 치료제라는 점을 부각하려고 노력했다. 이를 위해 한국 사람을 대상으로 시행한 임상시험 결과를 내놓으며 대대적인 마케팅 활동에 들어갔다. 이 전략은 먹혀 들어가는 듯했다. 이 제품은 판매 개시(2001년 10월 15일) 보름 만에 17억 원의 매출을 올리는 기염을 토했다.

이에 힘입어 일성신약은 2002년 매출목표를 전년과 비교해 27% 늘려 잡기도 했다. 일성신약의 실적 호조는 계속됐다. 증권사들은 리덕틸 매출증가를 바탕으로 앞다퉈 일성신약 주식을 매수하라고 추천했다. 국내 환경도 우호적이었다. 리덕틸이 시중에 나온 지 얼마 지나지 않은 2002년 2월. 대한의사협회가 비만을 질병으로 규정하고 본격적으로 비만퇴치 캠페인에 착수했다. 그렇지 않아도 살빼기에 대한 지나친 집착이 오히려 사회문제가 되는 현실에서 이는 마치 불에 기름을 부은 격이었다.

증권업계는 리덕틸 등 비만 치료제 판매가 늘 것으로 전망했다. 의약품 처방 주체인 의료인 집단이 이 캠페인을 계기로 적극적으로 비만 환자를 유치하고 비만치료행위를 전개할 것이라는 이유에서였다. 그러면 리덕틸은 과연 다른 부작용을 상쇄하고도 남을 만큼 과연 체중감량 효과가 탁월했을까? 아무래도 의문표를 붙일 수밖에 없다. 냉정하게 따져 이 약의 살 빼는 효과는 일반인의 기대수준에 못 미쳤다. 흔히 사람들은 비만 치료제를 복용하면 마치 마법처럼 살이 쫙 빠질 것이란 환상에 빠진다. 그렇다면 얼마나 좋겠는가? 그러나 현실은 현실일 뿐이다.

2000년 6~11월 서울중앙병원, 연세 세브란스병원, 아주대병원, 경희대병원 등에서 리덕틸의 효능효과를 알아보려고 시행한 임상시험 결과를 보자. 체질량지수(비만지수. BMI=체중을 신장의 제곱으로 나눈 값) 30 이상인 비만환자 91명이 이 시험의 대상이었다. 12주 뒤 관찰한 임상 결과는 다소 실망스러운 것이었다. 리덕틸 투여군(44명)의 몸무게는 겨우 평균 5.92kg 줄어든 것으로 나왔다. 리덕틸을 복용하는 약물요법과 함께 생활습관 교정, 식사요법, 운동 등의 비약물요법을 병행했는데도 이 정도밖에 살을 빼지 못한 것이다. 같은 기간 밀가루로 된 가짜 약을 먹은 대조약 투여군(47명)도 체중의 1.8%인 평균 1.54kg을 줄인 것으로 나타났다. 약을 먹으나 먹지 않으나 기적 같은 체중감량 효과는 없었던 셈이다.

망둥이가 뛰니 꼴뚜기도 뛴다?

그럼에도 리덕틸은 국내 시장에 성공적으로 안착했다. 급기야 출시 3년 만에 정상에 올랐다. 2003년 10월 말 리덕틸은 국내 비만 치료제 시장에서 치열한 경쟁을 벌이던 '제니칼'(한국 로슈)을 제치고 수위에 등극했다. 2003년 상반기 리덕틸의 판매총액은 102억 5,800만 원에 달했다. 제니칼(75억 2,500만 원)보다 36% 많았다. 2001년 두 제품이 국내에 들어온 이후 2002년까지는 줄곧 제니칼이 리덕틸을 앞서왔었다.

리덕틸의 성공에 자극받은 탓일까? 국내 바이오 기업과 제약업체들도 손쉽게 돈을 벌 요량으로 덩달아 비만 치료제 개발 대열에 뛰어들었다. 크리스탈지노믹스는 유전자 기능분석을 통해 비만치료 효과가 있는 신약 후보 물질 발굴에 나섰다. LGCI는 일본 제약회사인 야마노우치 사와 손잡고 뇌에서 식욕과 에너지 소비를 조절함으로써 음식물 섭취를 억제하는 형태의 경구용 비만치료물질 개발에 들어갔다. 동아제약과 바이오벤처 TG바이오텍도 지방 축적을 막는 비만 치료제 후보 물질을 탐색했다.

그렇지만 이 모든 노력은 희망에 그쳤을 뿐이었다. 열기만 뜨거웠을 뿐 끝까지 완성을 본 것은 없었다. 비만전문약의 인기에 편승해 얄팍한 상술을 부리는 얌체족도 등장하는, 웃지 못할 상황도 벌어졌다. 제약사들이 '비만치료 보조제'로 허가받은 일반약들을 내놓으며 소비자들을 현혹했던 것이다. 이들 일반약은 비만치료에 직접적인 효과는 없다. 미국에서는 아예 기능성 식품으로 분류돼 있다. 하지만 의사의 처방전이 있어야만 살 수 있는 비만전문약과는 달리 처방 없이도 약국에서 손쉽게 살 수 있는 장점이 있었다.

구주제약은 녹차 추출 진액분말을 주성분으로 한 '엑소리제'를 프랑스 알코파마 사에서 들여와 약국에서 팔았다. 물론 짭짤한 재미를 봤다. 이미 수년 전에 팔던 것을 포장과 이름만 바꿔 다시 내놓기도 했다.

서울제약의 '디바캅셀'과 청계파마의 '그린폰 캅셀' 등이었다. 이들은 '엑소리제'와 마찬가지로 녹차추출물과 생약 성분으로 구성된 제품이다.

비만약의 이상과열 현상이 얼마나 걱정됐으면, 전문의와 의약품당국이 자제를 당부하고 나서기도 했다. 비만전문의들은 약물치료는 반드시 식사요법, 운동요법과 병행할 때 효과를 볼 수 있는 만큼 약물을 지나치게 과신하지 말라고 충고했다. 식품의약품안전청도 "전문약이든 일반약이든 약물로 비만을 치료하려 드는 것은 바람직하지 않다."고 강조했다.

돈에 눈멀어…외자사−국내사 비만 치료제 두고 '이전투구'

비만 치료제의 과열현상을 바라보는 걱정 어린 시선에 아랑곳없이 국내외 제약사들의 탐욕은 끝이 없었다. 국내 제약사와 외국 제약사는 비만 치료제를 놓고 이전투구를 벌였다. 이 과정에서 양측은 소비자는 안중에도 없는 듯 행동했다. 먼저 도발한 쪽은 국내 제약사다. 리덕틸이 판매호조를 보이며 잘나가자 국내 제약사들은 이 제품을 본뜬 복제약을 만들어 팔려고 시도했다.

가장 발 빠르게 움직인 곳은 한미약품. 아직 리덕틸의 특허가 끝나려면 시간이 제법 남아 있었다. 하지만 한미약품은 리덕틸의 일부 성분을 약간 변형해서 다른 제품인 것처럼 포장하는 방법으로 특허침해를 피해가려고 했다. 이른바 개량 신약이란 이름으로 엄격한 특허권 보호망을 뚫는 우회전략을 구사한 것이다. 한미약품은 이렇게 자체적으로 만든 '슬리머 캡슐'을 팔 수 있도록 승인해 달라고 2004년 12월 말 식약청에 품목허가 신청서를 냈다.

리덕틸 특허권 보유 회사인 애보트는 당연히 발끈했다. 그 때문일까? 식약청은 이듬해 2월 중순 한미약품에 '허가지연'을 통보했다. 리덕틸과 슬리머, 두 약품이 화학 구조와 약효 기전이 같은 의약품으로 보이기 때문이라는 이유를 내세웠다. 그러면서 식약청은 리덕틸 재심사 기간이 끝나는 2007년 7월 1일까지 원 제조사의 지적재산권을 보호하는 차원에서 슬리머를 허가해주는 문제를 재검토하겠다고 했다. 사실상 허가를 거부한 것이다.

그러자 막다른 궁지에 몰린 한미약품이 언론 플레이와 국회 상대의 로비를 통해 상황 반전을 모색하며 반격에 들어갔다. 애국주의에도 호소했다. 한미약품은 자사의 '슬리머 캡슐'은 '리덕틸 캡슐'의 염(의약품의 용해도를 높이려고 쓰이는 성분) 부분을 바꾼 개량 신약으로 리덕틸과는 다른 별도의 약이라고 선을 그었다. 한미약품은 나아가 슬리머 시판 허가를 내주지 않으면 미국산 의약품을 보호하려는 간접적인 통상 압력에 식약청이 굴복하는 결과를 낳을 우려가 있다고 주장했다.

한미약품의 공세에 애보트도 일체 물러서지 않았다. 애보트는 리덕틸 특허권을 지키고자 최후의 카드로 주한미국대사관의 힘을 빌리기도 했다. 이 문제는 가히 외교 분쟁으로까지 비화할 조짐마저 보였다. 주한미대사관 측은 2005년 3월 중순 기자설명회를 열었다. 이 자리에서 주한미대사관 측은 한미약품과 애보트 간의 분쟁에서 식약청이 한미약품에 유리한 쪽으로 관련허가규정을 해석하도록 외부에서 압력을 받고 있다고 공격을 퍼부었다. 직접적인 이해당사자가 아닌 미국 정부가 사기업 간 다툼에 끼어든 것은 이례적인 일이었다.

여기에 당시 산부인과 전문의 출신의 한나라당 안명옥 전 의원도 가세했다. 그는 '외국제약사, 국산 개량 신약 죽이기 전방위 통상압력'이란 제목의 보도자료를 냈다. 주한미대사관 측이 기자설명회를 연 당일에 맞불을 놓은 것이다. 이 자료에서 당시 그는 "다국적 제약사가 특허보호기간이 끝난 약품의 후발제품을 국내 제약사가 만들 수 없도록 외교력을 총동원해 통상압력을 가하고 있다."고 주장했다. 한미약품을 거든 셈이다.

사정이 복잡하게 꼬이자 식약청은 한미약품과 애보트 두 회사와 외교통상부, 보건복지부 관계자 등을 불러 의견을 듣고 나서 슬리머를 허가할지 최종적으로 결정하기로 했다. 그렇지만 결론부터 얘기하자면 식약청은 이 싸움의 승자로 애보트의 손을 들어주었다. 식약청은 한미약품에 발암독성 등 슬리머의 독성시험 자료를 보완하라고 통보하는 방식으로 시판허가를 늦췄다. 이는 사실상 제약사가 신약허가를 받고자 할 때 식약청에 제출해야 하는 수준의 방대한 자료였다. 자료 보완에만 수년이 걸리고 막대한 비용이 들기에 한미약품으로서는 전혀 수지타산이 맞지 않았다. 실익도 없어 식약청의 요구를 맞춰줄 수 없었다. 식약청이 한미약품 스스로 포기하도록 유도한 셈이었다.

한미약품은 결국 슬리머 독성자료를 제출하지 못했다. 그러자 식약청은 기다렸다는 듯 2006년 6월 중순 의약품 전문가로 구성된 중앙약사심의위원회를 열어 슬리머에 대해 시판불허 조처를 내렸다. 이후 그해 8월 초에는 슬리머의 품목허가 신청서를 반환 처분함으로써 형식적인 행정 절차를 마무리 지었다. 이에 대해 한미약품은 서울행정법원에 품목허가신청 반환처분 취소 소송을 제기하며 맞대응했지만 이미 때늦은 것이었다. 슬리머 출시에 급제동이 걸린 한미약품은 리덕틸의 '시판 후 재심사' 기간이 끝나는 2007년 7월까지 슬리머 시판을 연기할 수밖에 없었다.

리덕틸 복제약 범람

애보트는 국내 제약사와의 특허분쟁을 통해 일단 리덕틸 복제약 출시를 늦추는 데 성공했다. 그 지연 기간만큼 독점적으로 이익을 누렸다. 그렇지만 카피약을 만들어 팔려는 국내 제약사들의 움직임을 완전히 차단할 수는 없었다. 리덕틸 특허보호기간이 끝나자마자 국내 제약사들은 국산 복제약들을 무더기로 쏟아냈다.

애보트와의 분쟁 당사자였던 한미약품이 2007년 7월 3일 식약청의 시판허가를 받고 슬리머를 내놓았다. 2004년 슬리머 개발 성공 이후 3년 만의 일이었다. 이를 신호탄으로 해서 동아제약, 대웅제약, 종근당, 유한양행, CJ 등 국내 제약사들은 경쟁적으로 리덕틸 카피약을 앞다퉈 발매했다. 애보트는 처음에는 자사의 리덕틸이 오리지널 제품이란 강점을 내세우며 느긋한 표정을 지었다. 그러나 국내 제약사들이 리덕틸에 견줘 40~50%가량 낮은 가격에 제품을 공급하고 나서자 발등에 불이 떨어진 듯 뒤늦게 대응책 마련에 들어갔다. 결국 애보트도 '리덕틸'의

가격을 카피약과 비슷한 수준에 맞춰 큰 폭으로 인하할 수밖에 없었다.

서서히 드러나는 부작용

리덕틸의 안전성에 의문을 던지는 이상신호는 벌써 켜져 있었다. 리덕틸 복제약을 둘러싸고 국내외 제약사와 식약청, 주한미국대사관이 뒤엉켜 한바탕 진흙탕 싸움을 벌이기 훨씬 전부터였다. 그런데도 제약사들은 이 비만 치료제가 소비자에게 끼칠 악영향에는 전혀 신경 쓰지 않았다. 눈앞의 이익 지키기에만 온통 정신이 팔려 있었다.

이 약은 작용기전부터 다소 거부감을 일으키기에 충분했다. 뇌신경에 직접 작용하기 때문이다. 이 약은 세로토닌과 노르아드레날린이라는 신경전달 물질의 흡수를 억제하는 방식으로 약효를 보인다. 이들 물질은 뇌에서 섭취할 음식의 양과 소모할 에너지를 조절하는 기능을 한다. 쉽게 말해 이 약은 뇌에서 포만 중추 신경을 자극해 강제로 포만감을 느끼도록 해 결과적으로 식사량을 줄이게 함으로써 체중을 감량시키는 비만 치료제다.

리덕틸에 처음으로 경고를 보낸 국가는 이탈리아. 이탈리아 보건당국은 2002년 3월 자국 안에서 애보트의 리덕틸을 팔지 못하도록 일시적으로 막았다. 이유는 이 약을 먹던 이탈리아 환자 2명이 사망했기 때문이다. 국내에 리덕틸이 정식으로 출시된 지 얼마 지나지 않은 때였다. 그래서인지 우리나라 식약청도 촉각을 곤두세우며 사태추이를 예의주시했다. 하지만 결국 흐지부지됐다. 이탈리아 정부는 애보트와 공동으로 역학조사에 나섰지만, 이 약의 부작용과의 연관성은 밝혀내지 못했다. 이에 따라 이 약의 결함은 그냥 묻히는 듯했다. 그렇지만 손바닥으로 하늘을 가릴 순 없었다.

이 약이 치명적 하자를 안고 있다는 폭로는 의외의 곳에서 터져 나왔다. 이탈리아 정부의 일시적 판매중지 조처가 내려지고 풀린 지 3년이 되어가던 2004년 11월 중순. 미국 식품의약국(FDA)의 의약품 안전 담당자가 일종의 양심선언을 했다. 전 세계에서 시판 중인 대형 의약품 5개가 안전성에 문제가 있으니 즉각 판매를 중단해야 한다고 주장했던 것이다. 이 주장은 국제적으로 파문을 일으켰다. 주인공은 FDA 약품안전 검열관인 데이비드 그래함 박사. 그는 FDA에서 20년 이상 근무해온 의약품 전문가다. 그는 미국 상원 재정위원회 청문회에 출석해 "우리는 미국과 전 세계 역사에서 가장 심각한 의약품 재앙으로 이어질 수 있는 문제에 직면해 있다."고 목소리를 높였다.

그가 꼽은 문제의 의약품 5개는 ▲애보트의 비만 치료제 '메리디아'(Meridia, 한국 상품명 '리덕틸') ▲아스트라제네카의 콜레스테롤 저하제 '크레스토'(Crestor) ▲화이자의 진통제 '벡스트라'(Bextra) ▲로슈의 여드름 치료제 '에큐테인'(Accutane) ▲글락소스미스클라인(GSK)의 천식약 '세레벤트'(Serevent) 등이었다. 그는 특히 '리덕틸'에 대해 "FDA가 이 약품 효과가 고혈압과 심장발작 위험을 넘어설 만큼 효과적인지 고려해야 한다."고 의약품 허가당국인 FDA와 애보트를 직접 겨냥했다. 해당 제약사들이 즉각 반박하고 나섰다. 애보트는 "계속되는 과학적 근거는 메리디아의 비만 치료 효과를 뒷받침한다."고 그래함 박사의 주장을 부인했다.

결국 그래함 박사 혼자만으로는 역부족이었다. 의약품의 잠재적 위험성을 용감하게 고발했지만, 제약업계의 막강한 힘 앞에 소용없었다. 안전성 재검토 절차에 들어가야 마땅할 리덕틸은 이번에도 미꾸라지처럼 빠져나왔다. 그리고 어이없게도 이 약의 잠재적 위험성은 사람들의 뇌리에서 잊혔다. 리덕틸의 부작용이 수면 위로 다시 떠오르기까지는 꽤 많은 시간이 필요했다. 그 사이 이 약은 세계적 권위의 FDA가 인정한 전문 비만 치료제라는 타이틀을 거머쥔 채 인기를 누렸다.

본격적으로 불붙은 부작용 논란

리덕틸에 실질적인 사망선고가 내려진 것은 2010년 1월 말. 유럽연합(EU)의 유럽의약품청(EMA)이 애보트의 시부트라민 성분 다이어트약 처방을 중단하도록 의료계에 권고했다. 심혈관계 부작용 등 심장 관련 위험이 너무 크다는 이유에서였다. EMA는 "이 약품의 위험성이 이로움보다 크다."고 배경을 설명했다. 이 약은 유럽에서는 리덕틸, 리덕세이드, 젤리움이라는 이름으로 팔렸다. 미국에서는 메리디아라는 상품명으로 시판됐다. FDA는 뒤늦게 이 약이 심장질환이 있는 사람에게 심장마비나 뇌졸중 위험을 증가시킨다며 이 약의 위험성에 주목했다. 해외에서 이 약이 본격적으로 부작용 논란을 빚자 우리나라의 식약청도 긴장했다.

그러나 나중에 드러나지만, 식약청은 리덕틸 판매금지 문제를 두고 오락가락했다. 중심을 잡지 못하는 실망스러운 모습을 적나라하게 노출했다. 식약청은 유럽연합과 같은 수준에서 일단 이 약의 처방과 조제를 자제하도록 의사와 약사에게 권고했다. 당시 리덕틸 등 시부트라민 성분의 비만 치료제는 판매 수위 자리를 지키고 있었다. 하지만 식약청은 더는 나아가지 못했다. 일시 판매 중단이라도 내려야 혹시 있을지 모를 위험을 근본적으로 없앨 수 있었지만 식약청은 그렇게 하지 않았다. 시부트라민과 심장 부작용과의 관련성이 아직 명백하게 입증되지 않았다는 이유를 댔다. 소비자 처지에 서서 의약품 안전정책을 편 게 아니라 공급자인 제약업계의 이해를 지나치게 의식한 탓이다.

당시 국내에는 리덕틸의 특허 기간이 이미 끝나 리덕틸 독점시대는 종지부를 찍은 상황이었다. 리덕틸을 복제한 국산 카피약들이 수두룩하게 나와 시부트라민 성분의 비만 치료제 시장을 두고 경쟁을 벌이고 있었다. 이 시장을 유지하고 키우는 것은 이제 다국적 제약사의 이해만 달린 게 아니었다. 국내 제약업계로서도 사활이 걸린 문제였다. 실제로 당시 국내 시부트라민 성분 식욕억제제 시장은 연간 500~600억 원대에 달했다. 이 시장에 리덕틸과 복제약, 개량 신약을 합쳐 50여 개의 약이 선보였다. 리덕틸이 이 시장의 40%를 차지했다. 나머지는 대웅제약, 동아제약, 종근당, 한미약품이 파는 복제약이 매출 상위권을 형성하고 있었다.

이처럼 식약청이 시부트라민 성분 다이어트약의 퇴출 결정을 내리지 못하고 머뭇거리고 있을 때 유럽연합 소속 국가들은 저만치 앞서 나갔다. 독일과 영국, 아일랜드는 같은 성분의 제품을 팔지 못하게 했다. 나머지 국가들도 판매금지를 검토했다. 유럽의약품청(EMA) 인체의약품

위원회(CHMP)가 2010년 1월 21일 회원국에 리덕틸 등 식욕억제제의 판매금지를 권고한 직후였다. 그럼에도 우리나라 식약청의 발걸음은 더디었다. 울화통을 터지게 할 정도로 느렸다.

굼벵이 식약청…왜?

굼뜬 식약청의 행보에는 어떤 의도가 있었을까? 이렇든 저렇든 심각한 부작용 문제를 안은 시부트라민 성분의 비만 치료제를 식약청이 감싸려는 게 아니냐는 의구심을 들게 하기에 충분했다. 식약청은 고민만 거듭했을 뿐 별다른 조치를 내놓지 않았다. 물론 이 과정에서 전문가 의견을 듣네 하면서 뭔가 일을 하고 있다는 시늉은 냈다. 하지만 말뿐이었다. 행동이 뒤따르지 않았다. 결정적인 순간에는 발을 빼기도 했다. 식약청은 이 성분 비만 치료제의 퇴출 여부를 즉각 결정하지 않았다. 미적거리며 유보적 태도만 취했다.

약품 자문기구인 중앙약사심의위원회의 의견을 수렴해 추가 안전성 조처 방향을 정하겠다며 책임을 회피하는 듯한 태도를 보였다. 그러면서 리덕틸 성분 판매금지를 주저하는 이유로 두 가지를 들었다. 시부트라민 성분 약의 판매를 금지하면 마약류에 해당하는 향정신성 식욕억제제로 비만 치료제 수요가 옮겨가지 않을까 하는 우려 때문이었다는 것이다. 이른바 풍선효과다. 한마디로 시부트라민를 복용 못하게 하면 안 그래도 널리 사용 중인 향정신성 식욕억제제 처방이 더 늘어나 도리어 위험을 더 키울 수 있다는 걱정이다. 일반적으로 향정신성 식욕억제제는 시부트라민보다 부작용 위험이 더 크고 자주 사용하면 의존성을 유발하는 것으로 알려졌다.

두 번째로 꼽은 이유는 유럽연합이 이 비만 치료제의 시판을 중단하도록 지시하면서 근거로 제시했던 사항이 이미 국내 허가항목에 들어 있다는 것이었다. 다시 말해 이 다이어트약을 심혈관질환이 있는 사람에게는 처방하지 말도록 안전장치를 마련해 놓았다는 것이다. 당장 팔지 못하도록 할 정도로 심각하지는 않다는 설명이었다.

겉으로 그럴 듯하게 들린다. 그러나 한 꺼풀만 벗기고 안을 들여다보면 다르다. 국내외 제약사의 엄청난 이익이 달린 사안이다 보니 식약청이 자신의 손에 피를 묻히고 싶지 않았던 것은 아닐까? 이런 식약청의 뜻을 읽었던 것일까? 2010년 1월 29일 식약청이 마련한 중앙약사심의위원회(중앙약심)는 식약청의 뜻을 충실하게 따랐다. '리덕틸' 등 시부트라민 성분 식욕억제제를 즉시 퇴출하지 않은 대신 이 약의 안전성에 대한 최종 보고서가 나오는 2010년 3월 이후로 퇴출 결정을 또다시 연기한 것이다.

중앙약심은 ▲국내에서 아직 중대한 부작용이 보고된 바 없고 ▲국내 허가사항을 철저히 지키면 큰 문제가 없으며 ▲최종 보고서 확인 없이 조치 방안을 확정하는 것은 성급하다는 점 등을 퇴출 결정을 보류한 이유로 꼽았다. 어찌 이리도 제약업계를 위하는 마음이 애틋할까 싶다. 마치 제약업계가 작성한 문서가 아니냐는 착각이 들 정도다.

식약청, 헛발질 만회해보려 애썼지만…

이 약은 다시 한 번 목숨을 유지하는 행운을 누렸다. 그러나 뒤에 밝혀지지만, 이는 명백한 식약청의 헛발질로 드러난다. 식약청은 잘못을 바로잡을 기회를 스스로 차버리는 우를 범했다. 이후에도 식약청은 똑같은 일을 몇 차례 반복했다. 무책임한 의약품 안전정책의 전형을 보여주는 행동을 서슴없이 되풀이했다.

식약청은 이 문제만 등장하면 이상하게도 주춤거리며 쪼그라드는 모습을 보였다. 실기에 실기를 거듭한 결과 식약청의 신뢰도는 끝없는 나락으로 떨어졌다. 그래도 의약품 안전당국으로서 일말의 양심은 있었던 모양이다. 식약청은 애초 처방 자제만을 의료계에 주문하고서는 '나 몰라라' 하는 태도로 일관했다. 목숨까지 위태롭게 하는 부작용으로 다른 나라에서는 판매금지라는 초강수를 두는데도 한국 정부는 아무런 후속 대책을 내놓지 않는다는 주위의 따가운 눈초리가 신경 쓰였던 것일까? 이 약에 대한 추가 안전 조치를 조금씩 풀어놓았다. 식약청은 2010년 2월 초 안전성 서한을 의료진에게 배포했다.

시부트라민 성분 식욕억제제를 처방받은 환자의 혈압과 심장 박동수(맥박)를 정기적으로 주의 깊게 관찰할 것을 의료진에게 권고하는 내용이었다. 그래도 꺼림칙했는지 그다음 달에는 보다 강도 높은 안전 대책도 마련했다. 2010년 3월 중순 시부트라민 성분의 식욕억제제를 1년 이상 쓰지 말도록 사용 기준을 강화한 것이다. 또 관상동맥질환과 울혈성 심부전, 부정맥을 경험한 환자는 물론 나아가 65세 이상과 16세 미만은 아예 사용하지 못하도록 막았다.

그러나 차마 판매금지는 못하지만, 사용제한을 통해 어떻게든 이 약의 퇴출만은 피해보겠다는 속셈으로 오해받을 만한 것이었다. 실제로 식약청의 리덕틸 사용제한 조치는 실질적 효력은 거의 없는 면피용 몸짓에 불과했다. 식욕억제제는 건강보험의 적용을 받지 않아 처방 현황을 알 수 없다. 식약청은 제시한 기준에 맞게 처방했는지 확인할 도리가 없다. 이 성분의 살 빼는 약은 사실상 안전관리의 사각지대에 방치돼 있었다. 따라서 식약청이 이 약으로 말미암은 부작용 위험을 예방하고자 하는 의지가 진정 있었다면 안전성이 확인될 때까지 처방과 판매를 잠정적으로 중단하도록 하는 게 합당했다.

또 국내에서 심각한 부작용 사례가 보고되지 않았다고 식약청은 말했지만, 현실과 한참 동떨어진 설명이라고 봐야 한다. 우리나라에서만 부작용이 발생하지 않은 게 아니라 국내 부작용 보고체계가 허점투성이여서 제대로 부작용이 보고되지 않았을 뿐이라고 보는 게 실상에 맞지 않을까?

계속되는 식약청의 악수(惡手)

장고(長考) 끝에 악수라고 했던가? 식약청의 꼴에 딱 어울리는 말이다. 이처럼 잘 표현한 말도 찾기 어려울 듯하다. 첫 단추를 잘못 끼운 식약청은 계속해서 스스로를 불신의 늪으로 몰아넣었다.

식약청은 필요한 안전 조치를 제때 취하지 않은 대가를 톡톡히 치러야 했다. 2010년 3월 이후로 시부트라민 성분의 식욕억제제 판매금지 결정을 미뤘던 식약청은 결정의 순간이 닥치자 또다시 마음을 정하지 못하고 우물쭈물했다. 2010년 4월 중순에 이 문제를 7월 이후에나 마무리 짓겠다고 늦췄다. 다시 한 번 머뭇거린 것이다. 리덕틸 개발기업 애보트가 제출한 이 약의 최종안전성 보고서를 심사할 시간이 필요하다는 게 식약청이 내세운 연기 이유였다. 이 보고서는 10만 5,000쪽에 이르는 방대한 분량으로, 임상연구 결과와 회사 측 입장 등을 담고 있었다.

의약품관리 당국이 소비자의 안전을 먼저 생각하지 않으면서, 어찌 이다지도 제약사의 처지는 잘 이해하고 두둔하는지 정말 눈물겨울 지경이다. 유럽의약품청은 우리나라 식약청과는 달랐다. 일찌감치 그해 1월에 이 약의 안전성에 대한 중간 연구보고서를 검토하고서 곧바로 회원국들에 판매중지를 권고했다. 이 조치에 따라 독일과 아일랜드 등은 즉시 판매를 중단시켰다. 시부트라민 성분이 뇌졸중과 심장발작 등 심혈관질환 위험을 높이는 것으로 나타났기 때문이다. 의약계가 금과옥조와 같이 여기는 '사전 예방의 원칙'을 충실히 따랐던 것이다. 다른 나라에서는 벌써 퇴출당한 이 약은 식약청의 깊은 배려로 국내에서 다시 생명을 연장하는 행운을 얻었다.

백 번 양보해서 식약청의 신중한 행동을 이해해 보도록 하자. 돌다리도 두드려보고 건넌다고, 의약전문가 조직이 최종 안전성 연구 결과를 신중하게 살펴보지도 않고 어찌 성급하게 퇴출 결정을 내릴 수 있겠는가? 그러나 식약청이 그 이후 보여준 모습은 너무 어처구니가 없어 할 말을 잊게 하기에 충분했다. 식약청은 어이없게도 '시부트라민' 성분의 살 빼는 약을 국내에서 계속 시판할 수 있도록 결정했다. 유럽에서는 뇌졸중과 심장발작 등 심혈관질환 위험 때문에 벌써 오래전에 판매를 중지한 약을 말이다.

2010년 7월 20일에 벌어진 일이었다. 이날 상황을 재구성해보자. 식약청은 이날 의약품 자문기구인 중앙약사심의위원회의를 열었다. 이 자리에서 식약청과 의약전문가들은 애보트의 리덕틸 최종 안전성 보고서를 검토한 결과 허가범위에서 사용하면 심혈관계질환 위험이 커진다고 판단할 만한 증거가 불충분하다고 판단을 내렸다. 시부트라민 처방과 추가적인 심혈관계질환 발생 사이에 유의미한 상관관계가 있는 것으로 나오지 않았다고 강조했다.

간단히 말해서 허가사항을 지켜서 사용하면 별 문제 없다는 얘기다. 식약청은 다만 소비자의 우려가 큰 만큼 오·남용 의약품으로 지정해 의료진에게 처방현황을 기록하도록 하는 등 사후관리를 강화하겠다고 '약속'했다. 참으로 고마운 조치다. 하지만 이 약속이 얼마나 공허하고 한계가 뚜렷한 것인지는, 의사들이 의약품을 처방했다고 보고할 의무가 없다는 사실에서 금방 드러난다. 한마디로 강제력 없고 실효성 없는 말잔치일 뿐이었다.

식약청의 수모…손바닥 뒤집듯 결정 번복

비록 실망스러운 것일지라도, 나름의 과학적 판단 근거를 가지고 내린 리덕틸 시판 유지 결정. 그것이 다른 국가와 어긋난다고 할지라도, 계속 고수하는 게 한 나라의 의약품 안전정책을 떠맡은 정부기관의 책임 있는 태도일 터이다. 그래야 일관성 있는 의약품 관리정책을 유지한다고 신뢰를 받을 수 있다.

하지만 식약청은 그게 의도적이었든 아니었든, 벌써 몇 차례에 걸쳐 시부트라민 성분 식욕억제제에 대한 판매금지 시점을 놓친 걸 후회한 것일까? 식약청은 얼마 지나지 않아 스스로 내린 결정을 손바닥 뒤집듯 뒤집었다. 소비자단체의 우려를 자아내면서까지 리덕틸 성분 다이어트약을 국내에서 계속 팔 수 있도록 결정한 지 3개월가량 지난 2010년 10월 9일. 식약청은 느닷없이 시부트라민 성분 비만 치료제 국내 시판 유지 조처를 재검토하겠다고 말했다. 줏대가 없어도 어떻게 그렇게 없을 수 있는지 안타까울 뿐이다. 이유가 가관이다. 이날 미국 FDA가 애보트에 시부트라민을 미국 시장에서 자발적으로 철수하도록 권고하고 애보트가 이에 동의했기 때문이다.

늦었지만, 유럽연합에 이어 미국 정부도 공식적으로 이 약을 판매 중단하도록 한 것이다. 당시 미국 안에서는 FDA가 유럽연합에 견줘 9개월이나 늦게 리덕틸 판매를 중단하도록 조치한 데 대해 비판의 목소리가 높았다. 한국 정부와는 정반대 결정이었다. 이어 캐나다, 호주도 리덕틸 판매를 금지하기로 했다. 오도 가도 못하는 낙동강 오리알 신세가 된 식약청. 쪽 팔리지만 하는 수 없이 스스로 내린 결정을 번복할 수밖에 없었다. 2010년 10월 14일 식약청은 마침내 리덕틸 등 시부트라민 성분 식욕억제제를 국내에서 팔지 못하게 했다. 그리고 이미 유통 중인 제품도 자발적으로 회수하도록 제약사들에 권고했다.

보건의료단체에서 따끔한 질타가 터져 나온 건 어찌 보면 당연했다. '건강사회를 위한 약사회'는 "시부트라민 문제가 하루 이틀 된 게 아닌데 자체적으로 우리나라 환자가 그간 어떤 영향을 받았는지 부작용 상관관계조차 분석 못하니 FDA 등 외국 보건당국의 조치를 기다렸다가 따라가는 후진적 행태를 보이는 것"이라고 꼬집었다.

당시 국내에서 시판되던 문제 성분의 약은 오리지널 약인 리덕틸과 리덕틸을 복제한 카피약 등 총 60여 개 제품에 달했다. 2009년 기준 국내 전체 비만 치료제 시장규모는 1천여억 원. 이 중에서 시부트라민 성분 식욕억제제는 총 매출액 512억 원으로 절반 정도를 차지했다. 제품별로 매출액을 구체적으로 보자. 애보트의 리덕틸이 국내 매출액 186억 원으로 1위에 올랐다. 이어 한미약품의 슬리머 120억 원, 종근당의 실크라민 41억 원, 대웅제약의 엔비유 38억 원 순이었다.

제약업계 입장에서는 국내에서 한 해 500억 원가량 안정적으로 매출을 올리던 시장을 한순간에 잃은 셈이다. 제약업계가 온갖 부작용 논란에도 퇴출만은 막아보려고 끝까지 버틴 게 이 때문이다. 사전 안전 조치에 미흡했던 식약청은 사후 처리에도 소홀했다. 시판 금지한 제품을 시중에서 자진해서 거둬들이라고 권고만 해놓고는 손을 놓았다. 빈축 살 일만 골라서 벌인 것이다. 건강보험심사평가원이 2011년 9월 말 국회 보건복지위원회에 제출한 '위해 의약품 회수관리' 현황 자료를 보면, 이 문제에 대한 식약청의 무관심이 적나라하게 드러난다. 시부트라민 성분 비만 치료제 25개 제품 2만 4,210개가 그해 7월까지 버젓이 약국과 병원에 유통되고 있었다.

다른 비만 치료제는 안전할까?…부작용에서 벗어나지 못해

시장 퇴출이란 사망선고를 받은 리덕틸 등 시부트라민 성분 다이어트약만 안전성에 문제가 있는 것일까? 다른 비만 치료제나 치료보조제, 혹은 비만치료 효과를 내세우는 건강보조식품은 안전할까? 물론 아니다. 정도의 차이만 있을 뿐 상당한 부작용을 안고 있다.

사실 우리나라 국민의 비만도는 다른 나라에 견줘 상대적으로 심각하지 않다. 그런데도 비만이 사회적 이슈로 떠오른 것은 지나치게 외모를 중시하는 풍조 탓이 크다고 할 수 있다. 그러다 보니 필요 이상으로 비만 치료제를 찾는 수요가 높은 것이다. 여기에다 우리나라의 비만 기준이 미국 등과 달리 낮은 것도 비만 치료제 소비를 부추기는 요인이라는 지적이다. 미국 등은 비만 여부를 평가하는 체질량지수(BMI)가 30 이상인데 한국은 25 이상으로 잡고 있다. 사회적 논의를 통해 비만 지수를 조정하는 등 비만 치료제 전반에 대한 종합적인 안전 점검과 인식 전환이 필요한 이유다.

판매 중단된 시부트라민을 빼고 국내 판매 중인 비만 치료제로는 어떤 게 있을까? 로슈의 제니칼(성분명 오르리스타트)과 향정신성 비만 치료제인 펜터민, 펜디메트라진, 디에칠프로피온, 마진돌 등이 있다. 이 중에서 시부트라민 퇴출로 보건당국이 가장 우려한 것은 향정신성 비만 치료제를 오용하거나 남용하는 사례가 증가하지 않을까 하는 점이었다. 실제로 국내에서 팔리는 향정신성 식욕억제제는 영국, 프랑스 등 대다수 유럽국가에서는 판매되지 않는 것으로 전해졌다. 향정신성 식욕억제제는 오랫동안 다량 복용하면 심장마비, 혈압상승, 환각 등을 일으킬 수 있는 탓이다.

그럼에도 이런 경고는 우리나라에서는 심각하게 받아들여지지 않는 분위기다. 한국은 향정신성 비만 치료제 과다 소비국이라는 달갑지 않은 타이틀을 달고 있다. 2009년 생산액 기준 국내 향정신성 비만 치료제는 430억 원을 기록했다. UN 마약통제국(INCB) 보고서를 보면, 2006년 우리나라 향정신성 식욕억제제 복용량은 브라질, 아르헨티나에 이어 세계 3위였다. 얼마나 심했으면, 관련원료 수입량이 급증하자 INCB는 우리나라에 사용을 자제해 달고 요청하기도 했다. 2008년 국내에서 허가 기간인 4주간을 넘겨 향정신성 식욕억제제를 처방한 사례는 37%에 달했다. 3개월 이상 처방한 예도 4.7%에 이르렀다. 2007년에는 한 여성이 향정신성 식욕억제제를 무려 307일간 장기 복용하기도 했다.

비(非) 향정신성 비만 치료제인 제니칼은 어떨까? 지방흡수를 차단하는 이 약도 중증 간 손상 부작용을 유발한 사례가 발생하면서 오남용 의약품으로 지정되는 등 부작용 논란에서 벗어나 있지 않다.

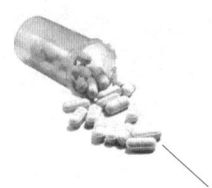

10년 만에 끝난 악몽

– 당뇨병 치료제 아반디아

위험 명백히 드러나도 '고고 싱싱'

"이제야 10여 년에 걸친 악몽이 끝났다." 미국 식품의약국(FDA)이 영국
계 다국적 제약사 글락소스미스클라인(GSK)의 당뇨병 치료제 아반디아
에 사실상 사망선고를 내리자 한 의학연구자의 입에서 터져 나온 감격
어린 소감이었다. FDA는 2011년 11월부터 아반디아를 팔지 못하도록
조치했다.

이 소감의 주인공은 이 약이 심혈관질환 위험을 높인다는 연구 결
과를 처음 발표한 미국 클리블랜드 클리닉의 스티브 니센 박사다. FDA
의 아반디아 판매금지 조처가 나오기 4년 반 전인 2007년 5월, 그는 성

인 당뇨병으로 불리는 제2형 당뇨병 치료제 아반디아가 심장발작의 위험을 가중시켜 사망 가능성을 올린다는 연구 결과를 내놓았다. 이 논문은 당시 미국의 권위 있는 저명 의학저널 〈뉴잉글랜드 저널 오브 메디신〉에 실렸다.

그는 통계학자인 캐시 월스키와 함께 그때까지 세상에 나온 20여 건의 아반디아 관련 연구 결과를 메타분석방식으로 종합 분석했다. 그 결과 이 약을 사용할 때 당뇨병 환자의 심장발작 위험은 무려 43%나 증가하는 것으로 나타났다. 이런 결과가 나왔는데도, 미 FDA는 소극적이었다. 위험을 단정 짓는 데 머뭇거렸다. 즉각적인 조처에 나서지 않았다. 다만 이 약을 복용하는 당뇨병 환자에게 의사와 상담하라고 권고했을 뿐이다. FDA는 연구 결과는 인정하면서도, 이 약을 사용하던 환자가 갑자기 치료제를 바꾸거나, 혈당 조절을 하지 않았을 때 더 큰 위험이 따를 수 있다는 이유를 댔다. 결국 이 약은 계속 팔려나갔다. 그러다가 여러 해를 흘려보낸 뒤에야 FDA는 아반디아의 판매를 금지했다.

그 사이에 수많은 격론이 벌어졌다. 이 과정에서 GSK의 부정이 만천하에 드러났다. 그리고 FDA는 이 약의 위험을 알고도 모른 척하는 '의도적 무능(?)'을 적나라하게 노출했다. 아반디아를 둘러싼 10여 년간의 논란을 살펴보자. 끔찍한 악몽을 되풀이하지 않기 위해서라도 이런 성찰은 필요하다.

아반디아 처음 선보이자마자 부작용 드러내

아반디아가 성인 당뇨병에 쓰이는 혈당강하제로 미국에서 처음 선보인 것은 1999년. 미 FDA의 시판 승인을 받고 모습을 드러냈다. 미국에서 출시되고서 1년 뒤인 2000년 8월에는 영국에서 정식 승인을 받았다.

이 약은 주사제가 아니라 알약처럼 입으로 먹는 경구용 당뇨병 치료제였다. 그만큼 복용하기 편했다. 그래서 인슐린 주사를 맞아야 하는 당뇨병 환자의 불편을 크게 덜어주었다. 사용 편의성은 이 약의 장점 중 하나였다. 출시 이후 이 약은 GSK의 효자 제품으로 떠올랐다. 2006년 이 약은 34억 달러라는 세계 최고의 매출을 기록하기도 했다. 하지만 2007년, 심장발작이나 뇌졸중 위험이 드러나면서 매출은 급격히 줄었다.

사실 이 약은 등장할 때부터 안전문제를 안고 있었다. 부작용 없는 약이 어디 있겠느냐고 그냥 눈감고 지나가버리기에는 사태가 심각했다. 아반디아가 얼굴을 내밀었을 때는 이 약보다 한발 앞서 1997년에 나온 당뇨병 치료제 레줄린이 일부 환자에게 심각한 간부전을 일으키는 등 말썽을 피울 때였다. 레줄린은 제약사 파크-데이비스/워너-램버트가 만든 당뇨병약이다. 그때까지 레줄린을 복용한 환자 43명이 급성 간 기능 상실을 겪고 이 중 28명이 사망했다. 7명은 간 이식을 받아야 할 만큼 위태로운 상태였다.

정상인의 간은 인체 생존에 필수적인 여러 가지 단백질을 합성한다. 또 독을 제거하는 해독 기능을 담당한다. 간부전이란 바이러스성 간염, 알코올성 간염, 자가 면역성 간염, 독성 간염 등으로 간질환이 발생, 합성과 해독 기능이 떨어진 상태를 말한다. 진행 속도에 따라 크게 급성 간부전과 만성 간부전으로 나뉜다. 레줄린은 간부전 위험만 큰 게 아니었다. 심부전(心不全)의 위험도 상당한 것으로 의심받았다. 심부전은 몸전체에 혈액을 펌프질해 보내는 심장의 기능이 크게 떨어진 증상이다. 호흡곤란, 부종, 극심한 피로 증세를 보이며, 부정맥, 심장마비, 뇌졸중의 위험을 가중한다. 한때 인기를 끌었던 레줄린은 심각한 간부전 부작용 끝에 미국에서 결국 2000년 3월 말 출시 3년 만에 판매금지 조치를 당하고 자취를 감췄다. 영국은 이보다 훨씬 앞선 1998년, 시판 1년 만에 레줄린 판매를 금지했다. 그 사이 레줄린 복용으로 숨진 환자는 공식적으로만 따져도 61명에 달했다.

상황이 이렇다 보니, 신약인 아반디아도 혹시 간부전 부작용이 없는지에 시선이 쏠린 건 어찌 보면 당연한 현상이었다. 아반디아는 4천명의 당뇨병 환자를 대상으로 시행한 임상시험에서는 일단 간 기능을 손상하지는 않는 것으로 나타났다. 하지만 세상에 완벽한 것은 없는 법. FDA 자문위원회는 "그 누구도 확실히 말할 수 없는 만큼 만일의 경우를 생각해 아반디아 복용 환자는 간기능 검사를 받아야 할 것"이라고 당부했다. 비록 간부전 위험은 적은 것으로 보였지만, 그렇다고 아반디아가 위험이 없던 것은 아니었다. 겉으로 나타난 부작용만 해도 체중을 2~3kg 늘릴뿐더러 악성 콜레스테롤인 저밀도지단백(LDL)을 끌어올리는 부작용을 드러냈다. 이 때문에 FDA는 저밀도지단백이 높은 당뇨병 환자는 아반디아를 사용하지 말도록 했다.

쏟아지는 부작용 연구 결과에도 GSK 모르쇠

문제는 아반디아가 간기능, 심장기능 손상 부작용으로 판매금지된 레줄린과 화학적으로 구조가 유사하다는 것이었다. 그래서 아반디아는 레줄린 계열 당뇨병 치료제로 불렸다. 이게 무슨 의미인가? 아반디아도 레줄린과 같은 부작용이 있을 수 있다는 말이다. 실제로 미국 소비자단체 퍼블릭 시티즌의 건강연구실장 시드니 울프 박사는 미국 보건당국의 자료들을 분석해 봤다. 그랬더니 레줄린은 물론 아반디아 역시 안전하다는 점을 증명할 만한 증거가 부족했다.

울프 박사는 따라서 아반디아는 다른 약이 듣지 않을 때 2차적으로 사용해야 한다고 주장했다. 또 심부전이나 간독성, 체중증가 등의 심각한 부작용이 있다는 경고문을 포장에다 붙여야 한다고 강조했다. 이런 경고를 뒷받침하기라도 하는 것일까? 아반디아가 시중에 나온 지 4개월이 되자 미국에서 이 약을 먹고 간부전을 일으킨 환자가 4명이나 나왔다.

그렇지만 아반디아는 초기 안전성 논란이 가라앉자 별 탈 없이 한동안 순항했다. 당뇨병 치료뿐 아니라 예방에도 효과가 있다는 등 희소식도 들려왔다. 그러나 기쁨은 그렇게 오래가진 않았다. 2006년으로 갓 접어들었을 때였다. 그해 1월 6일 미 FDA는 아반디아의 부작용을 경고하고 나섰다. 기존에 알려진 부작용과는 다른 것이었다. 시력을 혼탁하게 만들고, 황반부종과 팔다리를 붓게 하는 말초부종을 "매우 드물지만" 일으킬 수 있다는 것. 약을 끊으면 이런 증세는 없어지거나 약해졌다. 황반부종은 망막의 중심부인 황반 부위에 발생하는 부종으로 당뇨합병증에 흔히 나타나는 증상이다. 중심시야를 담당하는 황반에 이상이 생기면 한가운데가 잘 안 보이는 시력장애가 생긴다.

그러다가 아반디아에 결정적인 타격을 주는 연구 결과가 나왔다. 앞서 얘기한 미국 클리블랜드 클리닉의 스티븐 니센 박사가 통계학자 캐시 월스키와 함께 20여 건의 아반디아 관련 연구 결과를 분석, 이 약이 심장발작 위험을 높인다는 것을 2007년 5월에 발표한 것이다. 아반디아 시판 8년 만의 일이었다. 물론 미 FDA는 이 연구의 일부 자료가 아반디아가 심혈관질환 위험을 상당히 증가시킬 수 있다는 점을 인정하면서도 별다른 행동을 취하진 않았다. 벼락을 맞은 GSK는 발끈했다. 그리고 즉각 반격에 들어갔다. 과학적으로 전혀 입증되지 않은 분석일 뿐이라고 평가절하했다. 나아가 아반디아는 다른 어떤 당뇨병 치료제보다 안전하고 효과적이라고 주장했다. 아반디아 개발에 참여한 한 박사는 이 약이 심장발작 위험을 높이는 것 따위의 현상은 모르는 일이라고 반박했다.

봇물 터진 부작용 고발 연구 결과

하지만 이미 화살은 시위를 떠난 뒤였다. GSK는 아반디아 부작용 논란을 진화해보려 애썼지만 소용없었다. 불길은 이미 활활 타올랐다. FDA도 행동에 나서지 않을 수 없었다. 비록 강제로 등 떠밀려 마지못해 취한 조치였지만, FDA는 2007년 6월 아반디아에 더욱 강화된 경고 표시를 하도록 했다. 최고 엄중경고 표시인 '블랙박스' 문구를 아반디아에 붙이도록 명령한 것이다.

늦장 대응에 FDA는 호된 비판을 받았다. 당시 헨리 왁스만 미 하원의원은 그해 같은 달에 열린 의회 청문회에서 FDA를 몰아붙였다. 전문가들이 계속해서 아반디아의 위험을 경고하고, 이 약을 복용하는 환자들이 잠재적 위험에 노출돼 있었음에도 FDA가 소비자에게 이 약의 위험성을 제대로 알리지 않았다고 비판했다.

봇물이 터지자 이 약을 먹고 부작용을 겪었다는 신고가 홍수처럼 쏟아졌다. 아반디아가 심장발작에 따른 사망 위험을 높인다는 충격적인 연구 결과가 나온 뒤였다. 이처럼 부작용 사례가 급증한 것을 두고 의사와 환자 모두 그동안 몰랐던 아반디아 부작용의 진실을 알게 됐기 때문으로 전문가들은 풀이했다. 이후로도 하루가 멀다 하고 아반디아의 부작용을 고발하는 연구들이 나왔다. 미국 웨이크 포리스트 대학 메디컬 센터 내과전문의 소날 싱 박사는 2007년 8월, 당뇨병 전문 학술지 〈당뇨병 치료〉에 발표한 연구보고서에서 아반디아가 심부전 위험을 2배로 증가시킨다고 밝혔다.

그해 9월에도 같은 연구 결과가 나와 아반디아 제조사 GSK를 궁지로 몰았다. 미국 매사추세츠 주 라헤이 클리닉병원 연구진은 의학저널 〈랜싯(Lancet)〉에 아반디아가 심부전 발생 위험을 높일 수 있다는 연구 결과를 실었다. 이 연구에서 연구진은 7건의 임상시험에 참가한 환자 2만 191명의 자료를 분석했다. 그 결과 아반디아를 복용한 당뇨병 환자들은 다른 약을 먹은 환자들에 견줘 울혈성 심부전에 걸릴 위험이 무려 72% 증가했다. 따라서 심부전을 앓는 당뇨병 환자들은 아반디아를 사용해서는 안 된다고 연구진은 강조했다. 나아가 다른 심혈관질환이 있는 환자도 이 약을 사용할 때 세심한 주의를 기울여야 한다고 연구진은 지적했다.

이듬해인 2008년 4월 말에는 아반디아가 또 다른 부작용을 일으킬 수 있다는 연구 결과가 등장했다. 골다공증 위험을 2~3배 증가시킨다는 것이었다. 스위스 바젤 대학병원의 크리스티안 마이어 박사는 이런 연구 결과를 미국 의학전문지 〈내과학 기록〉에 게재했다. 마이어 박사는 1994~2005년 사이에 골절이 발생한 당뇨병 환자 1,020명과 그렇지 않은 당뇨병 환자들의 의료기록을 분석했다. 그 결과는 놀라웠다. 아반디아를 12~18개월 복용한 환자들의 골절 위험은 커졌다. 특히 24개월 이상 아반디아를 먹은 환자들의 골절 발생률은 가장 높았다.

같은 해 12월에도 영국 이스트 앵글리어 대학의 로크 박사가 비슷한 연구 결과를 〈캐나다 의학협회 저널〉에 발표했다. 아반디아를 복용하는 총 1만 3,715명의 당뇨병 환자를 대상으로 시행한 10건의 임상시험 보고서를 분석해보니, 여성 환자의 골다공증 위험이 2배 높은 것으로 나타났다. 2009년 4월에는 미국 서던 캘리포니아 퍼머넌트 메디컬 그룹의 도널드 퐁 박사가 아반디아가 시력을 떨어뜨리는 당뇨 황반부종 위험을 높인다는 사실을 확인하는 연구 결과를 〈안과학 저널〉에 실었다.

그럼에도 GSK는 이런 부작용들이 "이미 잘 알려진 일반적인 현상"이라며 애써 무시했다. 아반디아와 관련한 당뇨병 환자의 심부전 위험 증가는 이미 잘 알려진 얘기일 뿐이라고 깎아내렸다. 또 그런 사실을 라벨에 부착했을 뿐더러 이미 의사들을 위한 처방정보에도 명시해놓았기에 올바르게 사용하기만 하면 안전하다는 말만 반복했다. 한마디로 아반디아 복용으로 발생하는 각종 부작용을 대수롭지 않게 여긴 것이다.

2010년 6월 말에도 아반디아가 심장마비와 뇌졸중 위험을 높인다는 2편의 연구보고서가 나왔다. 하나는 FDA의 데이비드 그레이엄 박사가 〈미국의사협회 저널〉에 발표한 논문으로, 이 연구에서 그레이엄 박사는 2006년 7월에서 2009년 6월까지 아반디아와 같은 계열의 다른 당뇨병 치료제 악토스와 아반디아를 복용한 당뇨환자 22만 7,571명을 추적 조사했다. 그 결과, 아반디아 복용 그룹의 뇌졸중 및 심장발작–심부전 발생률은 악토스 복용그룹에 견줘 각각 27%, 25% 높은 것으로 나타났다. 특히 이에 따른 사망률도 아반디아 그룹이 악토스 그룹과 비교해 평균 14% 높았다.

다른 하나는 클리블랜드 클리닉 심장과장 스티븐 니센 박사가 〈내과학 기록〉에 게재한 연구보고서다. 스티븐 니센 박사는 총 3만 5,531명의 당뇨병 환자가 참여한 56건의 임상시험을 종합 분석했다. 그랬더니 아반디아 복용군(1만 9,509명)이 다른 치료제를 투여한 환자군(1만 6,022명)에 견줘 심장발작이 발생할 확률이 28~39% 높았다.

FDA 위험 인정하면서도 사실상 '뒷짐'

얼굴에 철판이라도 깐 것일까? 나름대로 믿는 구석이라도 있었던 것일까? 아반디아를 둘러싼 온갖 부작용 논란에도 버틸 수 있는 GSK의 맷집은 어디서 나온 것일까? GSK가 그처럼 뻣뻣하게 나올 수 있었던 든든한 배경은 무엇일까? 의약품 안전당국의 솜방망이 대처가 그 주요 요인은 아닐까?

실제로 FDA는 아반디아 부작용이 가열되는데도 실질적인 대책은 내놓지 않았다. 부작용 논란이 불거질 때마다 다만 경고문구만 강화하는 등 뭔가 안전조치를 하고 있다는 시늉만 낼 뿐이었다. 그러면서 GSK가 아반디아를 계속 팔 수 있도록 내버려뒀다. 일부 당뇨병 환자에게 심장마비 위험을 증가시킬 우려는 있지만, 판매금지 조처를 할 정도는 아니라는 것이었다.

돌이켜 보면 안이한 상황인식이라고 하지 않을 수 없다. 아니 의도적으로 눈을 감은 것 아니냐는 의심마저 불러일으키기에 충분했다. 심부전 부작용 논란이 한참 타오르던 2007년 7월 말, FDA 자문위원회는 아반디아 판매를 계속 허용하도록 FDA에 건의했다. 다만 새로운 경고를 아반디아 라벨에 붙이는 방안을 검토하도록 권고했다.

사용제한이나 판매금지 등 환자의 안전을 지킬 수 있는 실질적 효과는 없는 조치만 내놓은 셈이었다. 당연히 GSK는 중증 심장질환이 있으면 아반디아를 사용해서는 안 되며, 복용 후 체중급증, 부종, 숨 가쁨 등 심장질환 증상이 발생하면 심부전을 확인한 뒤 사용중단을 고려해야 한다는 경고문만 포장에 명시하고 그냥 넘어갔다. 당시 FDA는 아반디아의 부작용을 점검했으며, 그 결과 일부 환자가 심장질환을 겪었고 심지어 사망한 사실까지 확인했는데도 말이다. 그럼에도 FDA는 미온적 조치에 그쳤다.

이후에도 FDA는 아반디아 부작용이 불거질 때마다 경고문의 수위만 조금 높였을 뿐 판매금지에는 미적거렸다. 심지어 아반디아를 두둔

하는 듯한 평가를 빼먹지 않고 덧붙였다. 2007년 11월 중순 FDA는 아반디아가 심장마비 위험도 높일 수 있다는 내용을 경고문에 추가하도록 GSK에 지시했다. 이때 FDA는 "아반디아가 다른 약물에 견줘 심장마비로 말미암은 사망 위험을 높인다는 충분한 증거는 없다."며 이율배반적인 모습을 드러냈다.

부작용도 화나는데 가격도 비싸

부작용은 그렇다고 치자. 다른 약도 많든 적든, 중하든 가볍든, 부작용을 안고 있으니 말이다. 하지만 그러면 가격이라도 싸야 할 텐데, 아반디아는 친(親)소비자 성향과는 거리가 멀었다. 가격이 비싸 환자들은 경제적 부담을 짊어져 가며 사용했는데, 부작용으로 말미암아 이중의 고통을 겪었으니 말이다. 실제로 아반디아 등 새로 나온 당뇨병 약값을 대느라 환자들은 허리가 휠 지경이었다.

미국 시카고 대학 칼렙 알렉산더 박사가 2008년 10월 내과전문지 〈내과학 기록〉에 발표한 조사보고서를 보자. 만성질환인 2형(성인) 당뇨병 환자들에게 처방된 약값은 2001년 67억 달러에서 2007년 125억 달러로 껑충 뛰었다. 왜일까? 이유는 단순했다. 환자에게 투여된 약이 많았고, 비싼 약을 복용했기 때문이다. 이 기간 처방된 당뇨병 치료제의 가짓수는 환자 한 명당 평균 1.14개에서 1.63개로 늘었다. 평균 처방단가는 환자 한 명당 56달러에서 76달러로 올랐다. 특히 이 기간 값싼 구세대 치료제 설포닐우레아의 처방은 67%에서 34%로 급격히 줄어든 반면,

아반디아 등 값비싼 신세대 치료제의 처방은 크게 늘었다. 문제는 신세대 치료제로 불리는 이 약들이 과연 효과적이고 안전하냐는 물음에는 의문을 던질 수밖에 없다는 것이었다. 이 조사보고서는 안전성과 효과를 확인할 수 있는 더 많은 증거가 필요하다고 꼬집었다.

참다못한 소비자 단체 직접 행동 나서

FDA의 소극적 태도에 더는 참지 못하고 소비자가 직접 나섰다. 미국 소비자단체 퍼블릭 시티즌은 2008년 10월 말 아반디아를 팔지 못하게 해야 한다고 FDA에 촉구했다. 그 이유로는 심장과 간에 손상을 입히는 등 생명을 위협할 수 있는 심각한 부작용이 있다는 점을 들었다. 자체 조사 결과로도 아반디아를 복용한 환자 14명이 간부전을 보였고, 이 중 무려 12명이 숨진 것으로 밝혀졌다고 퍼블릭 시티즌은 주장했다. 이 단체는 일부 환자는 눈에 문제가 생기고 빈혈과 골절을 겪기도 했다고 덧붙였다.

이에 대해 FDA는 신중히 검토하겠다는 말만 할 뿐, 특별한 조치를 취하지 않았다. 여기에 맞장구를 치듯 GSK도 성명을 내어 자체 자료는 아반디아가 간에 별다른 문제를 일으키지 않는다는 점을 보여준다고 시치미를 뚝 뗐다. 나아가 심장마비 부작용 문제는 아직 결론이 나지 않았다며 복약 안내서의 지시에 따라 사용하면 안전하고 효과가 있다는 말을 고장 난 녹음기처럼 되풀이했다.

하지만, 이런 낯 두꺼운 주장을 무색하게 하듯, 미국과 유럽 당뇨병

학회는 아반디아 처방을 삼가라는 지침을 발표하며 GSK에 일침을 가했다. 부작용 경고 문구를 하나 더 덧붙이는 식으로 요리조리 피해 다니던 FDA도 골머리를 앓기 시작했다. 심장발작이나 기타 합병증과 관련 있을 것이란 의혹이 제기된 신약들의 부작용 문제를 어떻게 다룰지 심각한 고민에 빠졌다. 하지만 고민으로만 그쳤을 뿐이었다. 소비자단체의 아반디아 판매금지 요구는 뭉개졌다. 그리고 아무런 일도 없었다는 듯 그대로 또 부질없이 시간만 흘러갔다. 그 사이 변한 것은 없었다. 악몽이 계속된 것이다.

그렇게 1년 4개월이 지난 2010년 2월 말. 뜻밖에 FDA 내부에서 양심적인 목소리를 담은 비밀문건이 하나 흘러나왔다. 〈뉴욕 타임스(NYT)〉가 입수한 FDA 기밀보고서는 아반디아가 심장병을 유발할 위험이 크기에 시장에서 회수해야 한다는 주장을 담고 있었다. 이 보고서를 작성한 주인공은 FDA의 데이비드 그레이엄 박사와 케이트 겔퍼린 박사로, 이들은 "아반디아는 시장에서 사라져야 한다."고 주장했다.

추악한 얼굴 드러낸 GSK…"알고도 은폐"

GSK는 아반디아의 부작용 문제가 떠오를 때마다 과학적으로 검증되지 않았다거나 의료진의 복약지도에 따라 사용하면 안전하고 효과적이라는 말로 빠져나갔다. GSK는 정말 아반디아의 위험을 모르고 있었던 것일까? 상식적으로 자기 회사 제품을 모른다는 게 말이 될까? 맞다. 말이 안 된다. 그렇다. GSK는 아반디아의 위험을 이미 수년 전에 인지하고 있었다.

이런 폭로는 2010년 2월 말 미국 상원에서 나왔다. 미국 상원 재무위원회의 맥스 바우커스 위원장(민주당)과 척 그래슬리 의원(공화당)이 주인공이다. 두 의원은 당시 심혈을 기울여 만든 아반디아 보고서를 공개했다. 두 의원은 아반디아에 대한 기존 연구와 GSK의 내부 문건을 바탕으로, 특히 GSK 내부고발자와 FDA 직원들을 인터뷰해서 이 보고서를 만들었다. 그만큼 진실에 가깝다고 할 수 있었다. 이 보고서에서 두 의원은 GSK는 아반디아가 심장병을 유발할 위험이 크다는 사실을 오래전부터 알고 있었지만, 대수롭지 않게 생각했다고 주장했다.

두 의원은 GSK가 아반디아 위험을 사전에 알았다면 적절한 시점에 환자와 FDA에 경고했어야 함에도 그렇게 하지 않았다고 몰아붙이며 도덕적 해이를 나무랐다. 나아가 FDA에도 칼을 겨눴다. 두 의원은 FDA에 서한을 보냈다. 이 편지에서 두 의원은 FDA가 1999~2007년 아반디아 복용으로 말미암아 발생한 심장병 발병 건수가 8만 3,000건에 달한 것으로 추정됐는데도 GSK의 임상시험을 계속 허용한 이유를 해명하라고 따져 물었다.

GSK의 후안무치한 행태는 아반디아 발매 초기로 거슬러 올라간다. GSK는 애초 이 약의 한계와 부작용을 분명하게 인식하고도 눈감았던 것으로 〈뉴욕 타임스〉 확인 결과 드러났다. 2010년 7월 13일 〈뉴욕 타임스〉 보도를 보면, GSK 전신인 스미스클라인비참은 1999년 가을 아반디아가 경쟁업체 다케다의 악토스보다 심장에 안전한지를 알아보는 실험을 했다. 물론 비밀리에 벌인 실험이었다. 실험 결과를 받아든 GSK

는 실망하지 않을 수 없었다. 아반디아는 악토스보다 효능이 떨어질뿐더러 심장에 더 위험한 것으로 드러났다. 당시는 아반디아가 FDA의 허가를 받고 막 시중에 나왔을 때였다. 〈뉴욕 타임스〉가 입수한 문서를 보면, GSK는 1999년 아반디아 출시 직후부터 이 약이 광범위한 심장 관련 질환을 일으킬 가능성이 있다는 점을 알고 있었다. 그런데도 GSK는 이런 사실을 공개하도록 규정한 관련 법규를 어기고 무려 11년간이나 은폐해왔다.

이런 폭로에 대한 GSK의 대응은 똑같은 것이었다. 당시 실험 자체가 중요한 새로운 정보를 담고 있지 않기에 공개하지 않았을 뿐 아반디아는 안전했다고 항변했다. FDA의 부적절한 처신도 도마 위에 올랐다. FDA는 거대 제약사를 위해 일하는 걸까, 소비자를 위해 일하는 걸까? 〈뉴욕 타임스〉는 아반디아를 두고 벌어진 FDA 내부의 찬반양론 논란을 FDA 관계자가 GSK 측에 누설한 것으로 드러났다고 보도했다. FDA가 과연 누구를 위해 일하는지 근본적 의문을 들게 하기에 충분한 충격적 뉴스라 하지 않을 수 없다.

FDA의 끝없는 '비즈니스 프렌들리' 행태

FDA의 이런 기업친화적 행태는 비록 일시적이지만, 아반디아 판매 유지라는 결과로 나타났다. 악몽은 끝나지 않은 것이다. 2010년 7월 14일, FDA 자문단은 아반디아 시판을 금지할 것인지 말 것인지를 논의했다. 표결까지 갈 만큼 격렬했다. FDA 자문단 투표 결과, 33명의 외부 전문가 중에서 20명은 아반디아 판매 유지에 찬성했고 12명은 퇴출에 표를 던졌다. 1명은 기권했다. 자문단의 결정에 구속력은 없다. 하지만 통상 FDA는 자문단의 결정을 수용해왔다.

GSK는 안도의 숨을 내쉬었다. 당시 GSK는 아반디아 부작용 문제로 대규모 소송에 휘말려 있었다. 필라델피아 법원에만 무려 8,000건의 소송이 걸려 있었다. 만약 아반디아가 심장마비 등 부작용으로 시장에서 퇴출당하면 엄청난 피해보상금을 물어줘야 할 판이었다. 이미지 훼손도 회복할 수 없는 손실이었다. 이런 상황에서 나온 FDA 자문단의 아반디아 판매 유지 권고는 소비자의 등에 칼을 꽂은 격이었지만, GSK에는 큰 힘을 보태주었다. 결국 아반디아는 미국에서 한동안 더 생명을 연장할 수 있었다.

2010년 9월 23일 FDA는 아반디아의 사용을 극도로 제한하는 조처는 내렸지만, 당장 팔지 못하도록 하진 않았다. FDA는 아반디아 이외의 다른 치료제가 모두 듣지 않는 당뇨병 환자에 한해서만 의사가 처방할 수 있도록 하고 처방사유서도 쓰도록 했다. 아반디아 처방을 최대한 제한한 것이었다. 그렇더라도 FDA의 조치는 아반디아의 유럽 내 판매를 금지하기로 한 유럽의약품청(EMA)과는 큰 차이를 보였다. EMA는 같은 날 아반디아를 유럽에서 팔지 못하도록 막았다. 이에 앞서 영국 의약품건강관리제품규제청(MHRA)이 심장질환, 뇌졸중 등 아반디아의 부작용 위험이 당뇨치료 효과보다 더 심각하기에 퇴출해야 한다고 주장한 것을 받아들인 결과였다.

FDA가 미국에서 최종적으로 아반디아를 판매금지한 것은 사용제한 조치 이후 1년 2개월가량이 지난 뒤였다. FDA는 2011년 11월 18일부터 일반 소매 약국에서 아반디아 판매를 금지했다. 즉시 퇴출해야 마땅한데도 늦추고 늦추며 늑장을 부리다, 소비자단체의 요구에 더는 버티지 못하고 항복한 것이다.

국내는 사실상 무풍지대

미국, 유럽 등이 아반디아의 심혈관질환 부작용 문제로 떠들썩할 때 우리나라의 상황은 어땠을까? 무풍지대나 마찬가지였다. 의약품 안전당국인 식품의약품안전청은 다른 나라의 안전조치에 전적으로 의존했다. 뒤꽁무니 쫓듯 수동적으로 쫓아갈 뿐, 먼저 나서 선제 대책을 내놓지 않았다. 자체적으로 의약품 부작용을 평가할 수 있는 전문적인 분석시스템을 구축하지 못한 한계 때문이었다.

식약청은 중증 심부전 환자에게 투여하지 못하도록 하거나 처방을 자제해줄 것을 의사와 약사 등 전문가 단체에 당부했을 뿐이었다. 당시는 미국에서 FDA가 아반디아의 심장 부작용 위험을 평가 중이었고, 일부 전문가들은 아반디아의 퇴출을 권고하던 때였다. 그러다가 FDA가 아반디아 사용중지 결정을 내리자 뒤따라갔다. 2010년 9월 24일 식약청은 아반디아를 시중에서 팔 수 있도록 하되 새로 처방, 조제하지는 못하도록 했다.

또 아반디아를 복용하는 환자에게는 의사와 상담해 다른 당뇨병 치료제로 대체하도록 권고했다. 다만 다른 치료법으로 혈당을 조절할 수 없는 환자는 의사 판단 아래 제한적으로 아반디아를 사용할 수 있도록 했다. 물론 이 과정에서 의료진은 충분히 아반디아 부작용을 환자에게 설명하고 환자 동의서를 작성하도록 했다. FDA와 같은 수준의 조치라 할 수 있다. 이와 달리 당시 유럽의약청(EMA)은 아반디아의 부작용이 치료 효과보다 훨씬 크다며 시판 중단을 명령했다.

식약청은 왜 EMA를 본받지 않고 FDA를 따랐을까? 식약청은 기존 아반디아 복용 환자들이 약을 바꾸는 과정에서 건강에 무리가 없도록 하려는 뜻에서 아반디아 시판을 유지하기로 했다고 이유를 댔다. 하지만 식약청이 국민 안전을 최우선 고려대상으로 삼지 않은 사이 2009년 한 해에만 국내에서 5만 9,000여 명이 아반디아와 아반디아를 복제한 의약품을 복용했다. 2006년부터 2010년 8월까지 우리나라에서 심장 동맥질환을 포함한 120여 건의 아반디아 부작용 사례가 보고됐다.

식약청의 아반디아 처방 규정은 의료현장에서 제대로 지켜지지도 않았다. 환자 동의서를 작성하도록 했지만, 의료기관이 건강보험심사평가원에 청구하는 요양급여비용 심사청구서와 명세서 서식에는 아반디아 처방에 대한 환자의 동의 여부를 확인할 수 있는 내용조차 없었다. 식약청 등 보건당국은 보건의료인이 의약품을 적절하게 다루는지 관리감독할 책임이 있는데도, 결과적으로 아무것도 하지 않은 것이다.

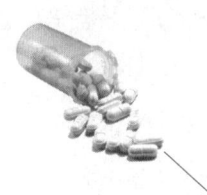

의약품 안전 관리
곳곳 '구멍'

소 잃고 외양간 고치기(?)…한국의약품안전관리원 출범

국내외에서 의약품 안전사고가 터지더라도 우리나라 보건당국은 우물
쭈물하기 일쑤였다. 곧바로 신속하게 대처하지 못했다. 자체적으로 과
학적 판단을 내리려면 근거로 삼을 의약품 안전 정보가 필요하다. 한데
그게 없었다. 의약품 부작용은 계속 증가하는데, 이런 정보를 체계적으
로 관리하지 않았던 탓이다. 그래서 의약품 부작용으로 말미암은 판매
중단이나 리콜 등의 안전 조처를 내릴 때마다 미국 식품의약국(FDA)이
나 유럽의약청(EMA) 등 외국 당국의 결정에 거의 전적으로 의존하다시
피 했다. 사후약방문이란 비판을 받은 것은 어쩌면 당연했다.

다행히 국내 보건당국이 소 잃고 외양간 고치는 일을 조금이나마 덜 수 있을 길이 열렸다. 2012년 4월 17일 일반 국민에겐 다소 생소한 한국의약품안전관리원(이하 의약품안전원)이란 기관이 문을 열고 본격 가동에 들어갔다. 의약품안전원의 설립 목적은 명확하다. 국내외 의약품 안전과 관련한 각종 정보를 수집해 분석, 평가, 관리하고 국민에게 알리는 업무를 효율적으로 추진하려는 것이다. 이를 통해 국민 건강을 위협하는 요인을 사전에 차단하겠다는 취지다. 박병주 서울대학교 의과대학 예방의학과 교수가 초대 원장을 맡았다. 그는 국제약물역학회 학술이사, 〈국제약물역학회지〉 아·태·중동지역 편집위원장, 한국보건의료기술평가학회장 등을 역임했다. 2009년부터 3년 동안 약물감시연구사업단을 운영하며 국내 의약품 부작용 보고수준을 끌어올리는 데 힘썼다. 의약품안전원의 출범으로 우리나라는 과연 약물 부작용 관리의 불모지라는 오명을 벗어던질 수 있을까?

시스템은 갖췄지만…국내 의약품 안전 관리 제대로 이뤄지나?

무슨 일이든 섣부른 기대는 금물이다. 특히 의약품 안전 이슈에 관해서는 후진적 행태를 못 벗은 한국 의약품 당국에 대한 믿음은 잠시 접어두는 게 낫다. 국민이 안심하고 복용할 수 있도록 안전하게 약을 관리하고 있을 것이라고 여겼다가는 실망으로 울상을 지을지 모른다. 그러니 마음의 상처를 받지 않으려면, 기대수준을 낮추는 게 오히려 정신건강에 도움이 될 터이다.

우리나라는 적어도 형식상으로는 나름대로 체계 있는 약품 안전 관리의 틀을 갖추고 있다. 의약품의 허가에서 제조, 판매, 사용에 이르는 약품 활용의 모든 단계에 의약품 당국이 적극적으로 개입해 안전관리에 힘쓰고 있다. 이처럼 신경을 곤두세우는 까닭은 뭘까? 무엇보다 의약품은 사람의 생명과 직결되기 때문이다. 따라서 품질을 엄격하게 관리하고 오남용으로 말미암은 부작용을 방지하는 일은 선택이 아닌 필수다. 먼저 의약품 허가 단계부터 보자. 식품의약품안전청(식약청)은 의약품을 허가 내주기 전에 신약(오리지널 의약품)의 경우 과연 효과는 있는지, 안전한지 등을 사전에 검증한다. 또 복제약(제네릭 의약품)은 오리지널 의약품과 약효가 같은지 알아보는 이른바 '의약품 동등성 심사'를 한다. 이를 통해 별다른 이상이 없으면 그제야 비로소 승인해준다.

제약사는 이렇게 까다로운 절차를 거쳐 허가받은 의약품이라도 곧바로 만들어 팔 수 없다. 식약청과 지방자치단체가 우수의약품제조관리기준(Good Manufacture Practice; GMP), 의약품유통관리기준(Good Supplying Practice; GSP) 등의 제도를 시행해 제약사가 제대로 된 제조시설에서 만드는지, 약 도매상과 약국이 적정 인력과 시설을 갖추고 의약품을 파는지 감독하기 때문이다. 생산 공정과 판매 과정에서 의약품 품질을 관리하는 것이다.

또 식약청과 건강보험심사평가원은 이미 시판 중인 의약품에 대해서도 재심사, 재평가를 통해 안전성과 유효성을 다시 검증함으로써 만일의 경우에 대비한다. 의약품은 질병 치료라는 유익한 효과뿐 아니라 위험을 동시에 안고 있는데, 시판 전에 의약품의 위험요인을 모두 파악한다는 것은 현실적으로 불가능한 탓이다. 재심사는 시중에 선보인 신약이 일정 기간(4~6년)이 지난 뒤 실제 사용 과정에서 나타난 부작용을 확인 검토해 알려지지 않은 약물유해반응이 있으면 기존 허가사항에 반영하도록 하는 것을 말한다. 재평가는 오래전에 허가를 받아 유통 중인 약에 대해 최신 의약학적 수준에서 안전하고 효과적인지 다시 평가하는 작업을 뜻한다. 의약품 당국은 나아가 부적절한 의약품 사용을 예방하고자 임부나 어린이가 복용하거나 다른 약과 중복해서 쓰면 부작용이 생길 가능성이 있는 의약품은 '금기 및 중복금지 성분'으로 지정해 의사가 처방하거나 약사가 조제하지 못하도록 막고 있다.

그렇지만 제아무리 잘 갖춰진 제도나 시스템이라도 그걸 운영하는 사람이 제 역할과 책임, 의무를 다하지 못하면 아무런 소용이 없는 법이다. 우리나라가 딱 그런 꼴이다. 곳곳에서 임부나 성별, 연령별로 사용하지 못하도록 제한한 의약품을 환자에게 처방, 조제해도 제대로 걸러내지 못하는 일이 벌어지는 등 의약품 안전 관리에 구멍이 숭숭 뚫려 있다.

언제 터질지 모르는 화약고

우리나라는 약물을 잘못 써서 생기는 이른바 '약화(藥禍) 사고'의 안전지대가 결코 아니다. 언제든 터질지 모르는 화약고처럼 위험하기 짝이 없는 게 현실이다. 특히 의약품 취약계층에 대한 배려는 턱없이 부족하다. 소아는 성인에 견줘 약물 반응에 민감하다. 약물 사용에 따른 결과도 예측하기 어렵다. 소아에게 나타날 수 있는 약물 이상반응에 더 주의를 기울여야 하는 이유다. 그래서 의약품 당국은 소아에게 심각한 부작용을 유발할 것으로 보이거나 안전성이 확보되지 않은 약은 소아에 쓰지 못하도록 사용범위를 제한한다.

게다가 성인의 상대적 개념인 소아는 신생아(생후 28일 미만), 영아(만 24개월 미만), 어린이(만 12세 미만), 청소년(만 19세 미만) 등으로 나뉘며 연령별로 약물 부작용 정도가 다를 수 있기에 각 연령에 맞춰 의약품 허가사항을 표기하는 게 옳다. 하지만 식약청은 너무 당연한 일에 소홀했다. 소아용 의약품에서 발생할 수 있는 문제를 방지하고자 소아 연령을 세분화하기로 해놓고도 지키지 않았다.

감사원이 들여다보니, 2009~2011년에 새로 허가를 내준 1,531개 품목의 의약품 중에서 5개 의약품은 구체적 연령을 구분하지 않고 단지 '소아'로만 표기하도록 했다. 이 때문에 외국에서는 6개월 미만이나 2세 미만, 4세 미만의 아이에게는 사용하지 못하도록 한 의약품들을 국내에서는 자유롭게 쓸 수 있는 어처구니없는 상황이 발생했다.

또 행정 실수로 소아용 해열진통제 등 23개 의약품에 대해 '용법·용량 표기사항'에는 6개월 이상 소아가 복용할 수 있도록 허용한 데 반해 '사용상 주의 표기사항'에는 4세 이하 유아는 사용하지 못하도록 해놓는 등 서로 어긋나는 약품 정보를 적을 수 있도록 해 소비자의 혼란을 가져왔다.

이로 말미암아 실제로 소아에게 투여하지 말도록 한 연령제한 의약품이 처방, 조제되는 일이 벌어졌다. 모 제약사의 우울증 치료제는 소아와 청소년에게 자살충동이나 자살행동을 불러일으킬 수 있어 18세 이하에게는 투여하지 못하도록 허가사항에 명시돼 있다. 그러나 의료기관이 2008년부터 2011년까지 18세 이하에 이 약을 처방한 경우는 건수로는 무려 5,351건, 액수로는 1억 1,235만여 원에 달했다.

임산부 등 여성에 대해서도 상대적으로 관심을 덜 기울이기는 매한가지였다. 어떤 약은 임부가 복용하면 유산이나 기형아 출산 등의 부작용 우려가 있어 임부에게 투여하지 못하도록 엄격하게 금지하고 있다. 그렇지만 이른바 '임부 투여제한' 규정은 제대로 지켜지지 않았다. 모 제약사의 소화제는 유산의 위험성이 높아 식약청은 허가를 내줄 때부터 임부에게 투여 못하도록 했다. 그래도 안심하지 못해 2009년 10월 중순에는 이 약이 오용으로 말미암은 유산 등의 부작용이 있다는 내용을 담은 의약품안전성 경고편지를 전국의 의료기관과 약국 등에 보내기까지 했다. 그럼에도 소용없었다. 감사원이 확인해보니 놀랍게도 2008년부터 2011년까지 의료기관이 이 약을 임부에게 처방한 건수가 4,404건이나 됐다.

심지어 남성에게만 사용하도록 제한한 약을 여성에게 처방하는, 말도 안 되는 일도 있었다. 전립선 치료제로 쓰이는 모 제약사의 약은 가임기 여성이 먹으면 사후 기형아를 낳을 위험이 있어 여성에게 투여해서는 안 된다. 그렇지만 규정은 규정일 뿐 실상은 달랐다. 여성이 2008~2011년 의료기관으로부터 이 약을 처방받은 경우는 3,445건에 이르렀다. 금액으로는 8,250여만 원이었다.

의약품 당국의 이해 못할 행보는 여기서 그치지 않는다. 외국에서 판매 중단된 의약품의 위해 정보를 입수하고도 두 손 놓은 채 제때 후속 대처를 하지 않아 결과적으로 국민의 안전을 위협하는 결과를 낳기도 했다. 식약청의 '의약품 사고 위기대응 매뉴얼'(2009년 11월) 등의 업무지침을 보자. 이에 따르면 식약청은 의약품의 문제를 인지하면 위기 확산 예방을 위해 발생 초기에 판매 중단 등 신속한 대응 조치를 해야 한다. 그러나 어찌 된 영문인지 아토피성 피부염 치료 성분인 부펙사막 함유 의약품에 대한 처리과정에서 식약청은 이런 가이드라인을 전혀 지키지 않았다.

부펙사막은 1970년대부터 유럽 지역에서 가려움증과 염증 치료에 널리 사용되던 약물이었다. 스테로이드가 들어 있지 않아 장기간 사용할 수 있는 아토피약이란 광고 덕분에 아토피로 고생하는 아이를 둔 부모의 관심을 한 몸에 받았다. 치질 치료제로도 쓰였다. 그렇지만 이 성분은 일부 환자에게 도리어 심각한 알레르기 반응을 일으키면서 환자가 병원에 입원해야 할 정도로 격심한 부작용을 가져왔다. 그러자 2009년 12월 독일 의약품 관리 당국이 나서 부펙사막의 안전성과 효과를 재검토하기 시작했다. 결과는 위험성이 크다는 것이었다.

독일은 당장 이 성분 함유 약을 시장에서 내쫓는 결정을 내렸다. 뒤이어 유럽의약품청(EMA)이 2010년 4월 23일 유럽집행위원회(EC)에 이 성분 함유 약의 허가를 철회하도록 권고하며 실질적으로 팔지 못하도록 했다. 이 약물이 유효하다는 어떠한 과학적 근거자료도 찾을 수 없었기 때문이다. 이에 자극받아 일본 후생노동성도 같은 해 5월 곧바로 이 약의 제조업체들에 자발적으로 판매 중단하도록 조치했다. 사실상 거의 전 세계에서 이 약은 사망선고를 받은 것이나 진배없었다. 당시 식약청도 세계 곳곳에서 물결치던 부펙사막 의약품의 철수 사실을 잘 알고 있었다.

그렇지만 식약청은 2010년 5월 중순 이 성분이 든 의약품의 안전성을 종합적으로 검토하겠다고 발표한 뒤 아무런 행동도 취하지 않았다. 업무과다라는 석연치 않은 핑계로 늑장을 부렸다. 그러다가 약사시민단체인 '건강사회를 위한 약사회'(건약)가 2010년 11월 15일 '전 세계에서 퇴출당해도 한국에선 판매 가능한 아토피, 치질약 부펙사막'이란 제목으로 항의 성명을 낸 뒤 한 달여가 지나고 나서야 겨우 이 성분이 든 국내 27개 의약품의 판매를 금지하는 조처를 내렸다.

부펙사막은 유럽에서 시판 중단되고 무려 8개월가량이 지난 뒤에야 비로소 국내에서 사라지는 끈질긴 생명력을 과시했다. 이 모든 게 식약청의 지연처리 탓이었다. 이 때문에 이 성분 함유 의약품은 국내에서 철수될 때까지 오랫동안 수백만 개, 수십억 원어치가 아무런 통제 없이 시중에서 자유롭게 유통됐다. 이에 따라 우리 국민은 그만큼 이 약으로 말미암은 부작용 발생 위험에 노출될 수밖에 없었다.

이 약에 대한 식약청의 수긍하기 어려운 처신은 끝없이 이어졌다. 약사법에 따르면, 의약품에 문제가 생기거나 발생 우려가 있으면 식약청은 제약사 등 판매업자에게 이를 회수해 폐기하도록 명령할 수 있다. 나아가 제약사가 이런 위해 의약품의 판매를 중지하지 않거나 폐기하지 않으면, 식약청은 아예 해당 제약사의 업무를 정지시키는 등 강력한 행정처분을 내릴 수 있다. 그렇지만 식약청은 소비자를 위해 자신의 권한을 적극적으로 행사하지 않았다. 되레 거꾸로 갔다. 부펙사막 함유 의약품의 판매 중단 조처를 내리면서 사회적 파장이 클 것이라고 지레 걱정해 회수·폐기 등 필요한 행정조처를 하지 않았다. 다만 약국과 의약품 도매상 등에 법적 강제력이 없는 반품 협조요청 공문만 달랑 보냈을 뿐이었다.

이 때문에 부펙사막이 든 의약품은 식약청의 시판금지 조치 이후에도 계속 유통되는 어이없는 일이 생겼다. 2011년 1월부터 9월 사이에 시중에 나돈 부펙사막 의약품은 18만여 개, 8,350여만 원어치에 달했다.

5장

정치는 어떻게
의료를 망치는가

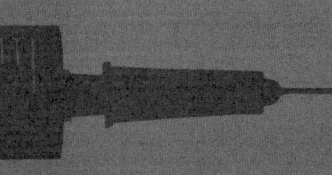

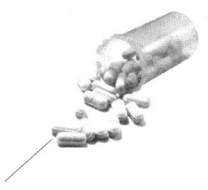

나는 네가
광우병 쇠고기 촛불시위 때
한 일을 알고 있다

'예방원칙(precautionary principle)'을 저버리다

예방원칙이란 게 있다. 확실한 증거가 없더라도 심각한 환경파괴의 위협이 있을 때는 적기에 적극적으로 대처해야 한다는 뜻이다. 과학적으로 인과관계를 명확하게 증명할 수 없어도 경우에 따라서는 '예방 측면'에서 규제할 것은 규제해야 한다는 말이다. 이 원칙은 주로 환경 분야에서 쓰였지만, 이제는 식품안전, 건강 등 다른 영역에도 광범위하게 적용되고 있다.

이 원칙은 1992년 6월 브라질 수도 리우데자네이루에서 열린 지구정상회담에서 채택된 리우선언에서 구체적으로 모습을 드러냈다. 리우선언에 '원칙 15'로 제시돼 있는 그 내용은 다음과 같다. 환경보호를 위해 각국은 능력에 따라 사전예방적 접근을 폭넓게 활용해야 한다. 심각하거나 비가역적인 피해의 위협이 있으면 충분한 과학적 확실성이 없다는 이유로 환경파괴를 방지하려는 비용-효과적인 조치를 연기해서는 안 된다. 다시 말해 과학적인 확실성이 없더라도 그 피해가 심각하거나 돌이킬 수 없으면 정책결정자는 사태악화를 막기 위한 비용-효과적인 조치를 세워야 한다는 것이다.

사실 정책 당국이 예방원칙에 조금만 충실했더라면 이명박 정부 출범 초기 광우병 촛불시위 같은 사태는 벌어지지 않았을지 모른다. 하지만 이명박 정부는 미국산 쇠고기 수입 문제에서 예방원칙을 철저히 무시했다. 여기에 정부 안팎의 일부 전문가들이 사태악화에 한몫했다. 당시 정부가 소비자 관점에서 예방원칙 아래 정책을 입안하고 집행하도록 충고하고 견제해야 할 터인데, 자신의 본분을 잊고 도리어 '관변학자'로 활약하며 일을 더 꼬이게 했다. 몇 가지 대표적 사례를 중심으로 살펴보자.

다시 생각하는 전문가의 역할

'의학과 정치는 분리될 수 없다. 분리되어서도 안 된다. 사회적이고 정치적인 접근만이 질병의 근본 원인들에 대적할 수 있다.' 제프리 로즈(Jeoffrey Rose)가 1992년에 쓴 《예방의학의 전략》이란 책에서 한 말이다. 건강 문제를 근본적으로 해결할 수 있는 가장 좋은 방법은 사회의 건강

불평등을 개선해 사회 전체의 평균적인 건강 수준 자체를 높이는 것이라는 점을 강조한 것이다.

제프리 로즈는 영국의 의사이자 역학자였다. 1926년 4월 19일 태어나 1993년 11월 12일 67살을 일기로 사망했다. 그는 심혈관질환 역학조사와 예방 분야에서 선구적인 인물이었다. 대영제국 커맨더 훈장(CBE)을 받았고, 런던 위생 및 열대의학 대학원 역학 명예교수, 성 매리 병원 의과대학 명예고문 의사를 지냈다.

제프리 로즈는 이런 얘기도 했다. 건강 정책 등 모든 정책에 대한 책임은 온전히 시민사회 전체가 짊어져야 한다고 말이다. 그에 따르면 시민들 스스로 위험 및 각종 기회비용을 충분히 숙고해 선택한 정책만이 정당성을 얻을 수 있다. 즉, 정책의 결정자는 전문가가 아니라 시민들 자신이 되어야 한다. 물론 시민들이 전문적인 각종 정보를 충분히 이해하고 해석할 능력이 있다고 볼 수는 없다. 그래서 이때 중요한 게 전문가의 역할이다.

물론 불확실성의 시대에 살고 있기에, 전문가라고 해서 항상 100퍼센트 확실한 과학적 입증을 해낼 수는 없다. 하지만 전문가는 가능한 한 투명한 정보를 사람들에게 전달하도록 힘써야 한다. 불완전한 정보를 감추고 특정 정보의 확실성을 부풀려선 안 된다. 대중 여론 조작을 목적으로 정보를 맘대로 주무르려고 해서는 안 된다. 나아가 힘닿는 대로, 다양하고 상충되는 정보들 배후에 놓인 특정 집단의 이해관계까지 명료하게 드러내도록 노력해야 한다. 이를 통해 전문가는 시민들이 스스로 최선의 선택을 할 수 있도록 도와야 한다. 그게 전문가에게 주어진 사명이다. 전문가가 이 점을 혼동할 때 대중의 불신을 사게 된다.

미국산 쇠고기 수입 재개 문제도 마찬가지였다. 미국산 쇠고기를 들여와 먹을지 말지, 그 선택과 결정은 최종적으로 시민의 몫이다. 정부와 전문가는 미국산 쇠고기 재수입 정책을 도입하기에 앞서 시민들이 민주적으로 의사를 수렴할 수 있도록 도와야 한다. 시민들이 미국산 쇠고기와 관련한 정보를 취사선택할 수 있는 자유를 침범해서는 안 된다. 불확실한 사실들 속에서 시민 사이에 떠도는 얘기를 일방적으로 괴담이라고 몰아붙일 게 아니라, 다양한 정보 중에서 무엇이 괴담이고 무엇이 과학적 진실인지 시민 스스로 자유롭게 결정할 수 있도록 보장해야 한다.

광우병이 뭐지

본격적으로 이야기를 펼치기 전에 말도 많고 탈도 많았던 광우병은 대체 어떤 질병인지 알아보자. 들어가기에 앞서 먼저 이 글은 수의사 출신으로 박사과정을 수료하고서 SBS에서 저널리스트로 활동하는 한세현 기자의 '취재파일-광우병, 동물의 역습'이란 블로그 글을 참고했음을 미리 밝혀둔다.

우리가 흔히 '광우병'(Mad Cow Disease)이라고 부르는 질병의 원래 명칭은 '소 해면성 뇌증'(Bovine Spongiform Encephalopathy)이다. 줄여서 'BSE'라 부른다. 좀 어렵게 느껴지겠지만, 영어 뜻 그대로 소의 뇌가 스펀지처럼 구멍이 숭숭 뚫려 있는 증상을 말한다. 이 병이 세상에 본격적으로 출현해 인류를 공포로 몰아넣은 것은 1980년대 중반이다. 그렇지만 비록 소가 아니라 다른 동물에서 발생한 것이긴 하지만 비슷한 형태의 질병은 이보다 훨씬 이전에 나타났다. 찬찬히 살펴보자.

1985년 4월 어느 날 영국 남동부 켄트 주에 있는 한 농장. 젖소 한 마리가 갑자기 경련을 일으키며 날뛰더니 그대로 주저앉아 버렸다. 그러고는 일어나지 못했다. 농장주는 이 소를 고통에서 벗어나게 하려고 수의사를 불러 일단 안락사를 시켰다. 농장주도 수의사도 이 일을 대수롭지 않게 여겼다. 그냥 이 소가 보기 드문 병에 걸렸거니 하고 생각했을 뿐이다. 그리고 평소에 하던 대로 이 소를 육류가공 공장으로 보냈다. 공장에서는 이 소를 부위별로 나눠 동물사료로 만들었다.

하지만 이 사건은 역사상 최초로 광우병 소가 발견되는 순간으로 기록됐다. 정체를 알 수 없는 이 질병은 이를 기점으로 마치 기다렸다는 듯, 영국 전역으로 번져나갔다. 순식간의 일이었다. 1986년 초까지 영국 남서부의 데번, 콘월, 서머싯 등에서도 비슷한 증세를 보이는 소들이 나타났다. 죽은 소들을 부검해보고서 수의사들은 깜짝 놀랐다. 소의 뇌가 치즈처럼 구멍이 나 있었기 때문이다.

광우병은 걷잡을 수 없이 빠르게 퍼졌다. 당시 정식 보고된 광우만 420마리. 확인되지 않은 것까지 고려하면 훨씬 많은 소들이 광우병으로 죽었을 것으로 추정됐다. 문제는 이렇게 죽은 소들이 물리적으로 서로 멀리 떨어져 있어 한 번도 접촉한 적이 없었다는 사실이다. 어떻게 이런 일이 가능할까? 수의사들은 단 한 가지 이유밖에 없다고 결론 내렸다. 바로 같은 '사료'를 먹은 것이다. 실제로 당시 영국 축산농가에서는 소에게 '육골분' 사료를 먹이고 있었다. 육골분 사료가 무엇인가. 말 그대로 고기와 뼈로 만든, 가축의 사체를 가공해 만든 사료를 뜻한다.

소는 원래 위가 4개인 반추동물이다. 풀을 뜯어 먹고 위에 보관했다가 위 안에 있는 미생물을 이용해 풀을 발효시켜 필요한 영양분을 얻어서 먹고 산다. 그런데 소가 쇠고기를 생산하는 산업동물로 바뀌면서, 인간은 소에게 건초와 곡물 등 식물사료 대신 고단백질의 육골분 사료를 먹였다. 더 적은 사료로 더 많은 고기와 우유를 생산해 손쉽게 돈을 벌 요량에서였다. 그리고 이때 동물사료 원료로 쓰인 것은 광우병 감염 가능성이 있는, 이른바 '기립 불능(Downer)' 동물들이었다. 자연의 이치를 거슬렀던 것이다. 재앙의 씨앗은 이렇게 뿌려졌다.

당시 역학조사에 나선 학자들은 소들이 1981~1982년 사이에 만들어진 육골분 사료를 먹고 광우병에 걸렸고, 대체로 4년 이상의 잠복기를 갖고 있다는 사실을 확인했다. 영국 당국은 결국 1988년 7월 육골분 사료 공급을 중단하는 조처를 내렸다. 그렇지만 광우병 감염 소는 계속 나왔다. 당시 공식 확인된 광우는 2,185마리. 이때부터는 한 달에 거의 500마리씩 늘어 1989년에는 공식 집계만 7,136마리가 광우병에 걸린 것으로 조사됐다.

광우병, 인간을 덮치다

상황이 이렇게 되자, 사람들의 시선은 이 정체불명의 무서운 질병이 과연 사람에게도 옮느냐에 온통 쏠렸다. 사람들의 걱정과 우려는 점점 현실화하기 시작했다. 1990년 2월, 광우병 소의 뇌를 쥐에게 먹였더니 쥐가 광우병과 같은 증상을 보였다는 연구 결과가 언론을 통해 공개됐다. 그러자 광우병에 걸린 소를 먹으면 사람도 광우병에 걸릴지 모른다는 흉흉한 소문으로 영국 사회 전체가 술렁거렸다.

같은 해 5월에는 애완 고양이가 광우병 의심 증세로 죽는 사건이 발생했다. 전 사회가 광우병 공포로 뒤덮였다. 쇠고기 소비가 3분의 1로 줄었다. 학교급식에서 쇠고기 반찬이 사라졌다. 영국 정부는 국민의 불안을 잠재우려고 갖은 애를 다 썼다. 특히 농업장관은 쇠고기가 안전하다며 TV카메라 앞에서 자신의 딸에게 햄버거를 먹여주는 쇼를 연출하기도 했다. 하지만 속수무책이었다. 이후 4년간 애완고양이 62마리가 광우병으로 죽었다. 방송에서 쇠고기가 안전하다고 주장했던 농업장관의 딸은 17년 뒤 자신의 친구가 광우병으로 죽어가는 모습을 지켜봐야 했다.

영국 국민들은 넋을 잃었다. 더 큰 문제는 광우병이 더 이상 영국만의 문제가 아니라는 사실이었다. 1994년 4월엔 독일에서, 같은 해 9월엔 덴마크에서도 광우병에 감염된 소가 확인됐다. 이 소들은 모두 지난 1988년 영국에서 수입한 소였다. 이 무서운 전염병은 유럽 전역, 나아가 전 세계로 퍼지기 시작했다. 2000년 세계보건기구(WHO)는 영국에서 88명, 프랑스에서 3명, 아일랜드에서 1명이 인간 광우병으로 사망했다고 공식 발표했다. 2001년엔 스페인과 일본에서 광우병 소가 발견됐다. 그러자 일본 정부는 자국산 소에 대한 전수 검사에 들어갔다. 2002년 6월에는 이스라엘에서 광우병 소가 발견돼 우리 정부는 이스라엘산 축산물과 이를 원료로 만든 식품 및 식품첨가물의 수입을 금지했다.

2003년에는 미국과 캐나다에서 광우병 소가 확인됐다. 전 세계가 광우병 소용돌이에 휘말린 것이다. 이런 세계적 광우병 사태 앞에서 당시 우리 정부도 꽤 발 빠르게 움직였다. 이른바 보수언론도 앞다퉈 광우병 파동 상황을 신속하게 전하며 국민 안전을 지키기 위한 정부의 강력한 대책을 주문했다. 당시 보수언론의 적극적인 보도 태도는 그 이후 2008년 이명박 정부가 미국산 쇠고기 수입을 재개하기로 결정했을 때의 그것과는 완전히 달랐다.

식품의약품안전청은 2001년 2월 광우병 감염 식품과 의약품이 국내에 들어오는 것을 차단하고 신속한 예방대책을 마련하고자 태스크포스를 꾸려 운용했다. 이를 통해 광우병 발생 국가에서 생산된 반추동물의 장기 부산물을 사용해 만든 가공식품, 의약품, 화장품 등을 수입하지 못하도록 막았다.

광우병의 역사

앞서 스쳐 지나가듯 짧게 언급했지만, 사실 광우병은 신종 질병은 아니었다. 이미 오래 전에 광우병과 유사한 질병이 다른 동물과 사람에게서 나타났었다. 물론 그 원인을 규명하지 못해 인류는 골머리를 앓고 있었다. 실제로 광우병의 역사는 지금으로부터 200여 년 전으로 거슬러 올라간다. 당시 영국에서 있었던 일이다. 멀쩡하던 양들이 갑자기 안절부절 못하고 몸을 바르르 떨었다. 그러다가 바위나 절벽에 기대고 몸을 긁어댔다. 살갗이 벗겨지고 피가 나는데도 양들은 긁고 또 긁었다. 양들은 이렇게 이상한 행동을 보이며 서서히 죽어갔다. 이 동물 전염병은 유행처럼 유럽 전역으로 번졌다.

수의사들은 이 병의 이유를 알아내지 못했다. 다만 죽은 양을 부검해보니 뇌에 스펀지처럼 구멍이 뚫려 있어 깜짝 놀랐다. 수의사들은 스펀지 모양의 뇌 질환이란 뜻에서 '해면성 뇌증'(Spongiform Encephalopathy)이라고 보고했다. 그리고 가렵다는 의미에서 '스크래피'(Scrapie)라고 불렀다. 이후 시간이 한참 흘러 20세기 초 독일에서 스크래피 증상과 비슷하게 뇌 조직에 구멍이 난 질병이 사람한테도 발견됐다. 1920년대 이 질병을 확인한 이들은 크로이츠펠트(Creutzfeld)와 야콥(Jacob)으로 신경과 의사들이었다. 치매 환자를 돌보던 이들은 일부 환자가 이상한 증세를 보이며 죽어가는 증상을 목격했다.

이들 환자는 갑자기 기억력이 떨어지고 몸이 급격히 쇠약해지다가 알 수 없는 말을 했다. 그러다가 흥분해서 고함을 지르고, 미친 사람처럼 날뛰었다. 환자들은 1년을 못 넘기고 숨졌다. 이렇게 죽은 환자를 부검해봤다. 아니나 다를까. 뇌에 구멍이 뚫려 있었다. 학자들은 이 병을 처음 발견한 두 의사의 이름을 따 '크로이츠펠트-야콥병'(Creutzfeld-Jacob Disease)이라 이름 붙였다. 줄여서 'CJD'라고 불렀다.

CJD와 증상이 같은 병은 1950년대 파푸아 뉴기니에서도 나타났다. 어느 날부터 이곳 원주민들이 치매 증상을 보이기 시작했다. 이들은 극도로 흥분했다가 갑자기 숨졌다. 학자들이 시체를 부검해보니 스크래피, CJD와 마찬가지로 뇌에 구멍이 나 있었다. 학자들은 이 병을 원주민들 언어인 '쿠루'(Kuru)를 붙여 '쿠루병'(Kuru Disease)이라 불렀다. 물론 원인은 밝혀내지 못했다. 다만 의사들은 현지 필드 스터디를 통해 중요한 단서 한 가지는 찾아냈다. 식인풍습이었다. 파푸아 뉴기니 원주민들은 가족이나 가까운 친척이 죽으면 망자의 뇌를 꺼내 먹는 풍습이 있었다. 그러면 죽은 자의 영혼을 이어받을 수 있다고 믿었다. 학자들은 이 풍습이 쿠루병과 밀접한 관계가 있을 것으로 추정했다.

이런 추측은 실험을 통해 사실로 확인됐다. 양에서 발생한 스크래피의 원인을 연구하던 수의사들은 다양한 실험 끝에 이 병이 다른 동물에게도 전염된다는 사실을 밝혀냈다. 스크래피에 걸린 양의 뇌를 갈아서 종이 다른 염소에게 주사했더니 이 염소도 스크래피에 감염된 것이다. 다만 수의사들은 그 병원체가 바이러스인지, 세균인지, 곰팡인지, 기생충인지는 알아내지 못했다.

아무튼 이 동물실험은 쿠루병을 연구하던 의사들에게 영감을 주었다. 의사들은 인간과 영장류를 대상으로 같은 실험을 했다. 쿠루병으로 숨진 사람의 뇌를 갈아서 유전적으로 사람과 가장 가까운 침팬지에게 투여했다. 결과는 예상대로였다. 침팬지의 뇌는 점차 파괴됐다. 인간과 동물의 종을 뛰어넘는 무서운 인수공통전염병이 존재한다는 사실을 확인하는 순간이었다. 스크래피와 비슷한 증상을 보이는 동물은 더 많이 늘어났다.

1960년대 밍크 사육은 미국에서 중요한 산업의 하나였다. 당시 많은 농민들이 밍크를 키웠다. 밍크에서 나오는 털은 중요한 소득원이었다. 1963년 어느 날 미국의 한 밍크농장에서 수많은 밍크들이 스크래피와 똑같은 증세를 보이며 죽어갔다. 죽은 밍크를 부검해보니 역시 뇌에 구멍이 나 있었다. 의사들은 이 병을 '전염성 밍크 뇌증'(Transmissible

Mink Encephalopathy), 줄여서는 'TME'라고 이름 붙였다. TME의 원인과 치료법을 알아내려고 오랜 시간 역학조사를 벌이던 수의사들은 놀라운 사실을 알아냈다. TME로 죽은 밍크들이 바로 쇠고기 사료를 먹었다는 것이다. 미국에서는 예전부터 제대로 일어서서 걷지 못해 상품성이 떨어지는, 기립불능소(Downer)들을 동물용 사료로 만들어 사용해 왔다.

역학조사 결과, 기립불능소로 만든 사료가 TME의 원인으로 밝혀졌다. 수의사들은 이런 사실을 실험을 통해서도 확인했다. 수의사들은 밍크와 소의 전염관계를 밝혀내고자 먼저 젖소에게 TME에 걸린 밍크의 뇌 조직을 투여했다. 그러자 젖소들은 뇌에 구멍이 뚫리는 증상을 보이며 죽어갔다. 그리고 이번에는 반대로 그렇게 죽은 젖소의 뇌를 갈아 밍크에게 투여했다. 결과는 마찬가지였다. 밍크도 마찬가지 증상을 보이며 죽어갔다. 이 무서운 병이 동물의 종에 상관없이 양방향으로 전염된다는 끔찍한 실험 결과 앞에 학자들은 망연자실했다. 그로부터 20여 년 후 소에게도 뇌에 구멍이 나는 광우병이 나타났다.

광우병의 원인

스크래피, 크로이츠펠트-야콥병(CJD), 쿠루병, 전염성 밍크 뇌증(TME), 광우병(BSE) 등 이름만 다를 뿐 사실상 같은 증상을 보이는 이 괴질들의 원인은 무엇일까? 오랫동안 베일에 가려져 있던 이들 질병의 원인은 나중에 밝혀진다. 이들 질병은 증상이 같은 만큼 같은 병원체를 가지고 있었다. '프리온'(PRION)이란 단백질이었다.

프리온이 이들 질병의 원인일지 모른다고 처음 가설을 제기한 사람은 미국 캘리포니아주립대(U.C.S.F.)의 스탠리 프루시너(Stanley Prusiner) 교수다. 스탠리 교수는 단백질의 'Protein'과 바이러스 입자를 뜻하는 'Virion'을 합쳐 프리온이란 합성어를 만들었다. 스탠리 교수가 처음 '프리온 가설'을 들고 나왔을 때 의학계는 그 주장이 너무 파격적이었기에 받아들이지 않았다. 그도 그럴 것이, 그때까지 전염성 질병은 세균이나 바이러스, 곰팡이, 기생충 등이 일으키는 것으로 알고 있었고, 그게 상식이었다.

바이러스 등 병원체는 몇 가지 특징이 있다. DNA나 RNA 등의 유전정보가 같다. 그리고 자체적으로 증식할 수 있다. 이렇게 병원체에서 증식해서 다른 곳으로 옮겨가는 현상을 의학용어로 '전염'이라고 한다. 그런데 프리온은 다르다. 유전정보가 없다. 자체 증식할 수 없는 '단백질' 덩어리였다. 의학계가 경악한 것은 당연했다. 하지만 스탠리 교수의 프리온 이론은 결국 의학계의 정설로 지위를 굳힌다. 1980년대 중반에서 1990년대에 유럽을 시작으로 전 세계를 휩쓴 광우병이 계기였다. 스탠리 교수의 프리온 이론은 다시 주목받았고, 그는 1997년 프리온 연구로 노벨 의학상을 수상하며 권위를 인정받았다.

프리온 이론을 간략하게 훑어보자. 프리온(PrP)은 원래 정상 세포 표면에서 발견되는 단백질이다. 정상 뇌신경세포의 작용에 필요한 성분이다. 그런데 이 멀쩡하던 단백질이 특정 원인, 즉 유전자 돌연변이, 자외선, 물리화학적 파괴 등으로 이상이 생기면, 세포 표면에 도달하기도 전에 변형되면서 '변형 프리온(PrPs)'으로 바뀐다. 그 결과는 신경세포가 죽어버리는 '뇌세포 파괴 현상'으로 나타난다. 이렇게 프리온 변형이 소에게 발생하면 '광우병'(BSE), 양에서는 '스크래피', 밍크에서는 '전염성 밍크 뇌증'(TME), 사슴에서는 '만성소모성질병'(CWD), 사람에서는 '크로이츠펠트-야콥병'(CJD)이 되는 것이다.

이 가운데 사람에게 생기는 CJD를 좀 더 자세히 들여다보자. CJD는 프리온의 종류와 발병 원인에 따라 다시 크게 네 가지로 나눌 수 있다. 먼저 sCJD(sporadic CJD, 산발성 크로이츠펠트-야콥병). CJD 중에서 가장 많다. 전체 발생 건수 가운데 약 80%가량을 차지한다. 신경세포에 존재하는 정상 프리온이 자연적으로 구조가 변형된 경우이다. 평균 60세에 sCJD에 걸려서 대부분 7~8개월 이내에 숨지는 것으로 알려져 있다.

다음은 iCJD(iatrogenic CJD, 인위성 크로이츠펠트-야콥병). 인위성, 말 그대로 자연적이 아니라 사람에 의해 생긴 것이다. 주로 외과 수술 과정에서 발생한다. CJD 환자를 다룬 수술도구로 다른 환자를 수술했거나 CJD 환자의 뇌막을 이식 받는 과정에서 발병한다. fCJD(familial CJD, 가족성 크로이츠펠트-야콥병)는 '가족성'이란 말에서 유출할 수 있듯 선천적으로 CJD 발병 유전자를 안고 태어난 것이다.

가장 문제가 되는 게 vCJD(variant CJD, 변형 크로이츠펠트-야콥병)다. 바로 문제의 인간 광우병이다. 외부에서 침입한 프리온 같은 인자에 의해 발병한 것이라고 할 수 있다. 현재까지 vCJD로 사망한 사람을 분석해 보면 광우병 소에서 나온 고기, 특히 특정위험물질(Specified Risk Material, 줄여서 SRM)을 먹고, 평균 28세에 발병해 1년 뒤에 죽었다. vCJD를 제외한 나머지 CJD는 광우병 소와 관련이 없다는 게 학계의 의견이다.

영혼을 잃은 전문가 출신 관료들

광우병에 대한 설명이 길었지만 광우병 자체를 모르고는 광우병 감염 우려 미국산 쇠고기 수입 사태의 본질을 이해하기 어렵다. 이제 본론으로 들어가자. 이명박 정부는 2008년 4월 미국산 쇠고기를 수입하기로 결정했다. 이후 '광우병 쇠고기 수입 반대 촛불시위'는 거세게 타올랐다. 당연한 반발이었다. 국민 식생활 안전과 관련한 민감한 사안을 이명박 정부는 일방적으로 밀어붙였다. 국민의 동의를 구하거나 설득하는 과정은 없었다.

모든 형태의 외부 위험으로부터 국민의 생명과 안전을 지키는 것은 정부의 의무다. 정부의 기본 기능이다. 하지만 이명박 정부는 그 책임을 다하지 않았다. 출범 초기 들뜬 상태에서 무엇을 해도 국민이 다 이해해줄 것이라는 착각에 빠져 상황판단을 잘못한 탓일 터이다. 촛불집회는 이에 대한 국민의 자연스러운 분노의 폭발이었다. 이 과정에서 일부 전문가들은 납득하기 어려운 행태를 보였다. 도저히 일반 소비자를 위한 것이라고 보기 어려웠다.

당시 이명박 정부에 몸담고 있던 공무원 신분의 전문가들뿐 아니었다. 일부 민간 전문가들도 마찬가지였다. 정부와 공급자의 편에 서서 억지 주장을 펼쳤다. 기세등등한 권력의 힘에 눌렸는지, 일부는 진실 앞에 눈감고 침묵했다. 사실상 이명박 정부의 손을 들어준 셈이다. 쫄거나 겁먹어서 그랬겠지만, 전문가의 역할을 다하지 못한 책임에서 벗어날 수 없다. 미국산 쇠고기 전면 수입에 따른 광우병 파동 당시 이명박 정부는 파문 확산 막기에 급급했다. 그런 나머지 전문가 출신 관료들을 끌어들여 '명박산성'을 지키는 파수꾼으로 썼다.

당시 표면적으로 최전선에 서서 이명박 정부 사수에 나선 부처는 보건복지부(당시 보건복지가족부)와 농림수산식품부. 그렇지만 실질적으로는 청와대(Blue House; BH)가 광우병 파문을 진화하고자 이 두 부처를 뒤에서 조종하며 진두지휘하고 있었다. 두 부처는 사실상 청와대가 시키는 대로 움직이는 로봇이나 마찬가지였다.

농림부야 미국산 쇠고기 수입에 앞장선 주무부처이기에 총대를 멜수밖에 없었다고 치자. 하지만 당시 복지부(실질적으로는 복지부 산하 질병관리본부)가 보여준 모습은 국민 건강을 책임진 보건당국이라고 부르기에 낯뜨거울 정도였다. 당시 광우병 파문이 걷잡을 수 없이 커지자, 두 부처는 'BH 하명'을 받아서인지 2008년 5월 초 나흘 사이에 무려 두 차례나 공동기자회견을 열어 사태 수습에 나섰다. 물론 역부족이었다.

특히 당시는 한림대 의대 김용선 교수팀의 연구 결과가 인터넷을 중심으로 급속히 퍼지고 있던 상황이었다. 그 연구의 주요 내용은 한국인의 95% 정도가 인간 광우병(vCJD)에 취약한 유전자형(MM형)을 가지고 있다는 것이었다. 한마디로 광우병 위험인자에 노출되면 한국인이 서양인에 견줘 더 쉽게 감염될 수 있다는 말이었다.

발등에 불이 떨어진 듯 그해 5월 2일 복지부와 농림부는 외교통상부에서 합동 브리핑을 가졌다. 이 자리에는 농림부에서 정운천 장관을 포함해 복지부 김성이 장관, 이종구 질병관리본부장, 양기화 대한의사협회 의료정책연구위원, 신동천 연세대 의대 예방의학교실 교수 등이 참석했다. 이들은 인터넷을 중심으로 확산되는 각종 광우병 루머들이 일부 실험실적 결과일 뿐 과학적으로 검증되지 않았거나 사실과 다르다며 미국산 쇠고기의 안전성을 강조했다. 특히 이종구 질병관리본부장은 한국인 유전자형 광우병 취약 연구논문도 깎아내렸다. 이 연구 결과만으로 한국인이 광우병에 걸릴 위험이 더 높은지는 단정할 수 없다는 것이었다. 하지만 이런 반박은 뒤에 드러나지만 자기 발목을 잡는 것이었다. 또 보건당국의 존재 이유를 스스로 정면 부인하는 처사와 같았다.

그럼에도 광우병 파문은 가라앉지 않았다. 오히려 더 뜨겁게 달아올랐다. 안달이 난 이명박 정부의 복지부와 농림부는 첫 번째 합동 기자 회견을 가진 지 나흘만인 5월 6일 두 번째로 미국산 쇠고기 관련 공동 기자 브리핑을 열었다. 이례적인 일이었다. 이명박 정부가 당시 얼마나 다급했는지를 단적으로 보여주는 대목이었다. 이번에도 두 부처는 미국산 쇠고기 수입으로 말미암은 인간 광우병 발생 위험은 매우 낮다며 사태 진화에 부심했다. 하지만 미국산 쇠고기가 안전하다는 말만 되풀이할 뿐 설득력 있는 근거를 내세우지는 못했다. 나아가 한국인이 서양인에 견줘 광우병에 취약한 유전자형을 지녔다는 연구논문에 대해서도 연령, 출생지와 같은 다양한 광우병 위험요인 중 하나일 뿐, 단일 유전자 하나가 광우병 발병 전체를 좌우하지는 않는다고 폄하했다. 그러면서 자기 자신을 부정하는 모순된 행동을 서슴없이 저질렀다.

질병관리본부는 당시 광우병 예방 관련 지침서에서 소의 뇌와 척수를 즐겨 먹는 한국인의 식생활을 바꾸도록 해야 한다는 내용을 실었다. 소의 뇌와 척수 부위에는 광우병 특정위험물질(SRM)이 들어 있어 직접적인 감염 가능성이 매우 높기 때문이다. 이들 조직을 섭취하는 데 따른 위험을 사전에 경고하려는 뜻에서였다. 하지만 언제 그랬냐는 듯 정부는 손바닥 뒤집듯 말을 바꿨다. 정부는 "중장기적으로 광우병 특정 위험물질인 뇌와 척수, 안구 등을 먹는 것을 조심해야 한다는 점을 강조한 것일 뿐 당장 위험이 있다는 것은 아니다."라고 둘러댔다. 아무리 영혼이 없는 공무원이라지만 원칙은 지켜야 하는데, 정부 관료 스스로 신뢰를 깎아내렸던 것이다.

복지부(질병관리본부)는 한국인 유전자형이 광우병에 취약하다는 한림대 의대 일송생명과학연구소 김용선 교수팀의 연구논문을 평가절하했다. 하지만 그건 자기 얼굴에 침 뱉기나 마찬가지였다. 결과적으로 보면 자기 비하를 한 꼴이었다. 무슨 말인지 찬찬히 들여다보자.

광우병 파문 당시 폭발적인 관심을 모았던 문제의 연구논문은 2004년 5월에 나왔다. '한국인에서의 프리온 단백질 유전자(PRNP)의 다형성'이란 제목으로 〈저널 오브 휴먼 제네틱스〉에 실렸다. 이 학술지의 319쪽에서 324쪽까지 차지하는, 6페이지 밖에 안 되는 비교적 짧은 논문이었다. 연구논문은 영문으로 작성됐다. 이 논문의 요약본을 영어에서 한국어로 옮긴 곳은 질병관리본부였다. 한글 요약본의 첫 문장은 "인간의 프리온 단백질 유전자(PRNP)는 프리온 질환에 있어서 인간의 민감성(susceptibility)과 관련 있는 것으로 여겨지고 있다."는 말로 시작된다.

논문이 짧은 만큼 연구 내용은 비교적 단순했다. 연구팀은 건강한 한국인 529명의 프리온 단백질 유전자 다형성을 조사해 프리온 단백질 염기서열 129번의 유전자형 빈도를 분석해봤다. 그랬더니 조사대상의 94.33%가 메티오닌-메티오닌형(MM형)으로 나타났다는 것이다. 5.48%

는 메티오닌-발린형(MV형), 0.19%는 발린-발린형(VV형)이었다. 메티오닌과 발린은 아미노산(단백질을 이루는 구성단위)의 일종이다. 당시 한국인 집단을 대상으로 프리온 단백질 유전자형을 분석한 것은 처음이었다.

문제는 당시까지 전 세계에서 발생한 인간 광우병 환자는 거의 100% MM형이었다는 사실이다. 2004년 영국에서 인간 광우병 환자 124명의 프리온 단백질 유전자를 조사해보니, 129번째 아미노산에서 모두 MM형으로 나왔다. 한마디로 MM형 유전자를 가진 사람이 광우병 감염 쇠고기를 먹으면, 인간 광우병에 걸릴 확률이 높아진다는 뜻이다. 이 말은 당연히 MM형이 많은 한국인이 인간 광우병에 취약할 수 있다는 의미로 받아들여졌다.

연구팀도 논문 요약본에서 "(129번을 포함한) 유전자 다형성이 산발성 CJD(sCJD)와 인간 광우병(vCJD)의 취약성에 중요한 역할을 하는 것으로 보인다."라고 결론 내렸다. MM형과 인간 광우병이 밀접한 상관관계를 맺고 있다는 것이다. 그렇지만 질병관리본부는 "문제의 연구논문에서 MM형과 인간 광우병이 연관성이 있다고 언급한 내용은 없다."며 억지를 부렸다. 하지만 이 말은 자신의 연구 결과를 자기가 뒤엎는, 어처구니없는 말이었다.

한국인이 광우병에 취약한 유전자형을 지니고 있다는 이 연구에는 질병관리본부 연구원들이 대거 참여했다. 또 이 연구에 들어간 연구비도 질병관리본부가 지원했다. 연구에서 가장 중요한 연구인력과 연구비용을 질병관리본부에서 지원했던 것이다. 구체적으로 살펴보자. 이 논문에는 모두 11명의 연구자들이 논문 저자로 이름을 올려놓았다. 이 논문의 제1저자는 한림대 의대 일송생명과학연구소 연구사인 정병훈 박사다. 교신저자는 김용선 교수다. 당시 국립보건원(질병관리본부)의 바이러스팀 소속으로 이 연구에 참여한 인물은 남재환 씨(제2저자), 이호동 씨(제7저자), 주영란 씨(제8저자), 안상미 씨(제9저자), 박근용 씨(제10저자) 등 모두 5명이다. 전체 논문 저자의 절반가량을 차지한 셈이다.

또 이 논문의 마지막 페이지를 보면 이 연구가 당시 보건복지부, 국립보건원, 뇌의학연구센터의 연구비 지원을 받아서 이뤄진 것이라고 적혀 있다. 이 연구는 사실상 질병관리본부와 한림대 의대 김용선 교수팀이 함께 수행한 것이었다.

명의도용조차 모르고 있던 복지부

이명박 정부는 광우병 쇠고기 수입을 반대하는 촛불시위의 불꽃이 좀처럼 사그라지지 않자, 2008년 5월 7일 모든 일간지 1면에 대문짝만 한 광고를 실었다. 농림수산식품부와 보건복지가족부 공동 명의 광고였다. '광우병 괴담 10문 10답'이란 제목이었다. 인터넷을 중심으로 미국산 쇠고기의 안전을 걱정하는 말과 글들이 퍼지는 것을 차단하려는 의도였다. 이명박 정부는 스스로 10가지 '광우병 괴담'을 꼽아놓고서 자문자답하는 방식으로 광고 내용을 구성했다. 자료 출처는 물론 복지부와 농림부로 돼 있었다. 이를 테면, 이런 식이다.

괴담2=광우병 쇠고기를 다룬 칼과 도마에 의해 수돗물까지 오염된다.

사실=수입되는 미국산 쇠고기는 광우병 특정위험물질(SRM)이 제거된 안전한 것으로, 칼과 도마는 물론 수돗물을 통해 광우병은 전파될 수 없다.

문제는 이 광고의 주체 중 하나인 복지부 공보 담당 공무원들이 이 광고가 어떻게 만들어지고 배포됐는지 모르고 있었다는 사실이다. 각 정부 부처의 공보실은 언론홍보와 광고를 책임지고 집행하는 곳이다. 복지부 공보 실무자도 모르는 사이에, 보이지 않는 누군가의 손에 의해, 두 부처의 이름으로 광우병 괴담 광고가 언론매체를 통해 나간 셈이다. 결과적으로 복지부는 자기 이름이 도용된 것도 모르고 있다가 신문에 난 광우병 괴담 광고를 보고 나서야 뒤늦게 알게 되는 황당한 일이 벌어졌던 것이다.

엎친 데 덮친 격이랄까? 이명박 정부가 농림부와 복지부의 명의를 빌려 광우병 괴담을 바로잡는다며 스스로 '사실'이라고 광고했던 내용 대부분은 시민단체의 즉각적인 반박에 부딪쳐 사실과 상당히 거리가 있는 것으로 드러났다. 복지부로서는 난감한 상황이 아닐 수 없었다. 이름을 도용당한 것도 억울한데, 광고 내용마저 엉터리라는 비판을 받는 처지에 몰렸기 때문이다.

'광우병 위험 미국산 쇠고기 전면 수입을 반대하는 국민대책회의'(이하 대책회의)는 정부의 광우병 괴담 광고를 정면으로 뒤집는 '반박 10문 10답' 성명을 이틀 후 발표했다. 이 자료는 대책회의 소속 보건의료단체연합과 수의사연대가 작성했다. 대책회의는 광우병 괴담 광고를 "논리적이지도 않고 과학적이지도 못할뿐더러 오히려 괴담을 퍼뜨리는 것"

이라며 조목조목 반박했다.

　먼저 이명박 정부는 "소를 이용해 만든 화장품, 생리대, 기저귀 등 600가지 제품을 사용해도 광우병에 전염된다는 말은 과학적 근거가 전혀 없는, 정말 괴담"이라고 주장했다. 하지만 대책회의는 이에 대해 "미국 식품의약국(FDA)은 광우병에 걸린 소나 특정위험물질로 만드는 화장품은 눈이나 피부상처를 통해 광우병을 전염시킬 수 있어 위험하다고 경고하고 있다."고 비판했다.

　또 대책회의는 한국인이 광우병에 취약한 유전자를 가지고 있다고 단정할 수 없다는 이명박 정부의 입장에도 일침을 놓았다. 대책회의는 우선 "(광우병 취약 한국인 유전자형) 주장은 정부 보고서에서 시작된 것"이라고 꼬집었다. 실제로 정부가 2007년 9월 21일 작성한 '제3차 전문가 회의자료'를 보자. 이 자료에서 전문가들은 해외에서 (사골, 골반뼈, 꼬리뼈도) 수입 금지해야 한다고 제안했다. 그 이유로는 골수의 위험성, 뼈를 고아먹는 우리 의식문화, 그리고 인간 광우병에 유전적으로 민감한 우리 민족의 유전적 특성을 고려해야 한다는 점을 꼽았다. 정부 스스로 한국인이 인간 광우병에 민감한 유전적 특성을 지니고 있다고 인정한 것이다.

　대책회의는 나아가 칼과 도마는 물론 수돗물을 통해서는 광우병이 전파될 수 없다는 이명박 정부의 주장에도 이의를 달았다. 수돗물을 통한 감염 가능성은 희박하지만, 칼이나 도마를 통한 인간 광우병 감염은 가능하다고 대책회의는 말했다. 대책회의에 따르면 0.001g의 미량으로도 광우병에 감염될 수 있다. "그렇기에 미국 도축장에서도 30개월 이상과 30개월 미만 소를 도축할 때 별도의 칼이나 도마 등을 사용하도록 하고 있는 것"이라고 대책회의는 지적했다. 칼이나 도마에 묻은 아주 적은 양의 변형 프리온을 통해서도 인간 광우병에 걸릴 수 있다는 뜻이라고 대책회의는 설명했다.

광우병 쇠고기 위험 논쟁은 '꺼지지 않는 불꽃'

4개월 넘게 장기간 활활 타오르던 미국산 광우병 쇠고기 수입 반대 촛불집회의 불꽃이 꺼지자, MB 정부는 기다렸다는 듯이 대대적인 정치보복에 나섰다. 그 과정에서 촛불을 촉발한 원인 제공자로 지목된 MBC 'PD수첩'은 공격의 표적이 되어 이명박 정부 내내 가혹한 수난에 시달려야 했다.

PD수첩은 미국산 쇠고기의 광우병 위험을 보도했다는 이유로 MB 정부 검찰의 수사를 받고 기소까지 당했다. 검찰은 PD수첩 제작진을 구속까지 하려 했으나 영장이 기각되는 바람에 뜻을 이루진 못했다. 단지 정부 비판보도를 했다는 이유만으로 유례없는 언론탄압이 벌어진 것이다. 비판언론의 재갈을 물리려는 의도를 MB정부는 숨기지 않았다. 그렇지만 MB정부의 무모한 시도는 불발에 그쳤다. 각종 소송에서 법원은 PD수첩의 손을 들어주었다. MB정부의 지시를 충실히 따랐던 검찰은 굴욕을 감수할 수밖에 없었다.

대법원까지 가는 기나긴 소송과정에서 PD수첩은 숱한 고난 끝에 승리를 거뒀다. 2011년 9월 대법원은 미국산 쇠고기 수입을 주도한 정운천 전 농림수산식품부 장관이 PD수첩 제작진을 명예훼손으로 고발한 사건에 대해 무죄 확정 판결을 내림으로써 3년 이상 끌어온 법정 공방에 종지부를 찍었다. 대법원은 공공성을 근거로 한 보도이기에 명예훼손의 책임을 물을 수 없다고 확인했다. 우리 사회에 아직은 언론자유가 살아있다는 사실을 확인해 준 결정이었다.

하지만 1심과 2심 재판과정에서 PD수첩에 무죄가 나올 때마다 일부 전문가 집단이 보여준 히스테리성 반응은 전문가의 사회적 역할에 대한 근본적인 의문을 던지기에 충분했다. 의사협회가 대표적이다. 의사협회는 대법원의 최종 무죄 판결이 나오기 1년 7개월 전인 2010년 2월 18일 서울중앙지법이 미국산 쇠고기의 광우병 위험을 보도한 PD수첩 제작진에 무죄를 선고하자 그 판결 내용을 반박하는 성명을 내며 법원 결정에 불만을 드러냈다. 사회문제와 되도록 거리를 두고 사회적 발언도 삼가며 자신들만의 성채를 쌓고 지내던 의사단체로서는 좀 뜻밖의 행동이었다. 의사협회는 이 성명에서 "인간광우병 발병에는 유전적 환경적 요인이 복합적으로 작용한다는 점을 재판부가 인용하지 않은 것은 심각한 오류"라며 공세의 날을 세웠다. 나아가 의사협회는 법원이 의학적 판단을 내릴 때는 의사단체의 자문을 받으라고 충고하기까지 했다. 의료현장의 일선에서 국민의 건강을 책임지는 대표적 의료단체의 입장이라고는 믿기지 않을 정도로 일방적으로 PD수첩을 매도하는 내용이었다.

대체 의료인은 어떤 존재인가? 질병의 치료와 예방에 힘써 건강한 사회를 만드는 전문인 아닌가? 특히 병에 걸려 뒤늦게 치료하기보다는,

질병이 생기지 않도록 사전예방의 원칙을 충실하게 지키는 것이야말로 의료인이 그토록 강조하는 교과서적 진료지침 아닌가? 사실 PD수첩은 의사들이 금과옥조로 여기는 사전 예방의 원칙에 입각해 자칫 광우병을 일으킬지도 모를 미국산 쇠고기를 국내에 들여올 때는 신중해야 한다고 보도했고, 그로 말미암아 MB정부로부터 핍박을 받는 처지로 몰렸다. 그런데도 의사협회는 PD수첩을 보호하고 격려하기는커녕 비난하는 데 더 열을 올렸다. 전문가의 도리와 사회적 책임을 헌신짝처럼 내팽개친 격이었다. 이런 외부의 비판 여론을 의식한 탓인지 의사협회도 PD수첩 무죄 판결에 대한 입장을 표명할지 말지를 두고 내부 논란을 빚은 것으로 알려졌다.

광우병 파동에 대한 MB정부의 보복광풍은 그렇게 대법원 문턱에서 무산되긴 했다. 하지만 광우병 쇠고기 위험 논쟁은 여전히 한국 사회에서 진행형이다. MB정부가 퇴진하고 박근혜 정부가 들어선 2013년 5월 29일. 세계동물보건기구(OIE)는 프랑스 파리에서 열린 제81차 총회에서 미국을 광우병 '위험통제국'에서 '위험무시국'으로 변경했다. 일본, 네덜란드, 이탈리아, 이스라엘, 슬로베니아 등 다른 5개국과 함께 미국의 광우병 관련 지위를 상향 조정한 것이었다.

이로써 미국은 광우병 위험에서 완전히 벗어난 것일까? 이제는 광우병 걱정 없이 안심하고 미국산 쇠고기를 먹어도 되는 걸까? 국제 기준으로 보면 그렇다고 말할 수 있다. 그렇지만 광우병 촛불시위에 크게 화상을 입은 탓일까? 아니면 불량식품을 성폭력-학교폭력-가정폭력과 더불어 척결해야 할 4대 사회악으로 규정하고 식품안전에 정책의 초점을 맞춘 박근혜 정부의 국정기조 때문일까? 우리나라는 미국이 광우병 위험을 무시해도 좋을 만큼 공식적으로 국제사회의 인정을 받았지만, 당분간은 미국산 쇠고기 수입 조건을 완화할 계획이 없음을 분명히 하며, 조심스러운 반응을 나타냈다.

박근혜 정부가 이처럼 신중하게 대응할 만한 이유가 있었다. 미국이 광우병 위험무시국으로 지위가 격상되기 전, 2013년 4월 말 영국에서는 인간광우병 수혈감염으로 1천여 명이 사망할 수 있다는 무시무시한 경고성 정부공식 보고서가 나왔다. 다시 한 번 광우병 공포가 살아 있다는 사실을 확실하게 일깨워주었던 것이다. 2012년에도 영국에서는 인간광우병을 유발할 수 있는 변형 프리온 단백질을 가진 사람이 인구 2천 명 중에서 1명꼴이라는 보고서가 나와 충격을 줬다. 잘 알려졌듯 세계에서 광우병이 처음 발병한 영국에서는 2013년 현재까지 176명이 인간광우병으로 숨졌고, 이들 사망자 대부분은 광우병에 걸린 쇠고기를 먹고 발병한 것으로 조사됐다. 외국뿐 아니다. 국내에서도 광우병 우려는 가시지 않았다. 2013년 4월 말 투명사회를 위한 정보공개센터가 공개한 국립 농수산품질관리원의 자료를 보면, 2012년 쇠고기 원산지 표시제도 위반건수가 866건에 달했다. 2011년의 690건에 견줘 25% 증가했다.

한미 자유무역협정(FTA)으로 농축산물 수입이 늘어난 상황에서 수입 쇠고기 원산지 표시는 광우병의 불안을 줄이기 위한 최소한의 장치인데, 그것마저 제대로 작동하지 않은 것이다. 이런 상황에서 섣불리 미국산 쇠고기 수입개방을 확대해 국민 식탁의 안전을 위협한다면 또 다른 촛불시위가 터져 나올 것은 불을 보듯 뻔하다. 실제로 MB정부 5년의 세월이 흐른 뒤에도 촛불은 생생하게 살아 있다. 촛불집회 5주년을 맞은 2013년 5월 2일 한미FTA저지범국민운동본부 등 진보시민사회단체들은 서울 광화문 등에서 기념집회를 열어 촛불은 이른바 명박산성으로 대표되는 MB식 불통과 밀어붙이기에 숨 막혀 하던 국민의 숨통을 틔워주는 역할을 했다고 의의를 평가했다. 이들은 촛불은 나아가 국민의 건강권을 지키지 못한 MB정부에 대한 분노로 촉발된 국민의 자발적 행동으로 실질적 민주주의로 나아가는 촉매 구실을 했다고 주장했다.

아무튼 광우병 사태 과정에서 벌어진 사회적 혼란의 많은 부분은 MB정부를 무비판적으로 뒷받침한 일부 전문가 집단의 무능과 무책임에서 빚어진 측면이 큰 만큼, 사회의 통합을 위해서라도 이들의 진지한 자기 성찰과 반성이 필요하다.

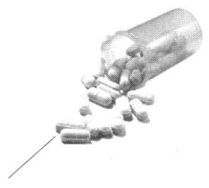

약제비 적정화 방안은
어떻게 무너졌나

약제비 적정화 방안이 뭐기에…왜 한국 고위관료는 고국 상대로 죽도록 싸웠나?

참여정부 시절인 2006년 7월 24일. 당시 김현종 통상교섭본부장은 이날 오후 알렉산더 버시바우 주한 미국 대사에게 전화를 걸었다. 그러고는 한국 정부 안에서 긴박하게 돌아가던 민감한 정책 사안 하나를 시시콜콜하게 설명하기 시작했다. 앞뒤 맥락을 뚝 자르고 본다면, 마치 직속상관에게 업무 보고를 하는 것 아니냐는 오해를 불러일으키기에 충분했다.

　　내용은 유시민 보건복지부 장관 주도로 한국 정부가 미국이 반대하는 '약제비 적정화 방안'을 추진하는 데 대해 자신이 어떤 입장을 취했는지 말하면서 미국의 이해를 구하는 것에 가까웠다. 그는 한국 정부가 약제비 적정화 방안을 입법 예고하겠다고 공식적으로 발표하기에 앞서 미국 정부에 미리 알려야 한다고 제안했다고 말했다. 또 미국이 의미 있는 코멘트를 할 시간도 줘야 한다며 한국 정부 인사들을 설득했다고 덧붙였다. 나아가 미국이 당시 한미 간에 활발하게 진행 중이던 한미 자유무역협정(FTA) 의약품 작업반 협상에서 이 방안을 논의할 수 있도록 해줘야 한다고 주장했다고 강조했다. 특히 이를 관철하고자 그야말로 "죽도록 싸웠다(fighting like hell)"는 말까지 했다.

이토록 지극한 미국 사랑이 또 어디 있을까 싶다. 미국 사람인지 한국 사람인지 의심스러울 정도다. 폭로전문 웹사이트 위키리크스가 2011년 9월 2일 공개한 25만여 건의 미국 외교 전문(電文) 중에 들어 있는 한국 관련 내용 중 하나다. 버시바우 주한 미국 대사가 2006년 7월 25일 작성한 외교 전문에 담겨 있다.

도대체 이 방안이 무엇이기에 한국의 고위 관료인 김 통상교섭본부장은 미국 정부의 이해를 관철하기 위해 자신의 조국인 한국 정부를 상대로 죽도록 싸운 것일까? 미국은 왜 그토록 한국 정부의 약제비 적정화 방안에 극도로 민감한 반응을 보이며 극력 반대했을까? 그 이후 이 방안은 어떤 운명의 길을 걸었을까? 지금부터 약제비 적정화 방안이 무엇이고, 왜 제대로 뿌리내리지 못하고 만신창이가 되어 사실상 좌초하고 말았는지, 그 실패 과정을 짚어보자. 성공 사례보다는 실패 사례를 통해 더 많은 교훈을 얻을 수 있기 때문이다.

우선 용어풀이부터 하고 본론으로 넘어가자. 먼저 약제비(藥劑費). 쉬운 말로는 약값이다. 그런데 이보다는 좀 복잡한 개념이다. 국민건강보험공단이 보험적용을 받는 보험 약품을 사용한 가입자를 대신해서 의료서비스 제공자(의사, 약사 등)를 통해 간접적으로 제약사에 지급한 총비용(보험 약품 사용량×개당 가격)을 말한다. 여기에는 환자 자신이 직접 내는 본인 부담금도 포함된다. 적정(適正)을 사전에서 찾아보면 '알맞고 바른 정도'를 뜻한다고 나온다. 적정 수준, 적정 온도, 적정 요금 등과 같이 주로 일부 명사 앞에 쓰인다. 따라서 약제비 적정화 방안을 말 그대로 풀어 쓰면 정부가 약제비를 누구나 공감할 수 있는 적정 요금 수준으로 관리하겠다는 내용 정도로 풀이할 수 있을 듯하다.

김현종-버시바우 전화통화 즈음에 대체 무슨 일이?

김현종 통상교섭본부장이 버시바우 주한 미국 대사에게 전화한 그즈음에 도대체 한국 정부 안에서는 무슨 일이 벌어지고 있었을까? 궁금하지 않을 수 없다. 얼마나 절박한 일이었기에, 죽도록 싸웠을까? 시곗바늘을 거꾸로 돌려 그때로 돌아가 보자.

　버시바우가 미국에 보낸 외교 전문에 쓰인 그대로이다. 한국 정부는 미국의 반대에도 약제비 적정화 방안을 담은 '국민건강보험 요양급여 기준에 관한 규칙'과 '신의료기술 등의 결정 및 조정기준' 개정안을 입법 예고하겠다고 결정했다. 그리고 예고대로 2006년 7월 26일부터 실제로 입법 예고에 들어갔다. 너무나 강한 미국의 반발에 애초 입법 예고 예정일보다 이틀이나 늦춘 것이었다. 게다가 입법 예고 기간을 이례적으로 훨씬 늘려 그해 9월 24일까지 두 달가량 두기까지 했다. 입법 예고 기간은 통상 20일에 불과하다. 이 기간 미국의 요구를 최대한 수용하겠다며 미국을 달래기 위해서였다. 미국의 눈치를 본 것이다. 사실 한국 정부가 여기까지 오는 데만도 엄청난 난관을 뚫어야 했다. 그 모든 충돌과 마찰, 진통은 뒤에서 풀어놓도록 하겠다.

대체 약제비 적정화 방안은 어떤 내용을 담고 있기에 한미 두 나라가 이처럼 날카롭게 맞부딪쳤던 것일까? 약제비 적정화 방안은 갈수록 악화하는 건강보험 재정을 장기적으로 건전하고 지속 가능하게 유지하고자 한국 정부가 짜낸 고육책에 가깝다. 건강보험 재정에서 나가는 비용 중에 약제비로 지출되는 돈이 해가 갈수록 증가하면서 제동을 걸 필요에 따라 나온 보험 약값 정책이었다.

이 정책은 훗날 진보와 보수진영 간 첨예한 논쟁거리로 떠오르기도 했다. 보수 쪽은 이 정책이 아무런 과학적 연구 결과에 바탕을 두지 않고, 단지 약제비를 깎겠다는 정부 관료의 약값 통제 욕심이 빚어낸 장치일 뿐이라고 비판의 날을 세웠다. 진보 쪽은 심각한 '정보의 비대칭성'이 존재하는 의약품 시장에서 약효와 경제성을 따져 좋은 의약품만 건강보험 급여 대상으로 선정하자는 게 무슨 문제냐며 맞섰다. 이 부분도 잠깐 접어두고 뒤에서 다루도록 하겠다.

약제비 적정화의 두 기둥…경제성 있는 약만 보험적용·기존 보험약 목록정비

약제비 적정화 방안은 갖가지 약제비 절감 대책을 담고 있다. 하지만 크게 봐서는 두 가지로 모인다. 하나는 경제성 평가방식을 도입해 비용 대비 약효가 뛰어난 의약품을 엄격하게 골라서 건강보험에 등재하는 선별등재방식(포지티브 리스트 시스템)으로 보험 약품 관리방식을 바꾸겠다는 것이다. 이에 따라 신약이라도 무조건 보험약으로 인정받지 못하게 됐다. 가격보다 효과가 좋다는 점을 입증해야 하는, 예전에 비해서는 까다로운 관문을 통과해야만 했다. 그간 복지부는 식품의약품안전청의 허가를 받은 의약품이면 특별한 문제가 없는 한 원칙적으로 모두 건강보험을 적용하는 방식(네거티브 리스트 시스템)으로 관리해 왔다.

이렇게 어렵사리 건강보험심사평가원의 경제성 평가 관문을 뚫더라도 곧바로 보험 약품 목록에 오르지 못한다. 국내외 제약사는 국민건강보험공단과 밀고 당기는 가격 협상을 거쳐 보험 약값을 정하는 절차를 밟아야 한다. 그러고 나서야 비로소 보험등재 약품으로 인정받을 수 있다. 제약사들이 국내외를 막론하고 반발하고 나선 것은 이 때문이다. 그간 거의 땅 짚고 헤엄치기 식으로 쉽게 사업을 할 수 있었는데, 앞으로는 어렵게 된 탓이다.

두 번째는 기존 보험약의 목록을 대대적으로 정비하겠다는 것이다. 당시에는 그다지 조명을 받지 못했지만, 폭발력으로 따지면 선별등재방식 못지않다. 복지부는 이미 보험적용을 받는 기존 의약품은 보험약으로 일단 인정하기로 했다. 선별등재방식 시행에 따른 부작용을 최소화하려는 의도에서였다. 복지부는 비록 기득권은 인정했지만, 조건을 붙였다.

2007년부터 2011년까지 5년에 걸쳐 보험목록에 들어 있는 의약품을 50개 약효군별로 분류, 차례대로 비용 대비 효과를 분석해 치료적,

경제적 가치가 우수한 의약품만 엄선하는 등 옥석을 가리기로 했다. 약효군은 고혈압 치료제, 해열진통소염제 등 특정 질환에 같은 효능과 효과를 나타내는 의약품 성분의 집합을 말한다. 이게 무슨 말인가? 얼핏 봐서는 어떤 뜻인지 감을 잡을 수 없다. 아마 당시 많은 관심을 끌지 못한 까닭일 것이다. 그 내포된 뜻을 차근차근 살펴보자.

당시 우리나라에서 건강보험 적용을 받던 의약품은 무려 2만 1,000여 품목. 대부분의 경제협력개발기구(OECD) 국가와 비교해보면 엄청나게 많은 것이었다. 당시 국가별 보험등재 의약품을 보자. 스웨덴 3,152개 품목, 프랑스 4,200개 품목, 이탈리아 4,532개 품목, 덴마크 2,499개 품목, 오스트리아 2,755개 품목, 스위스 2,344개 품목, 호주 2,506개 품목, 미국 2,000개 이하 품목 등에 불과했다.

보험약 목록을 단계적으로 정비하겠다는 복지부의 방침은 한마디로 보험 의약품 품목 수를 대폭 줄이겠다는 것이다. 이에 따라 보험목록에서 빠지는 의약품을 보유한 제약사는 더는 건강보험을 적용받을 수 없게 되면서 매출에 큰 타격을 받을 수밖에 없게 됐다. 제약사들, 특히 국내에 진출한 다국적 제약사들이 이후 그토록 이 정책에 강력하게 저항했던 본질적 이유이다. 다국적 제약사들은 실제로 보험목록 정비로 말미암은 피해가 현실화하자 의사들을 자신의 우군으로 동원하는 등 여론몰이에 들어갔다. 또 이를 통해 이 정책의 무력화에 나서 결국 폐지하는 데 성공한다. 온갖 흠집 내기로 약제비 적정화 방안을 엉망진창으로 만들어 버렸던 것이다.

약제비 적정화 방안은 이밖에 보험등재 의약품의 약값을 주기적으로 재조정하는 다양한 시스템을 도입했다. 제약업계가 그토록 강한 거부반응을 보인 까닭이다. 오리지널 약의 특허가 끝나고 복제약(제네릭)이 보험약 시장에 진입하는 시점에 오리지널 약의 보험 약값을 20% 내리기로 했다. 아울러 오리지널 약을 복제한 제네릭 의약품도 보험등재 순서에 따라 다섯 번째 복제약까지는 오리지널 약값의 68%로 낮추기로 했다. 기존에는 80%까지 쳐주었다. 사실상 생산 중단된 4,705개 품목의 의약품을 보험적용 대상에서 빼기로 했다.

또 '사용량-약값 연계 제도'를 실시해 보험등재 신청을 할 때 제출한 예상 사용량을 초과해 팔린 의약품은 건강보험공단과 제약사 간 협상을 통해 약값을 재조정하도록 했다. 이 제도는 프랑스, 스웨덴, 일본 등 상당수 국가에서 시행하고 있었다.

약제비 적정화 방안을 통해 복지부는 무엇을 기대했을까? 물론 건강보험 재정 안정화가 가장 중요한 정책 목표였다. 복지부는 아울러 경제적, 치료적 가치가 있는, 다시 말해 품질이 확보된 의약품을 국민이 적정한 가격에 사용할 수 있도록 하겠다는 희망도 피력했다. 그럼으로써 환자의 본인 부담을 줄이고 국민건강 증진에도 이바지할 수 있을 것으로 내다봤다. 복지부로서는 안타깝겠지만, 복지부의 이런 희망은 희망으로 그치고 현실화하지는 못했다는 평가를 받는다.

한미 간 첨예한 줄다리기…난관 뚫었지만?

약제비 적정화 방안이 제 모습을 드러낸 것은 2006년 5월이었다. 그러나 복지부가 이 정책의 추진 방침을 발표한 이후부터 국내 정국은 엄청난 소용돌이에 휘말렸다. 애초 복지부는 이 방안을 2006년 9월부터 시행할 작정이었다. 물론 복지부는 계획대로 실행할 수 없었다. 국내외에서 빗발친 반발 탓이었다.

당장 미국에서 반격이 들어왔다. 그것도 복지부가 이 방안을 내놓은 바로 그 당일에, 미국은 우리나라의 약제비 적정화 방안을 철회하라고 요구해 파문을 낳았다. 복지부 주최로 2006년 5월 3일 정부 과천청사에서 비공개로 열린 '약제비 적정관리방안 설명회'에서였다. 이 자리에는 국내외 제약업계 관계자들이 함께했다. 주한미국대사관에서는 커트 통 참사관과 브라이언트 트럭 1등서기관이 참가했다.

주한미국대사관 측은 원점 재검토를 요구했다. 한국 정부의 조치가 제약 분야에 연구개발과 투자를 많이 하는 외국 제약사에 불리한 결과를 가져올 수 있고, 이해관계자와 사전에 충분한 협의 없이 일방적으로 결정됐다는 이유에서였다. 다분히 우리나라의 '정책 주권'을 침해한 것으로 해석할 수 있어서 당시 커다란 논란을 빚은 것은 물론이다.

이는 또한 약제비 적정화 방안 앞에 놓인 험로를 보여주는 신호탄이기도 했다. 특히 2006년 6월 5일부터 미국 워싱턴에서 시작된 한미자유무역협정(FTA) 본 협상을 앞두고 제약 분야에서 두 나라가 첨예하게 대립할 것임을 예고하는 것이었다. 미국은 압박의 강도를 더 높였다. 미국은 우리나라의 약제비 적정화 방안이 양국 간 FTA 협상 타결 때까지 기존 제도를 바꾸지 않을 것이란 애초 약속을 어긴 것이라고 고삐를 죄었다.

미국은 행정부는 물론 의회 인사들까지 나서는 등 전방위로 공세를 폈다. 당시 줄리 헤르위그 미국 하원 세입위원회 전문위원 등 미 의회의 통상전문 입법전문가들은 그해 5월 말 당시 복지부 변재진 차관을 방문했다. 이들 사이에 어떤 대화가 오갔는지는 외부로 알려지지 않았지만, 복지부 주변에서는 약제비 적정화 방안 추진에 미국 측이 강한 유감을 표시했다는 소문이 떠돌았다. 이와 때를 맞춰 마치 약속이나 한 듯, 당시 미국 식품의약국(FDA)의 머레이 럼프킨 부국장 등 고위 대표단 6명도 식품의약품안전청장을 찾았다. 이들의 표면적 방문 목적은 의약품, 의료기기, 식품 분야에서 두 기관 간 구체적인 교류협력 방안을 협의하기 위해서였다. 하지만, 식약청 안팎에선 이들 미국 대표단이 식약청이 미국계 다국적 제약사의 특허권을 제대로 보호하고 있지 않다며 강하게 이의를 제기했다는 말이 떠돌았다.

약제비 적정화 방안은 한미 자유무역협정(FTA) 협상의 최대 이슈로 떠올랐다. 미국은 2006년 7월 11일 서울에서 열린 한미 FTA 2차 협상에서 의약품·의료기기 분과의 논의 자체를 보이콧하며 이 방안의 백지화를 요구했다. 나아가 미국 측은 이 방안의 입법 절차, 시기까지 협상 어젠다로 설정, FTA 틀 안에서 다루어 달라고 요구했다. 한미 양측 간에 밀고 당기는 치열한 신경전이 펼쳐졌다. 물밑 샅바싸움도 전개됐다.

결국 당시 유시민 복지부 장관과 알렉산더 버시바우 주한 미국 대사가 얼굴을 맞댔다. 약제비 절감대책 때문에 교착 상태에 빠진 FTA 협상의 돌파구 마련을 위해서였다. 한국 측은 약제비 개혁을 위한 제도는 도입하되 미국 측의 입장은 최대한 반영하겠다는 뜻을 전달한 것으로 알려졌다. 또 미국 측 제약사가 부당하게 차별받지 않도록 하겠다는 약속도 한 것으로 전해졌다. 양보 모양새를 보이면서 실익을 챙기려는 전술이었다.

그러고서 복지부는 배수의 진을 쳤다. 2006년 7월 16일 예정에 없던 설명자료를 내어 "약제비 적정화 방안은 약제비 지출 문제를 개선하려는 국내 고유의 건강보험 개혁정책이며, 국민건강 및 소비자 주권에 관한 사항으로 FTA 협상과는 별개의 사안"이라고 못 박은 것이다. 정책 주권, 정책 통제권에 해당하는 만큼 더는 간섭을 용인하지 않겠다는 선언인 셈이었다. 복지부는 이 방안을 "FTA 협상의 논의 대상으로 삼자고 미국과 합의한 바 없고, FTA와는 관계없이 수년 전부터 연구를 거쳐 추진해온 과제"라고 주장했다. 복지부는 특히 선별등재방식은 미국, 프랑스, 스위스 등 경제협력개발기구(OECD) 24개 국가에서 운영하는 보편적인 제도라는 말도 잊지 않았다.

그리고 복지부는 애초 예정보다 이틀 늦은 2007년 7월 26일 건강보험 약제비 적정화 방안을 입법 예고했다. 복지부가 이처럼 강수를 둔 데는 미국의 '압박 전술'에 밀리면 우리나라 보건의료 정책 전반에 막대한 후유증을 남길 것이라는 위기의식이 깔려 있었다. 게다가 한미 FTA 협상 타결에 올인하다시피 하던 정부 내 경제부처들이 복지부의 발목을 잡으면서 적전분열 혹은 자중지란의 조짐마저 나타난 점도 복지부가 이 방안의 입법 예고를 서둘도록 하는 데 한몫했다.

미국과의 힘겨루기에서 우리나라가 강하게 치고 나가면서 양측 간의 긴장 수위는 한층 올라갔다. 그러나 미국도 이 사안을 이유로 FTA

협상 전체 판을 깰 수는 없었다. 결국 미국은 2006년 8월 11일 우리나라의 건강보험 약제비 적정화 방안을 전격 수용했다. 그렇지만 미국은 혹시 발생할지 모를 다국적 제약사의 불이익을 막고자 여러 가지 안전장치를 만들자고 요구했다. 이 중에서 가장 대표적인 게 독립적 약값 검토기구 설치와 '허가-특허 연계 조항'이다. 둘 다 우리나라의 '제약 주권'을 침해할 소지가 큰 사안들이다. 물론 미국은 한국과의 FTA 협상에서 이 두 가지 모두 관철했다.

보건의료시민단체가 한미 FTA에 포함된 대표적 독소조항으로 꼽는 게 '허가-특허연계 조항'이다. 사실 이 조항은 철저하게 다국적 제약사의 이익을 지켜준다. 원리는 간단하다. 국내의 한 제약사가 복제약을 제조할 수 있게 허가해달라고 식약청에 신청했다고 치자. 이 조항은 신청을 받은 식약청이 이를 특허권을 가진 다국적 제약사에 통보하도록 규정하고 있다. 그러면 당연히 특허권자는 복제약 제조허가신청을 낸 제약사를 상대로 특허침해소송을 제기할 것이고, 일단 특허소송이 제기되면 식약청은 복제약 허가절차를 중지해야 한다. 그만큼 특허 보호 기간은 늘어난다. 결과적으로 식약청이 특허권자를 보호하는 서포터즈로 전락하는 셈이다. 그리고 복제약 출시 지연으로 말미암은 약값 상승은 고스란히 환자 부담으로 돌아간다.

이른바 독립적 이의 신청기구로도 불리는 약값 검토기구 설치도 비슷한 맥락이다. 한미 FTA 5.7조는 한미 양국 중앙정부 산하 보건의료 당국에서 독립된 신약 가격 설정 기구를 두도록 하고 있다. 이는 현재 신약 가격 협상 기구인 국민건강보험공단의 역할을 무력화하는 것과 마찬가지라는 게 보건의료시민단체의 주장이었다.

국내외 제약업계 격렬 저항…조직적 반발 · 위헌소송

직접적인 충격을 받게 된 국내외 제약업계도 즉각 행동에 들어갔다. 제약협회는 약제비 적정화 방안이 나온 당일 곧바로 반대 견해를 냈다. 이 방안이 부작용만 낳을 뿐이라는 것이었다. 특히 이 제도로 말미암아 도리어 환자가 피해를 보게 될 것이란 논리를 내세웠다. 실제로 경제성 평가를 통해 보험약 선별 목록에서 빠진 의약품은 보험적용을 받지 못한다. 제약협회는 이 점을 들어 해당 약을 처방받은 환자는 그 약값을 자신이 모두 내게 돼 결과적으로 환자의 경제적 어려움만 가중될 것이라고 주장했다.

또 우리나라 보건의료 현실을 고려할 때 이 제도를 도입하는 것은 시기상조인 만큼 유예기간을 두자는 제안도 했다. 인프라 구축이 덜 됐다는 이유에서다. 국내에 약의 비용 대비 효과를 경제적으로 평가할 만한 전문 연구기관이나 인력, 축적된 자료가 턱없이 부족한 상황이라는 것이다. 그럼에도 이런 요구가 받아들여지지 않자 제약협회는 막판에는 법적 대응에 돌입했다. 약제비 적정화 방안이 우여곡절 끝에 2007년 1월 시행에 들어가자 같은 해 2월 행정처분 취소 소송을 낸 데 이어 곧바로 위헌소송으로 맞섰다.

제약협회는 복지부의 약제비 절감정책이 헌법에 보장된 재산권과 영업의 자유, 평등권을 침해하는 등 국민 기본권 침해 여지가 있는데도 국회 동의도 거치지 않았다며 헌법소원을 제기했다. 그러면서 제약협회는 정부의 약제비 적정화 방안은 제약업계가 감내하고 따라가기엔 의약품의 약값 인하 폭이 너무 과하다고 울분을 토했다. 국내 제약산업의 붕괴마저 초래할 지경이라고 강한 어조로 말했다.

다급해진 다국적 제약사들도 조직적 반발 움직임을 보였다. 당시 한국 정부의 약제비 적정화 방안에 강하게 반대한 미국 정부 뒤에는 사실 다국적 제약사들의 강력한 로비가 있었을 것이란 추측이 무성했다. 다국적 제약사들의 모임인 다국적의약산업협회(KRPIA)는 그동안의 수세적 자세에서 공세적 태도로 돌아섰다. KRPIA는 그해 6월 15일 기자회견을 열어 우리 정부의 새로운 보험약값 정책에 처음으로 공개적으로 반대의견을 밝혔다. KRPIA는 한국의 보험약 선별등재방식은 다국적 제약사들의 신약 도입을 어렵게 만들어 한국 환자들이 신약을 접할 기회를 제한할 것이라고 주장했다. 물론 국내외 제약사들의 이런 주장은 나중에 괜히 엄살을 떨고, 엄포를 놓았던 게 아니냐는 비판에 직면한다.

약제비 적정화 방안 두고 보건의료시민단체−다국적 제약사 충돌

다국적 제약사들이 너무 몰아붙였던 것일까? 다국적 제약사들은 약제비 적정화 방안을 반대하는 논리로 환자를 위한다는 명분을 앞세웠다. 이 방안이 결과적으로 신약 출시를 늦춰 신약이 나오기를 눈 빠지게 기다리는 환자들에게 피해를 줄 것이라는 논리다.

그러자 환자단체가 격분했다. 특히 다국적의약산업협회(KRPIA)가

보험 약값 절감 방안을 반대하는 기자회견을 연 것은 불에 기름을 부은 격이었다. KRPIA가 기자회견을 한 비슷한 시간, 같은 장소에서 보건의료시민단체들의 연합체인 보건의료연합과 에이즈 환우회 회원들이 이에 항의하는 집회로 맞불을 놓았다. 이들은 "이윤보다는 생명이 우선이다. 약값을 낮춰라."며 비싼 약값을 고수하는 다국적 제약사들을 정면으로 겨누었다. 이 과정에서 KRPIA 기자회견장으로 들어가려는 보건의료시민단체 회원과 이를 저지하려는 KRPIA 인사들 간에 약간의 승강이도 벌어졌다.

보건의료시민단체는 약제비 적정화 방안은 약제비를 줄일 수 있는 정책으로 대부분의 경제협력개발기구(OECD) 국가도 시행하고 있다며 적극지지 입장을 나타냈다. 또 다국적 제약사들이 주한미국대사관과 유럽연합(EU)을 통해 우리 정부의 정책 주권 사항인 선별등재방식 도입을 막으려고 압력을 행사하고 있다고 몰아세웠다. 보건의료연합은 나아가 "다국적 제약사들이 한미 FTA를 통해 의약품 특허기간을 늘려 국내 복제약 생산을 원천 차단하려고 한다."면서 "이렇게 되면 국내 약값은 폭등하고 많은 환자가 치료를 포기하는 상황으로 몰릴지도 모른다."고 우려했다.

약제비로 얼마나 나가기에…건강보험재정 '휘청'

약제비 적정화 방안은 국내외 제약사와 미국 측의 거센 반대 등 우여곡절 끝에 2007년 1월 본격 닻을 올렸다. 2006년 5월 3일 시행 방침을 발표한 이후 8개월여 만이었다. 대체 약제비로 얼마나 빠져 나가기에 복지부는 미국과 벼랑 끝까지 가는 위험을 무릅쓰고 이 방안을 강행한 것일까? 사실 약제비는 건강보험 당국의 오랜 골칫거리다. 약제비로 나가는 금액은 해마다 증가해 건강보험 당국의 골머리를 앓게 하고 있다.

2005년 기준으로 약제비는 건강보험 총 진료비 24조 8,000억 원 중에서 7조 2,000억 원으로 29.2%를 차지했다. 보험 재정을 갉아먹는 과도한 지출 요인인 것이다. 보험 당국으로서는 제약사의 목에 칼이라도 들이대고 싶은 심정일 수밖에 없는 구조인 셈이다. 2001년 이후 우리나라의 약제비는 연평균 14% 늘어났다.

우리나라 사람이 약을 좋아해서일까? 외국에 견줘 우리나라의 약제비 비중은 높은 편이다. 경제협력개발기구(OECD)의 1998~2003년 통계를 보자. 우리나라의 연평균 약제비 증가율은 12.7%로 OECD 평균(6.1%)의 2배 이상이다. 전체 보건의료비용 중 약제비 비율도 28.8%로 OECD 평균인 17.8%보다 훨씬 높다. 국민 1인당 약제비는 309달러로 OECD 평균(366달러)에 미치지 못하지만 국민소득을 고려하면 결코 낮은 수준은 아니다. 왜 이렇게 약제비가 급증한 것일까? 노령화에 따른 노인인구 증가로 만성질환자가 덩달아 늘어난 게 이유 중 하나로 꼽힌다. 고가약 처방이 많은 것도 약제비를 끌어올리는 데 원인을 제공했다.

복지부가 2003년 대비 2004년도의 약제비 증가 원인을 분석해봤다. 그 결과 약 사용량 증가(76%), 신약 사용(24%), 고가약 사용(10%) 등이 약제비 증가에 영향을 미친 것으로 나왔다. 반면 복제약 사용(-5.3%)과 약값 인하(-4.9%)는 약제비를 줄이는 요인으로 작용했다. 특히

2005년 고혈압에 7,405억 원, 당뇨병에 3,824억 원의 약제비를 쓰는 등 만성질환자의 약제비가 매년 큰 폭으로 늘어났다. 의사처방 건당 약품 품목수도 3.2~4.2개로 선진국의 1~2개에 비해 많은 편이다.

약제비 증가를 도운 요인은 이 밖에도 많다. 빈번한 고가약 처방이 대표적이다. 대학병원은 대체 가능한 복제약이 있는데도 고가약 처방비율이 56.4%에 달했다. 종합병원도 46.5%나 됐다. 또 신약 가격을 산정할 때 미국, 일본, 프랑스 등 선진 7개국의 평균 약값을 기준으로 삼는다든가, 약값 사후관리 시스템이 미흡한 점, 의약품 과도사용에 대한 관리 체계가 미비한 점, 환자가 약에 너무 의존하려는 성향 등도 약제비 증가의 원인으로 꼽혔다.

복지부는 약제비 적정화 방안을 시행하면서 2011년까지 건강보험 진료비 중 약제비 비중을 24% 이하로 낮추겠다는 포부를 밝혔다. 복지부는 과연 이 목표를 실현했을까? 누구나 예상했듯, 목표달성은커녕 약제비는 오히려 더 늘었다. 약제비 적정화라는 말이 무색할 정도다. 2011년 4월 중순 건강보험심사평가원(이하 심평원)은 2010년에 건강보험재정에서 나간 약제비(약사 조제료 제외) 지출통계를 공개했다. 총 11조 6,546억 원이었다. 전체 건강보험 진료비에서 차지하는 비중은 29.6%. 2005년(29.2%)에서 꾸준히 늘어난 수치다. 2010년에 약제비로 나간 돈을 2005년(7조 2,000억 원)과 비교해 액수로 따지면 무려 61.2% 증가했다. 2007년부터 건강보험 약제비 적정화 대책을 시행했는데도 건강보험에서 빠져나간 약제비는 계속 증가한 것이다. 심평원은 약제비 증가의 원인으로 만성질환 증가로 말미암아 의료이용과 투약일수가 늘었기 때문으로 분석했다. 심평원은 약값을 내릴 새로운 대책을 마련해야 한다고 주문했다.

제약사들 엄살 떨었나…다국적 제약사·상위권 국내 제약사 매출 상승

'악재 속 성장세 지속'. 약제비 적정화 방안이 본 궤도에 올라갈 당시 증권가 애널리스트들이 제약업계를 분석하면서 내놓은 기업 보고서에서 흔히 볼 수 있는 문구다. 제약업계가 마치 당장 망하기라도 할 듯 호들갑을 떨었지만, 기술력과 영업력을 갖춘 상위권 제약사들은 견고한 성장을 이어갔다는 말이다. 다국적 제약사들도 마찬가지였다. 다국적 제약사들은 약제비 적정화 방안으로 불이익을 받을 것이란 피해의식에 사로잡혀 강하게 저항했다.

하지만 영업실적으로 보면 결과적으로 엄살을 떨었다고밖에 볼 수 없다. 복지부가 보험 약값 낮추기 정책을 거세게 몰아붙였던 2006년, 국내 진출 다국적 제약사들은 '어닝서프라이즈'라 불러도 좋을 만큼 매출 고공 행진을 했다. 2007년 1월 중순에 공개된 다국적 제약사들의 2006년 매출실적을 살펴보자. 글락소스미스클라인(GSK)은 3,595억 원의 매출을 달성했다. 2005년과 비교해 20% 정도 증가한 것이었다. 아스트라제네카 역시 2005년 대비 30%가 넘는 매출실적을 기록했다. 다국적 제약사들은 이후에도 우리나라 의약품 시장 점유율을 높여 나갔다. 국내 상위권 제약사들도 매출과 영업이익 등 거의 모든 경영지표에서 호조를 보였다.

실제로 상위 제약사들은 승승장구했다. 동아제약은 2006년 2분기 매출 1,461억 6,000만 원, 영업이익 160억 원의 실적을 올렸다. 2005년 같은 기간과 비교해 각각 7.8%, 20.3% 증가한 수치였다. 유한양행도 실적 호조로 웃음 지었다. 2006년 2분기 매출액과 영업이익이 1,107억 원과 200억 원으로 작년 동기 대비 6.9%, 10.3% 늘어났다. 한미약품은 2006년 2분기 영업이익이 180억 원으로 작년 동기보다 19.6%나 증가했다. 매출액은 1,099억 원, 당기 순이익은 143억 원으로 작년 동기 대비 16.5%, 20.1% 각각 늘었다.

보험 약값 절감을 목표로 삼은 약제비 적정화 방안이 시행되고 나서도 제약사들의 매출 호조 흐름은 여전했다. 심평원이 2010년 2월 말에 공개한 2009년 제약사별 전자문서방식(EDI) 의약품 청구금액 자료를 한번 들여다보자. 복지부로서는 기가 막히는 노릇이겠지만, 2009년에 동아제약 등 국내외 4개 제약사의 처방약 매출은 25% 이상 증가했다. EDI 약값 청구금액은 각 병원과 약국이 환자 본인부담금을 제외하고 건강보험공단에 청구한 약값을 합산한 금액을 말한다.

2009년 처방약 매출 1위 제약사는 대웅제약으로 4,681억 원이 건강보험 재정에서 나갔다. 다음으로 동아제약 4,401억 원, 한미약품 4,318억 원, 한독약품 4,308억 원, 한국노바티스 3,481억 원, 한국화이자 3,461억 원, 유한양행 3,343억 원, 글락소스미스클라인 3,229억 원, 종근당 2,891억 원, 중외제약 2,883억 원 순이었다. 특히 동아제약은 2008년 건강보험 처방약 매출액 4위에서 2위로 뛰어올랐다. 동아제약의 건강보험 처방약 매출 성장률은 27% 정도로 다른 경쟁 업체를 압도했다. 아스트라제네카, 바이엘코리아, 삼진제약도 20~25%의 처방약 매출 증가를 누렸다.

　증권가의 분석이 흥미롭다. 증권가는 정부의 보험 약값 절감 대책으로 외견상 제약산업 환경은 악화하는 듯 보이지만, 그것은 단견일 뿐이라고 딱 잘라 말했다. 장기적으로 봤을 때는 정책 불확실성이 걷히면서 상위권 제약사들에게 새로운 도약의 기회가 도래했다고 증권가는 긍정적으로 평가했다.

약값 절감 대책에도 국내외 제약사 매출은 왜 되레 늘었지?

복지부로서는 정말 묻고 싶은 질문일 것이다. 귀신이 곡할 노릇 아니겠는가? 건강보험 약제비를 줄여보겠다고 온갖 반대를 무릅썼는데, 기껏 나온 결과라는 게 국내외 제약사들의 매출이 계속 올라가는 '기현상'으로 나타났으니 말이다. 어찌 억장이 무너지지 않겠는가? 물론 기본적으로는 의약품에 의존하는 인구가 갈수록 늘기 때문이다. 즉 노인과 만성질환자 등 취약계층 인구가 해마다 증가하면서 의약품 사용량이 덩달아 늘어난 탓이 크다고 할 수 있다. 그렇지만 이것만으로는 좀 설명이 부족하다. 여기 궁금증을 풀어줄 단서가 더 있다.

　먼저 다국적 제약사의 매출 호조는 어떻게 설명할 수 있을까? 국민건강보험공단이 2008년 10월 중순 공개한 '협상합의 약제 가격' 자료에서 해답의 실마리를 찾을 수 있다. 약제비 적정화 방안 도입으로 시행된 선별등재방식에 따라 경제성 평가를 거친 신약의 약값은 건강보험공단과 제약사 간의 협상을 통해 정하게 된다. 그런데 이렇게 약값 협상을 거쳐 결정된 27개 신약 중에서 무려 21개 품목의 가격이 경제력을 고려하면 선진 7개국(A7 국가) 중 일부 국가에 견줘 더 비쌌다. A7 국가는 미국, 일본, 프랑스, 독일, 이탈리아, 스위스, 영국 등이다. 우리나라보다 2~3배 소득수준이 높은 선진국에 비해 약값이 더 높다는 말이다. 국내 출시되는 신약의 특허권은 대부분 다국적 제약사가 보유하고 있다. 이렇게 신약을 비싸게 파는데 다국적 제약사의 매출이 오르지 않으면 이상한 일일 것이다.

다음은 국내 제약사들이 승승장구하는 까닭을 알아보자. 무엇보다 국내 제약사들의 복제약 가격이 다른 선진국에 비해 훨씬 비싸다는 점을 꼽을 수 있다. 심지어 미국보다는 4배, 대부분 선진국보다는 2배 비싸다는 연구 결과가 나왔다. 한국개발연구원(KDI) 윤희숙 부연구위원이 2008년 5월 중순 내놓은 '보험약가제도 개선을 통한 건강보험 지출효율화'라는 논문을 보자.

이 논문을 보면 우리나라 복제약 가격은 오리지널 약 대비 82.05%다. 복제약 가격이 오리지널 약 가격의 평균 16%인 미국이나 평균 40% 미만인 대부분의 선진국에 비해 월등히 높은 수준이었다. 윤 부연구위원은 이처럼 높은 복제약 가격이 건강보험 재정을 압박하고 제약업계의 낙후성을 부채질하고 있다고 지적했다. 우리나라 건강보험 재정에서 나가는 약제비 비중은 30%에 육박한다. 윤 부연구위원은 이렇다 보니, 국내 제약기업은 높은 가격의 복제약 생산에만 집중하고, 영세성과 후진성은 극복할 생각조차 하지 못하고 있다고 비판했다. 실제로 국내 제약

기업은 별다른 노력 없이 매출액 대비 평균영업이익률을 14.9%나 달성하는 등 높은 수익성을 유지했다. 국내 상장회사 중 비(非) 제약사의 평균영업이익률은 겨우 3.2%에 불과하다.

윤 부연구위원은 국내 보건의료계의 고질병으로 꼽히는 리베이트의 원인도 여기에서 찾았다. 국내 제약사들이 가격경쟁은 하지 않고 음성적인 비(非) 가격경쟁에 치중하고 있다는 것이다. 그러다 보니 현재 국내 제약사 매출액의 20%가량이 의료기관과 의사, 약사를 위한 리베이트로 쓰이는 것으로 그는 추정했다. 그는 보험재정을 효율화하고 제약산업의 발전을 도모하려면 같은 성분의 복제약 가격을 하향평준화하고 장기적으로는 가격입찰제를 도입해야 한다고 주문했다.

이를 뒷받침하는 비슷한 연구 결과가 2년 뒤에 또 나왔다. 우리나라의 제네릭(복제) 의약품 가격이 오리지널 의약품 가격의 70% 수준으로 제네릭 약값이 전반적으로 높다는 것이다. 건강보험공단과 건강보험심사평가원이 권순만 서울대 보건대학원 교수에게 맡긴 우리나라와 15개 주요 선진국 간 제네릭 약값 비교 연구용역 결과다. 이 연구는 국내 제네릭 의약품의 가격수준을 파악하려는 취지로 이뤄졌다.

연구 결과, 국내 오리지널 의약품 대비 제네릭 의약품의 상대가격(이하 사용량을 감안한 가중평균가격)은 72.5%였다. 비교 대상 국가 16개국 중 10번째로 높은 것이었다. 미국(26.1%), 일본(49.5%), 영국(58.3%), 프랑스(67.9%) 등보다는 훨씬 높았다. 반면 이탈리아(84.7%), 스페인(81.4%), 호주(81.3%) 등보다는 조금 낮았다. 이는 종전 추정치였던 80%보다는 낮은 결과이긴 하나 여전히 높은 수준이다.

그렇지만 우리나라의 제네릭 가격 수준은 사용량과 환율을 참작해 성분별 가중평균가격을 기준으로 한 가격지수(피셔 계산식)에선 16개국 중 세 번째로 높았다. 특히 구매력지수(PPP)를 기준으로 한 가중평균가 지수는 16개국 중 가장 높았다. 우리나라의 제네릭 약값을 100으로 봤을 때 일본(126), 스위스(115)를 제외하고는 나머지 국가들은 100 이하로 모두 한국보다 낮았다. 국내에서 사용된 약 중에서 제네릭 의약품이 차지한 점유율은 64.5%. 미국(88.1%), 독일(77.8%), 영국(69.2%) 등 6개국을 빼면 9번째로 높은 수준이었다.

이처럼 건강보험 적용 복제약 가격이 높다 보니, 약제비로 나가는 건강보험 지출액을 매년 1%씩 줄여나가려던 정부의 목표는 물거품이 됐다. 도리어 1%씩 늘어나면서 2009년 약제비는 11조 원을 훌쩍 넘어섰다. 상황이 이러니 복제약 생산에 몰두하는 국내 제약사가 해마다 상승 곡선을 그리는 것도 무리가 아니라 할 수 있다. 당시 복지부는 제네릭 약값을 추가로 낮출 필요가 있다고 보고 의약품 등재목록 정비 과정에서 약값인하 수위와 시기를 조정하기로 했다. 그러나 복지부는 한 치 앞을 내다보지 못하고 이번에도 말만 앞세웠을 뿐이었다. 복지부는 또 다시 제약업계의 저항에 부닥쳐 휘청거렸다.

의료시장주의자의 역습…약제비 적정화 방안 암초를 만나다

시행 전부터 거센 반대에 부닥친 약제비 적정화 방안의 앞날은 순탄하지 못했다. 사방에서 몰아친 거센 공격을 겨우 물리치고 이륙에 성공하긴 했지만, 지속적으로 비행해 목적지에 도달하는 데는 사실상 실패했다. 이 방안에 드리운 어두운 그림자는 내내 걷히지 않고 끈질기게 따라다니며 복지부의 뒷덜미를 잡았다. 결과만 놓고 볼 때, 복지부는 약제비 적정화 방안의 기반을 무너뜨리는 안팎의 압력에 결국 무릎을 꿇고 말았다. 더는 견디지 못하고 이 방안의 두 기둥 가운데 하나인 경제성 평가방식을 동원한 기존의 건강보험 등재 보험약 목록 정비 사업을 사실상 중도 포기하고 만다.

이 방안을 탐탁하지 않게 여긴 세력은 국내외 제약업계나 미국 정부만이 아니었다. 국내의 보수적 보건의료계 인사들도 이 방안이 검증을 거치지 않았다면서 신중한 도입을 정부에 주문하며 반대여론 조성에 힘썼다. 의료선진화를 주장하는 우파 성향의 건강복지공동회의에 참여한 인사들이 대표적이다.

이 회의는 의료와사회포럼, 건강복지사회를여는모임, 바른사회보건의료선진화특위, 한국복지문제연구소, 국민건강수호연대, 뉴라이트의사연합, 약과사회포럼 등 13개 보수단체가 모여 만들었다. 참여정부에서는 변방에서 떠돌던 이들은 보수적인 이명박 정부가 들어서면서 날개를 단 듯, 보건의료계의 주류로 급부상해 우리나라 보건의료정책을 주물렀다.

이 회의에 참여한 단체 중 하나인 건강복지사회를여는모임(이하 건사모)은 2006년 9월 18일 서울 중구 대한상공회의소 강당에서 그렇잖아도 무거운 정부의 발걸음을 더 무겁게 만드는 행사를 열었다. '효율적 약제비 절감정책 수립을 위한 정책 토론회'였다. 당시는 약제비 적정화 방안을 둘러싸고 제약업계의 반발이 거세지고, 한미 간 힘겨루기가 거칠어지던 때였다. 이 자리에는 의료 시장주의를 옹호하는 보수 인사들이 얼굴을 내밀었다. 토론회의 주제 발제자로 나선 주자는 보수 보건의료진영의 대표적 논객으로 통하던 연세대 보건과학대학 이규식 교수. 이 교수는 '약제비 적정화 방안에 대한 평가'라는 발표자료를 통해 선별등재제도에 대해 회의적인 평가를 했다.

이 교수는 이 제도가 비용 대비 효과 높은 의약품 사용을 장려하고 제한된 자원의 효율적 배분에 이바지하며 의약품 시장 개편을 촉진하는 잠재적 장점이 있다는 것은 인정했다. 그러나 그는 약제비 절감 효과가 있는지는 입증하기 어렵다며 이 제도 도입에 부정적인 태도를 보였다. 이 교수는 특히 약물 경제성을 평가하는 과정에서 예상치 못한 문제를 노출할 수 있고 선별등재목록에서 빠진 의약품을 의사가 처방할 때 환자의 개인 부담이 증가할 수 있다는 점을 이 제도 시행의 최대 걸림돌로 지목했다. 따라서 이 모든 문제를 해결할 수 있는 기반을 조성할 때까지 이 제도를 잠정 보류하자는 주장이었다.

대부분 참석자도 마찬가지였다. 겉으로는 선별등재제도 취지에는 공감한다면서도 인프라 부족을 포함해 세부적으로 들어가면 미흡한 점이 많다며 제도의 본격 시행에 앞서 충분히 검토하고 투명한 절차를 마련하라고 요구했다. 한마디로 이 제도를 당장 시행하기에는 여건이 무르익지 않았으니, 일정 기간 유예기간을 두고 재검토하고 나서 단계적으로 실시하자는 것이었다.

정권 바뀌자마자…제약업계-친(親) 제약기업 의사 동맹, 복지부를 협공하다

앞서 이야기했듯이 선별등재방식과 더불어 복지부 약값 절감대책의 핵심 중 하나는 기존 보험 약품들을 재평가해 대폭 정비하는 작업이다. 이일은 경제성 평가를 통해 약값보다 효과가 떨어지는 약을 보험 약품 리스트에서 빼버리거나 가격을 떨어뜨리는 것을 뜻했다. 환자로서는 약효가 검증된 저렴한 보험약을 비용 걱정 없이 안심하고 복용할 수 있는 환경으로 바뀌는 것이다. 하지만 제약업계 처지에서는 일종의 살생부를 제작해 돌리는 일이나 마찬가지라 할 수 있었다. 제약사들이 결사항전의 태세로 저지에 나선 것은 불을 보듯 뻔한 일이었다.

보험약 목록 정비작업을 주도한 곳은 건강보험심사평가원(심평원). 심평원이 가장 먼저 재평가에 들어간 약효군은 고지혈증 치료제(혈중 콜레스테롤 수치를 떨어뜨리는 약)와 편두통 치료제였다. 이 중에서 특히 고지혈증 치료제 국내 시장은 다국적 제약사들이 거의 장악하고 있어 더 저항이 거셌다. 때마침 국내 정치경제적 환경도 제약업계에 우호적인 쪽으로 확 바뀌었다. 약제비 적정화 방안을 시행한 참여정부가 막을 내리고 '비즈니스 프렌들리'를 내세운 이명박 정부가 2008년 출범한 것이다.

제약업계는 마치 이때를 기다렸다는 듯 거센 반격에 나섰다. 물론 당장 정부기관을 상대로 직접 맞서 싸우기 어려우니 우군을 내세웠다. 제약업계의 뜻에 공감하는 의학계 인사들에게 도움의 손길을 구했다. 일종의 제약업계-친(親) 제약기업 의사 동맹이 탄생한 것이다. 이 산학동맹은 심평원이 고지혈증 치료제 재평가 결과를 바탕으로 약값을 내리려 하자, 정부를 상대로 즉각 맹공을 퍼붓고 나섰다. 이 공습은 시작에 불과했다. 복지부가 최종적으로 백기를 들고 '건강보험 등재 약품 재평가 포기'라는 항복선언을 할 때까지 공격은 계속됐다.

제약업계의 백기사로 등장한 의학단체는 국내 최대 의료학회로 꼽히는 대한내과학회. 심평원이 고지혈증 치료제 재평가 사업을 끝내고 최종 확정을 짓기 일주일 전인 2008년 7월 중순, 심평원은 결정적 이의제기가 없다면 고지혈증 치료제 중 가격 대비 효과가 가장 좋은 '심바스타틴' 계열을 제외한 다른 고지혈증 치료제의 가격을 최저 22%에서 최대 36%까지 인하할 계획이었다. 그러자 그간 잠잠하던 내과학회가 느닷없이 보도자료까지 내가며 심평원의 평가방법이 틀렸다고 걸고 넘어졌다.

사실 의사들은 약품 재평가 사업의 직접적인 이해당사자는 아니다. 심바스타틴 계열을 뺀 나머지 고지혈증 치료제들은 건강보험 급여 대상에서 제외되는 게 아니라 다만 약값만 인하될 뿐이었다. 의사들의 약품 선택권에는 별다른 영향을 주지 않는 상황이었다. 의사 입장에선 일부 고지혈증 치료제의 약값이 내리더라도 처방하는 데 아무런 지장이 없었다. 그런데도 매우 이례적으로 내과 의사들이 직접 심평원을 정면으로 비난하고 나서자 여러 가지 의구심을 낳았다.

보건의료계 일각에선 고지혈증 치료제 등을 생산하는 제약업체들이 의사들에게 로비한 게 아니냐는 풍문도 나돌았다. 익명을 요구한 보건의료계 한 관계자의 말은 직설적이다. 그는 "제약회사들이 심평원 등 정부기관을 상대로 맞서 싸우기 어려우니 힘 있는 의사들을 앞세워 마지막 저항을 하는 것으로 보인다."면서 "의사들도 자신들의 돈줄이 없어지는 것을 우려했을 수 있다."고 주장했다. 이런 소문을 뒷받침하기라도 하듯 실제로 내과학회는 제약업계와 비슷한 취지의 주장을 폈다.

제약업계는 그간 "심평원 평가방법의 객관성과 과학적 근거에 문제가 있다."며 반발해왔다. 내과학회도 맞장구를 놓았다. 심지어 심평원이 자료를 조작했다는 의혹까지 제기했다. 심평원이 고지혈증 치료제 진료비를 축소했고 연구 지표도 객관적이지 않다면서 고의로 자료를 비튼 게 아니냐는 것이었다. 내과학회는 심평원의 평가 결과는 평가를 자문해온 내과학회 산하 대한심장학회와 한국지질동맥경화학회의 동의도 얻지 않은 것이라는 주장도 펼쳤다.

그러면서 내과학회는 "심평원이 다시 평가하지 않는다면 앞으로는 심평원 연구를 자문하지 않겠다."고 압박했다. 뒷날 심평원은 이런 제약업계-친 제약 의사 동맹의 협공에 처절하게 깨진다. 그렇지만 이때까지만 해도 심평원은 아직은 힘이 남아 있었는지, 즉각 반격하며 조금도 물러서지 않았다. 내과학회의 주장을 조목조목 반박했다. 아마 여기서 제약사와 내과학회의 요구에 무너진다면 약제비 적정화 방안은 추진동력을 잃고 말 것이라는 위기의식이 작용했을 터였다.

심평원은 반박자료를 통해 모든 근거 데이터를 투명하게 공개한만큼 내과학회 측의 주장은 전혀 사실과 다르다고 맞섰다. 또 관련학회의 조언을 분명히 받아서 평가에 반영했다고 강조했다. 당시 심평원의 한 관계자 말을 들어보자. 그는 "평가 단계에서 학회 측이 추천한 전문가 20명의 조언을 받았다."면서 "평가 결과가 발표되고서 두 달 가까이 지나 문제를 제기하는 의도를 모르겠다."고 내과학회에 의혹의 활을 겨누었다.

복지부도 심평원을 곁에서 지원 사격했다. 복지부의 한 고위 관계자는 "심평원 평가 결과를 두고 왜 의사들이 왈가왈부하는지 도통 모르겠다."고 불만을 토로했다. 그는 그러면서 "약제비 적정화 방안에 대해선 거대 다국적 제약사들의 저항이 적지 않지만 이를 끝까지 추진한다는 정부 방침에는 변함이 없다."고 말했다. 과연 정부 방침에 변화가 없었을까? 안타깝게도 복지부의 이런 굳은 다짐은 결국은 공염불에 그치고 만다.

이게 공격의 끝이 아니다…복지부, 제약업계에 무릎 꿇다

복지부를 겨냥한 제약업계의 공격은 여기서 멈추지 않았다. 갈수록 그 강도를 더해갔다. 국내외 제약사들은 심지어 청와대에 건강보험 등재 보험약 재평가 정책을 중단해달라고 아예 노골적으로 요구하는 탄원서를 제출하기도 했다. 복지부와 심평원 앞에는 첩첩산중이 기다리고 있었다. 심평원은 제약업계와 내과학회의 산학동맹이 일으킨 파고를 뛰어넘어 고지혈증 치료제와 편두통 치료제 재평가 작업은 그럭저럭 마무리지을 수 있었다. 운이 좋았던 것이다. 하지만 여기까지였다. 더는 앞으로 나아가지 못하고 궁지에 빠졌다.

심평원은 2008년 9월 초 고혈압, 순환기, 소화기, 골다공증 등 6개 효능 총 3,729개 약품을 의약품 목록 정비 대상으로 정하고 재평가에 들어갔다. 비용 대비 효과를 평가해 기준에 미흡하면 약값을 깎겠다는 의도에서였다. 그러나 엄청난 벽 앞에 좌절의 쓴맛을 봤다. 심평원은 건강보험 적용을 받는 고혈압약에 대한 재평가를 끝내고 2010년 2월 초 그 결과를 공개했다.

이 재평가는 서울대 간호대 김진현 교수가 2007년 이전에 건강보험에 등록된 고혈압 치료제 약 900개 품목을 대상으로 실시했다. 김 교수는 '고혈압 치료제 목록정비를 위한 임상효과와 이상반응 평가' 연구 보고서에서 고혈압 치료제가 계열별로 효과 면에서 유의미한 차이가 없으며, 다만 부작용 면에서 일부 차별성을 보인다는 결론을 내렸다. 이 평가 결과를 그대로 적용하면 어떻게 될까?

평가 대상 고혈압약 중에서 70% 정도는 20~65%가량 약값을 깎을 수밖에 없는 처지로 몰린다. 제약업계는 벌집을 쑤셔놓은 듯했다. 국내 고혈압약 시장 규모는 1조 4,000억 원 가량. 좀 많이 과장한 것으로 보이지만, 아무튼 제약업계는 이 가운데 5,000억 원가량이 공중으로 날아갈 것으로 우려했다. 오죽 다급했으면, 그간 서로 서먹서먹한 사이였던 제약협회와 다국적의약산업협회(KRPIA)가 손을 맞잡으며 한목소리를 냈을까?

두 협회는 심평원의 고혈압 치료제 경제성 평가는 타당성과 객관성이 부족해 수용할 수 없다며 재평가를 요구했다. "고혈압 치료제는 계열별로 작용기전, 작용기간, 부작용, 효과, 유병률이 다르기에 혈압을 떨어뜨리는 수치만을 기준으로 약효 차이가 없다고 결론을 내리는 것은 적절치 않다."고 강하게 반발한 것이다. 다국적 제약사들의 모임인 다국적의약산업협회는 한 걸음 더 나아갔다. 외국 학자를 내세워 고혈압 치료제 재평가를 이끈 김 교수를 공격했다.

복지부는 보험약 목록정비 사업이 논란을 빚자 재검토한다면서 2010년 4~5월 40일간 각계의 의견을 수렴했다. KRPIA는 기다렸다는 듯, 스웨덴 스톡홀름 성과대학의 벵트 요한슨 교수에게 의뢰한 의견서를 냈다. 요한슨 교수는 의약품 경제성 평가연구 분야에서 이름난 인물이다. 요한슨 교수는 김 교수가 채택한 의약품의 효능 대비 약값을 비교하는 경제성 평가(HTA) 방법은 약값 인하에는 적합하지 않다고 비판했다. 경제성 평가는 어디까지나 건강보험 적용 여부를 결정하기 위해 개발된 개별 의약품 평가 방법이지, 이미 보험목록에 들어 있는 의약품 약값을 평가하는 방법이 아니라는 것이다.

김 교수는 즉각 반격했다. 보험약 목록정비 사업을 둘러싸고 국내외 연구자 간에 치열한 공방전이 벌어졌다. 김 교수는 먼저 요한슨 교수가 다국적 제약사의 요청으로 의견서를 작성했다는 점을 지적했다. 다국적 제약사의 이해관계를 충실하게 반영했을 가능성이 크다는 것이다. 게다가 요한슨 교수는 한국에서 실시한 고혈압 치료제의 평가 내용이나 연구 맥락조차 정확히 파악하지 못한 상태에서 일반론만 되뇌고 있을 뿐이라고 반박했다.

하지만 때는 이미 늦었다. 복지부는 사방에서 몰아치는 공격을 더는 견디지 못하고 한 발짝 물러났다. 2010년 7월 말 약제비 적정화 방안의 하나인 약품효능군별 경제성 평가를 통한 보험 약품 목록정비 사업을 포기한 것이다. 사업 시행 겨우 3년 만의 일이었다. 복지부는 이 과정에서 공개적인 토론회도 한번 열지 않았다. 그 대신 복지부는 같은 성분

의약품 최고가의 최대 20%만큼 일괄 인하하는 방안을 확정했다. 경제성 평가는 시간도 많이 걸리고 평가기준을 놓고 논란도 많으니, 철회하면서 보험약 목록정비를 간소화한다는 명분으로 보험약 목록정비 방향을 고가 의약품 일괄인하 방식으로 바꾼 것이다.

이를 두고 다국적 제약사들은 쾌재를 불렀다. 바뀐 방식이 특허가 끝나지 않은 의약품은 약값 인하에서 제외하도록 했기 때문이다. 특허기한이 남아 있는 오리지널 의약품을 대부분 보유한 상당수 다국적 제약사들로서는 약값 인하의 칼날을 피해갈 수 있게 됐으니 환영하지 않을 이유가 없었다. 그러나 이렇게 변경된 방식 탓에 일괄적인 약값 인하 압력을 받게 된 국내 제약사들은 이후 더 거세게 저항하면서 복지부와 국내 제약업계 간의 긴장은 상당 기간 이어진다.

어쨌든 약제비 적정화 방안의 주요 내용 중 하나인, 기존 의약품 약값 재평가 작업은 다국적 제약사들의 저항에 부딪혀 유명무실해진 셈이다. 그리고 이에 따른 피해는 고스란히 국민건강보험 가입자와 건강보험공단이 떠안게 됐다. 그러면 약제비 적정화 방안의 또 다른 축인 선별등재방식은 온전하게 굴러간 것일까? 이마저도 국민의 기대를 저버리고 정상 궤도를 벗어나고 있다는 빨간 신호가 켜졌다. 신약의 약값 협상을 전담하는 건강보험공단이 제약사의 로비에 휘청거리는 실태가 드러났다.

서울중앙지검은 2011년 10월 19일 서울 동작구 대방동에 있는 부광약품 본사를 압수 수색했다. 검찰은 이 제약사가 건강보험공단과의 가격협상에서 신약 가격을 높게 책정 받으려고 건강보험공단 관계자를 상대로 로비를 벌이며 금품을 제공한 정황을 포착했다. 실제로 이 회사의 정신분열증 치료제 로나센의 최초 보험 약값은 1,200원이었으나, 재협상 뒤에는 2배 이상인 2,550원으로 올랐다. 검찰은 2010년 2~9월 로나센 약값 협상 과정에서 건강보험공단 관계자가 부광약품의 뇌물을 받고 약값을 높게 책정한 것으로 보고 있다. 이에 앞서 건강보험공단 특별감사팀은 2010년 2월 로나센 약값 협상 과정에서 발생한 부적절한 유착 및 비리 관련 의혹을 철저하게 조사해 달라며 검찰에 수사를 의뢰했다. 이래저래 약제비 적정화 방안은 만신창이가 되고 말았다.

장외 신경전도 치열…보수-진보 논객들의 혈투

약제비 적정화 방안을 놓고는 정부와 제약업계 간의 장내 대결 못지않게 진보와 보수 논객 간의 장외 신경전도 치열했다. 논쟁의 무대는 정부가 논란 속에 약제비 적정화 방안을 실시한 지 1년이 지난 시점에 인터넷언론 〈프레시안〉이 마련했다.

양측은 한 치도 물러나지 않고 팽팽하게 맞섰다. 먼저 공격한 쪽은 합리적 보수주의자를 자처하는 이형기 미국 UCSF 교수. 이 교수는 약제비 적정화 방안의 본질이라 할 수 있는 약값을 떨어뜨린다고 해서 건강보험 약제비를 줄일 수 있다는 근거나 자료를 어디에서도 찾을 수 없다고 주장했다. 그러면서 이 정책은 오로지 정부 관료의 약값 통제 수단일 뿐이라고 쏘아붙였다. 이 교수는 이 주장을 뒷받침하고자 다양한 연구논문을 끌어왔다.

이 교수가 말한 바로는, 지금까지 얻어진 대부분의 경험적 증거들은 약값 인하로 약제비 지출은 오히려 증가했다는 사실을 보여줄 뿐이다. 정부 의도와는 정반대 결과인 셈이다. 예를 들면, 우리나라처럼 정부 통제로 약값을 낮게 유지했던 프랑스의 한 사람당 약제비는 고(高)약가국인 스웨덴의 세 배가 넘었다.

프랑스만이 아니다. 독일의 약값을 100으로 했을 때, 그리스나 스페인도 상대적 약가 지수가 각각 69, 77밖에 안 되는 저(低)약가국이다. 하지만 이들 국가의 한 사람당 연간 총 약제비 지출은 각각 389달러, 351달러로 고약가국인 네덜란드(150달러) 또는 덴마크(156달러)보다 훨씬 높았다. 이 교수는 "약가 통제를 하는 나라에서 약제비 지출이 감소하는 것으로 보이지 않는다."고 강조했다.

이 교수는 여기서 그치지 않았다. 근거 중심 의학을 정립하며 국제적 신뢰를 얻은 비영리 민간연구단체인 코크란 연합(Cochrane Collaboration)을 자신의 주장에 힘을 실어주는 우군으로 동원했다. 이 교수의 말을 빌자면, 코크란 연합은 광범위한 문헌 조사와 자료에 근거해 각종 약값 정책의 효과를 분석했다. 그런데 우리나라의 약제비 적정화 방안처럼 정부의 직접 통제에 의존하는 약값 정책의 효과를 검정한 문헌(논문, 보고, 요약 등)을 '단 한 건'도 찾아내지 못했다.

이 교수는 이를 두고 약제비 적정화 방안의 약제비 절감 효과가 지금까지 한 번도 면밀한 과학적 검증의 대상이 된 적이 없었다는 것이라고 해석했다. 정부의 약값 정책은 약값 인하로 앞으로 약제비 지출이 절감될 것이라는 정부 관료의 막연한 희망이 만든 산물일 뿐 아무런 과학적 검증을 거치지 않았다는 말이다.

이 교수는 인위적인 약값 통제 정책은 의약품에 대한 접근성을 떨어뜨림으로써 국민의 건강수준을 도리어 감소시킬뿐더러, 약제비를 뺀 기타 의료비의 지출을 늘려 종국에는 보험재정을 더 악화시키는 하책(下策) 중의 하책이라고 강하게 비판했다. 그는 나아가 정부는 그 가치 이상으로 훨씬 비싸게 팔리는 제네릭(복제약)의 약값을 낮추는 데 더 힘을 쏟아야 할 것이라고 말했다.

이에 대한 반론도 만만찮았다. 신형근 건강사회를위한약사회 정책기획국장이 대항마(對抗馬)로 나섰다. 그는 약값 인하가 반드시 약제비 지출 감소로 이어지지는 않을 것이라는 이형기 교수의 주장에는 어느 정도 공감한다면서도 이 교수와 생각이 다르다고 선을 그었다. 그는 이 교수의 말대로 프랑스는 약제비 지출이 증가한 사례로 알고 있지만, 이는 어디까지나 약값 인하 때문이 아니라 약의 사용량 증가에 기인한 것이라고 분석했다.

그러면서 그는 현재 정부가 구사하는 약제비 절감정책은 개별 약값만을 규제하는 반쪽짜리 정책인 만큼 의약품 사용량까지 적정화할 수 있는 합리화 규제방안을 담은 제대로 된 약제비 적정화 방안이 필요하다고 강조했다. 그래야만 실질적으로 약제비 지출을 줄이는 효과를 기대할 수 있다는 주장이었다. 특히 그는 약제비 적정화 방안의 핵심이라 할 수 있는 선별등재방식을 옹호했다. 새로 출시되는 약이 기존의 약과 비교해 별로 차이가 없는 현실을 고려할 때 신약이 기존보다 나은 '효과가 있다'는 것을 증명해야만 이에 걸맞은 약값을 쳐주는 것이 합리적 조처 아니겠느냐는 것이다.

실제로 신약이라고 모두 다 효과적이라는 데 의문을 제기하는 사례는 여럿 있다. 그중에서 대표적인 것은 2006년에 혁신적 신약이라 불리며 등장했던 다국적 제약사 아스트라제네카의 폐암 치료제 이레사다. 이 약은 지금은 서구에서 거의 처방되지 않는다. 또 동양인에게도 그리 효과적이라고 판단할 만한 근거가 없다고 그는 설명했다. 그럼에도 전혀 혁신적이지 못한 이레사의 가격을 그간 높게 인정해준 결과, 우리나라는 불필요한 건강보험 재정을 낭비했다는 지적이다.

비슷한 경우는 이레사 말고도 많다. 혁신적 지위를 받았던 '바이옥스'라는 관절염약도 심각한 부작용으로 시장에서 퇴출당했다. 당뇨병 치료약 '아반디아'와 COX-2저해제 '쎄레브렉스'도 계속 안전성 논란에 휘말렸다. 그는 신약이라고 해서 기존의 약보다 더 효과가 우수하다고 보장할 수는 없다고 단언했다. 게다가 최근에는 다국적 제약사들이 블록버스터급 신약을 내놓기 어렵다 보니 기존 약들을 조합하거나 개량해 신약이라고 출시하면서 시장 독점을 지속하려는 얌체 짓을 벌이고 있다고 경계했다.

따라서 선별등재방식을 통한 제대로 된 약값 평가는 필수적 과정이라는 지적이다. 더군다나 우리나라는 1987년 물질 특허제도를 도입한 이래 용도 특허, 조성물 특허, 제법 특허 등을 시행하면서 외국 기업의 특허를 강화시켜줬다. 또 4년, 6년이라는 자료독점권을 1995년부터 보장해 다국적 제약사가 자사 의약품의 안전성과 유효성 관련 자료를 보호할 수 있도록 해주고 있다.

여기에다 우리나라는 복제약 허가 심사를 늦춤으로써 실질적으로 특허를 연장해주는 효과를 볼 수 있도록 하는 방식으로 다국적 제약사의 신약 독점권을 잘 보장해주고 있다. 과연 이렇게 우호적이고 매력적인 한국 시장을 의약품 가격을 조금 규제한다고 해서 다국적 제약사들이 포기하겠느냐고 그는 반문했다.

6장

염불보다
잿밥이 먼저인
의료사회

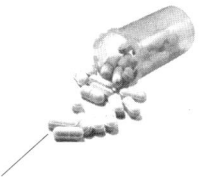

국립대 병원에서는
무슨 일이?

공공의료의 마지막 보루, 제대로 굴러가나?

건강은 교육과 함께 모든 국민이 누려야 할 당연한 기본 권리다. 그렇기에 우리나라는 건강보험을 전 국민이 가입한 공적 보험으로 운영하고 있다. 우리나라는 1977년 의료보험 제도를 도입했다. 이후 가입자 범위를 서서히 확대하다가 1989년 마침내 전 국민 건강보험 시대를 열었다.

하지만 이런 전반적인 공적 의료체계와는 달리 이 시스템을 뒷받침하는 의료서비스는 대부분 민간병원이 제공하고 있다. 공공 의료기관이 책임지는 비중은 아주 낮다. 민간 의료기관 중심으로 보건의료 인력과 시설을 확충한 탓이다. 우리나라 공공의료의 초라한 현실은 통계자료에서 금방 드러난다. 국립대 병원을 포함해 공공 의료기관이 2008년 말 현재 전체 의료서비스에서 차지하는 비율을 보자. 의료기관 수로는 0.31%, 병상 수로는 10.92%에 머문다. 국립대 병원으로 한정하면 의료기관 수로는 0.02%, 병상 수로는 1.97%에 불과하다. 양적 비중으로 따지면 극히 미미한 형편이다.

더 큰 문제가 있다. 의료의 지역 편중이 극심한 것이다. 우리나라 전체 의료기관의 87.6%, 병상의 83.8% 등 의료시설이 수도권 등 도시 지역에 몰려 있다. 민간부문이 의료체계의 뼈대를 이루고 공공부문은 그저 이를 보완하는 수준에 그치는 게 우리 현실이다.

이런 상황에서 지역사회 의료서비스 제공 기관이자 의학 분야 교육 연구중심기관으로서 국립대 병원의 역할은 막중하다. 2011년 현재 국립대 병원은 12곳. 서울대 병원, 부산대 병원, 강원대 병원, 충북대 병원, 충남대 병원, 경북대 병원, 경상대 병원, 전북대 병원, 전남대 병원, 제주대 병원, 서울대 치과병원, 강릉대 치과병원 등이다.

국립대 병원은 1978년 서울대 병원이 법인화된 이후 독립채산제 형식의 특수법인으로 모두 바뀌었다. 그래서 국가로부터 인건비를 포함한 운영비는 지원받지 못한다. 그러나 병원 부지와 건물 등 국유재산은 무상사용 승인을 받아 공짜로 사용하고 있다. 단, 서울대 병원은 자체 소유다.

또 교육과학기술부는 국립대 병원이 병원을 새로 짓거나 증축하는 등 시설을 확충할 때 필요한 재원을 보탠다. 보건복지부는 어린이병원이나 노인보건의료센터 등 특정 진료시설이나 장비 지원 사업의 보조사업자로 국립대 병원을 선정하면서 국고보조금을 준다. 2009년 한 해 동안 국립대 병원은 교과부에서 633억 원, 복지부에서 554억 원을 지원받았다. 국립대 병원의 경영실적은 공공 의료기관의 특성상 민간병원과 견줘 다소 뒤처지는 편이다.

국립대 병원의 경영성과는 크게 두 부문의 손익으로 결정된다. 하나는 진료 등 의료부문이고, 또 다른 하나는 부대시설 운영, 기부금 등의 의료 외 부문이다. 서울대 치과병원과 강릉대 치과병원을 제외한 2009년 결산 기준 10개 국립대 병원의 경영성과를 톺아보자. 국립대 병원을 포함한 100병상 이상의 종합병원은 '의료기관 회계기준 규칙' 11조 규정에 따라 해마다 의무적으로 재무제표를 만들어 복지부에 제출해야 한다. 특히 국립대 병원은 '공공기관의 운영에 관한 법률' 5조 규정에 따라 기타공공기관으로 지정돼 주요 경영상황을 공시해야 한다.

국립대 병원은 2009년 의료부문에서 211억 3,600만 원, 식당 및 장례식장 운영 등 의료 외 부문에서 79억 6,900만 원의 적자가 각각 발생해 291억 500만 원의 당기순손실을 봤다. 병원경영을 통해 수익을 내지 못하고 있다고 할 수 있다. 왜 그럴까? 국립대 병원 경영진의 경영능력이 떨어지기 때문일까? 그럴지도 모른다. 그러나 2010년 8월 감사원의 국립대 병원 운영실태 감사 결과를 보면, 국립대 병원 내부 구성원의 도덕적 해이도 이런 부실경영에 한몫하는 것으로 나왔다.

완전경쟁입찰 하면 싸게 살 텐데…의약품 구매과정 불합리

국립대 병원을 포함해 종합병원은 병원 안에서 처방하는 의약품은 의약품 도매상을 통해 경쟁입찰로 사야 한다. 약사법 시행규칙 때문이다. 이 과정에서 특수한 성능이나 품질, 납품 능력이 필요한 특별한 경우가 아니면, 입찰 참가자의 자격을 제한해서는 안 된다. 하지만 감사원이 감사해보니 실태는 달랐다. 국립대 병원은 형식적으로는 경쟁입찰 방식을 도입하고 있었지만 일부 국립대 병원은 실제 운영에서 경쟁을 제한하는 등 문제가 있었다.

국립대 병원이 경쟁입찰을 통해 의약품 구입비용을 줄이려면 어떻게 해야 할까? 입찰 참여 문호를 최대한 개방해야 한다. 병원 소재지에 있는 의약품 도매상뿐 아니라 싼 가격에 의약품을 공급할 수 있는 다른 지역 업체에도 입찰 참여 기회를 줘야 한다. 당연하다. 그래야 실질적 경쟁이 이뤄질 수 있기 때문이다. 그러나 현실은 상식을 따라가지 못했다. 전북대 병원, 전남대 병원, 충남대 병원, 충북대 병원 등 4개 국립대 병원은 관내(해당 시도) 의약품 도매상에게만 입찰에 참가할 수 있도록 했다. 의약품 도매상 간에 경쟁이 충분히 이뤄지지 못한 것은 당연했다.

불합리한 점은 여기서 그치지 않는다. 국립대 병원이 의약품 구매과정에서 같은 성분의 의약품을 생산하는 제약회사가 여러 곳 있을 때는 어떻게 처리하는 게 합리적일까? 국립대 병원이 이른바 '성분별 입찰 공고'를 할 때는 의약품 도매상이 복수의 제약회사 제품 중에서 가격이 싼 품목을 선택해 납품할 수 있도록 하는 게 바람직하다. 그러나 부산대 병원, 경상대 병원, 제주대 병원 등 3개 국립대 병원은 성분별 입찰

공고를 하면서 성분마다 제약회사 한 곳의 품목만을 콕 찍어 입찰하도록 했다. 사들일 의약품을 특정 업체, 특정 품목으로 한정한 셈이다.

이 때문에 여러 제약회사 간 경쟁은 전혀 이뤄지지 못하고 사실상 수의 계약과 비슷하게 사들인 꼴이 됐다. 결과적으로 싸게 의약품을 살 기회를 스스로 차버린 것이나 마찬가지다. 이런 상황은 서울대 병원을 뺀 9개 국립대 병원 모두가 대동소이했다. 예를 들어보자. 항생제 시프로플록사신(성분명)을 경쟁입찰에 부치면서, 서울대 병원은 의약품 도매상에게 3개 제약회사의 제품에서 골라 입찰할 수 있도록 했다. 반면 경상대 병원은 1개 제약회사의 품목만으로 응찰하도록 했다.

결과는 천양지차였다. 서울대 병원이나 경상대 병원이나 두 병원 모두 같은 제약회사의 제품을 샀지만, 구매단가는 판이했다. 서울대 병원은 경상대 병원보다 대략 3분의 1 정도 낮은 가격에 시프로플록사신을 살 수 있었다. 서울대 병원은 의약품 도매상에게 복수의 제약회사 제품에서 하나를 선택해 응찰하도록 하는 것만으로도 구매단가를 낮추는 효과를 본 것이다.

감사원은 국립대 병원이 원내 처방 의약품을 살 때 서울대 병원처럼 의약품 도매상 간, 제약회사 간 경쟁을 촉진하면 해마다 수백억 원의 구매비용을 줄일 수 있을 것으로 예상했다.

적자규모 늘어 살림살이 버거운데…무분별한 진료비 감면

앞서 얘기했듯이 국립대 병원의 경영 상태는 그리 썩 좋은 편이 아니다.

특히 의료부문에서는 대부분 국립대 병원이 적자를 보고 있다. 비용절감과 의료수익 증대를 통한 경영효율화가 절실한 실정이다. 그럼에도 국립대 병원은 진료비 감면제도를 방만하게 운영하고 있었다. 병원 의료수익 감소로 이어질 수밖에 없는 구조였다.

서울대 병원 등 국립대 병원은 자체 '진료비 감면 규정'을 만들어 시행했다. 그런데 그게 좀 지나쳤다. 감면대상을 소속 임직원이나 가족뿐 아니라 심지어 퇴직자와 졸업 동문으로까지 확대해 진료비를 10~100% 깎아준 것이다. 이로 말미암아 2007~2009년 진료비 감면 금액은 총 530억 원에 달했다. 이런 상황에서 병원경영에서 흑자를 기대하는 것 자체가 무리였다고 할 수 있다.

특히 부산대 병원, 강원대 병원, 충북대 병원, 충남대 병원, 경북대 병원, 경상대 병원, 전북대 병원, 전남대 병원 등 8개 국립대 병원은 병원장이 마음대로 진료비를 감면해줄 수 있도록 했다. 즉 '병원 운영에 불가피한 경우로서 원장이 인정하는 경우' 또는 '기타 원장이 필요하다고 인정하는 경우' 등의 조항을 둬 병원장이 자기 뜻대로 감면 대상과 요율을 정할 수 있도록 감면기준을 추상적으로 규정한 것이다.

예를 들어 부산대 병원은 병원장의 지시로 특정인을 대상으로 2007~2009년 6억 5,591만여 원의 진료비를 깎아줬다. 또 부산대 병원, 강원대 병원, 충북대 병원, 충남대 병원, 경상대 병원, 제주대 병원 등 6개 국립대 병원은 직원 추천이나 소개를 받은 사람에게도 선별적으로 진료비를 감면해줬다. 이를 뒷받침하는 근거규정조차 없었다. 이 때문에 2007~2009년 2억 6,182만여 원의 의료수입을 올릴 기회를 날렸다.

개인적 친분, 청탁 등에 휘둘려 특정인에게 감면혜택을 주는 등 비리 발생 소지가 다분하다. 이런 식으로 서울대 병원 등 10개 국립대 병원이 2009년 한 해 동안 감면해준 진료비 총액은 무려 197억 2,800여만 원. 같은 해 국립대 병원 전체 의료부문 적자 금액(211억 3,659만여 원)에 육박하는 돈이다. 국립대 병원 경영압박 요인으로 작용할 만큼 과도한 진료비 감면제도를 시행했던 것이다.

자격 미달 부당 채용⋯채용 과정 '아리송해'

국립대 병원은 다양한 구성원으로 짜였다. 크게는 의사직과 일반직으로 나뉜다. 의사직에는 겸직교수, 임상교수, 전임의사, 전공의사(인턴, 레지던트) 등이 있다.

겸직교수는 의대 교육공무원으로 교육과 연구업무를 하면서 병원에서 진료를 같이 담당한다. 임상교수는 진료와 전공의사 교육을 맡지만, 교육 공무원은 아니다. 전공의사는 의사면허 취득 후 특정 진료과목에 대한 전공의 자격을 얻으려고 수련하는 의사를 말한다. 일반직에는 의사의 진료 등을 직접 지원하는 간호직, 약무직, 보건직(방사선사, 물리치료사, 영양사, 의무기록사 등) 등 진료지원직과 병원운영을 돕는 경영지원직(행정직, 시설직, 전산직 등)이 있다.

이 중에서 중심은 물론 의사직이다. 국립대 병원은 자체 '임상교수 요원 임용규정'과 '전임의사 임용규정'을 두고 임상교수와 전임의사를 뽑는다. 임용과정은 투명하고 공정해야 한다. 임용자격이 있는 모든 이에게 공평한 응시기회를 주고 경쟁방식으로 채용해야 한다. 하지만 실상은 달랐다.

감사원 감사 결과, 부산대 병원은 '임상교수요원 임용규정'에, 서울대 병원 등 8개 국립대 병원은 '전임의사 임용규정'에 자기 병원 진료과장의 추천을 받은 사람만 임상교수나 전임의사로 응시할 수 있도록 응시자격을 제한했다. 이 때문에 결과적으로 다른 대학 출신 의사 등 추천을 받지 못한 사람은 응시원서조차 낼 수 없었다. 공평한 취업기회를 박탈당한 것이다.

채용심사 과정은 있었지만, 유명무실했다. '진료과장 추천=사실상 합격'이란 등식이 통했다. 실제로 2007년부터 2009년까지 10개 국립대 병원이 임상교수나 전임의사를 선발하면서 해당 진료과장의 추천을 받은 응시자가 채용심사에서 떨어진 사례는 충남대 병원 한 곳을 빼고는 한 건도 없었다.

사정이 이렇다 보니 연구실적, 면접심사 등 채용심사는 형식적으로 이뤄지기 일쑤였다. 서울대 병원이 2008년 3월 A씨를 서울시립보라매병원 임상교수로 뽑은 게 대표적인 불합리한 채용사례로 꼽힌다. 심사위원 3명이 A씨의 연구실적을 심사한 결과, 평균점수는 3.8점에 그쳤다. 연구실적 합격기준(4점)에 미달했다. 그런데도 진료과장의 추천을 받았으며, 지원자가 A씨밖에 없다는 사유로 서울대 병원은 A씨를 최종 합격자로 결정했다.

이뿐만이 아니다. 부산대 병원은 한발 더 나아갔다. 부산대 병원은 2010년 3월 B씨를 이 병원 센터의 임상조교수로, C씨를 전임의사로 각각 새로 뽑았다. 문제는 신규 채용한 이들이 자격 미달이었다는 것이다. 2010년 부산대 병원 임상교수 및 전임의사 모집공고와 연구실적 평가지침을 보자. 이에 따르면 임상조교수 응시자는 교육 및 연구경력이 4년 이상이어야 한다. 연구실적은 정기간행 학술지에 전공분야 논문을 2편 이상 게재해야 한다. 연구실적 환산점수는 200% 이상이어야 한다. 또 전임의사 선발에 지원하려면 전문의 자격증 소지자나 취득예정자로 부산대 병원 진료과장의 추천을 받아야 한다.

하지만 임상조교수 채용에 응시한 A씨는 석사학위논문 1편(연구실적물 환산점수 100%)만 연구실적물로 제출해 인사위원회는 자격 미달로 A씨를 서류전형 불합격자로 처리했다. B씨는 전문의 자격을 따지 못해 채용 자격기준을 충족하지 못했다. 그럼에도 부산대 병원은 새로 채용공고를 내지 않고 진료처장의 지시에 따라 자격 미달인 A씨와 B씨를 신규 임용했다. 진료 차질이 우려된다는 이유에서였다.

치료비 부당 징수

환자가 병원에 내는 비용을 치료비라 부른다. 그런데 이 치료비라는 게 생각만큼 간단치 않다. 정신 똑바로 차리지 않으면 미로에 빠져 헤어나기 어렵다. 마치 퍼즐 맞추기 비슷하다. 우선 용어 자체부터 복잡하다.

환자 처지에서는 분명히 치료비인데, 의사들은 진료비라 부른다. 또 다른 이름도 있다. 국민이 낸 건강보험료를 모아 관리하는 보험자인 건강보험공단은 요양급여비라 일컫는다. 요양급여는 공무원 사회에서 법적 용어로 쓰인다. 치료비, 진료비, 요양급여비는 약간의 차이가 있지만, 사실상 같은 이름이라 할 수 있다. 여기서는 모든 행위의 중심은 의료소비자인 환자인 만큼 치료비라 부르기로 하자.

치료비를 규정한 법은 '국민건강보험 요양급여의 기준에 관한 규칙'이다. 의료서비스의 대가로 내는 치료비를 좀 더 세부적으로 보면 진찰, 검사, 수술 같은 의료행위에 대한 비용과 약제비(의약품비), 치료재료비 등으로 나뉜다. 또 법적으로 환자가 요양기관(병원, 한의원, 약국 등)에 내는 치료비는 건강보험 적용 여부에 따라 크게 두 가지로 쪼개진다. 건강보험이 책임지는 의료행위에 지급하는 요양급여비와 건강보험이 책임지지 않은 의료행위에 내는 요양비(非)급여비가 그것이다. 이 중에는 건강보험의 적용을 받는 것도 있고 받지 못하는 것도 있다. 건강보험 비(非)적용 의료행위나 의약품, 치료재료는 전액 환자 자신이 떠안아야 한다.

요양급여비는 다시 두 개로 구성된다. 건강보험공단이 요양기관에 지급하는 치료비와 환자 자신이 직접 부담하는 본인부담금이다. 요양비급여비는 전액 환자가 내야 한다. 여기에도 두 가지 종류가 있다. 법정비급여비와 임의비급여비다. 법정비급여비는 보건복지부 장관이 정한 가격에 따라 요양기관이 환자로부터 전액 거둘 수 있도록 명시한 의료행위료다. 반면 임의비급여비는 병원이 치료상 필요하다고 판단해 일단 환자에게 시술하고 나서 병원이 알아서 비용을 정해 환자로부터 징수하는 의료행위료를 말한다.

사회적으로 가장 문제가 되는 것은 임의비급여다. 병원이 법적 근거도 없이 환자를 진료하고는 환자에게 거액의 비용을 부담시키기 때문이다. 이 과정에서 환자 처지에서는 의사가 과잉 진료를 했는지, 양심에 따라 치료했는지 알 수 없다. 이른바 '정보의 비대칭성'으로 말미암아 의사에게 전적으로 의존할 수밖에 없는 탓이다. 그냥 달라는 대로 줄 수밖에 없다. 치료비를 둘러싸고 논란이 벌어지는 것은 이 때문이다. 국립대 병원은 민간병원과는 달리 치료비 수익을 올려야 한다는 압박에서 상대적으로 자유로운 편이다. 그런데도 치료비 부당 징수 논란에서 벗어나지 못하고 있다.

감사원은 2009년 7월 1일부터 12월 31일까지 서울대 병원, 부산대 병원, 경북대 병원, 전남대 병원 등 4개 국립대 병원이 징수한 치료비를 점검해 봤다. 당연히 문제가 많았다. 요양기관(의료기관, 한의원, 약국 등)은 건강보험 적용을 받는 검사, 진료 등을 비급여 대상 의료행위로 바꿔 부당하게 환자한테 치료비를 걷지 말아야 한다. 그런데도 4개 국립대 병원은 점검 기간 건강보험공단에서 대주는 시술비용 5억 8,000여만 원 전액을 환자 2만 9,041명에게서 걷었다.

더 심한 일도 있었다. 의료기관은 요양급여 대상 의료행위를 시행하고서 건강보험공단에 그 비용을 청구해 지급받았으면, 여기에 포함된 의료행위료, 치료재료비, 약제비 등을 환자로부터 중복해서 걷지 말아야 한다. 하지만 서울대 병원 등 점검 대상 4개 국립대 병원은 같은 기간 환자 6만 3,716명으로부터 요양급여 비용 6억 5,000여만 원을 또다시 이중으로 받아냈다. 부당한 치료비 징수사례는 여기서 그치지 않았다. 의료법 제46조 1항 '선택진료에 관한 규칙'을 보자. 이 규칙에 따르면 환자나 환자 보호자가 특정 의사를 선택해 진료('선택진료'라 부른다)를 해달라고 요청할 경우, 선택진료 의사가 직접 진료한 진료행위에 대해서만 환자로부터 추가비용('선택진료비'라 일컫는다)을 받을 수 있다.

따라서 환자가 선택진료 의사를 골라 진료 요청을 했더라도 그 의사가 해외출장 같은 개인 사정으로 직접 진료하지 못했을 때는 환자에게 추가로 선택진료비를 거둬서는 안 된다. 그렇지만, 서울대 병원 등 4개 국립대 병원은 2007년 1월 1일부터 2010년 3월 14일까지 선택진료 의사가 외국에 나가 있어 직접 진료하지 않은 환자한테서 선택진료비 명목으로 7,200여만 원을 부당 징수해 환자의 경제적 부담을 가중했다.

환자·보호자 세심하게 배려하지 않는 태도

국립대 병원은 환자가 진료예약을 할 때 진찰료와 검사료 등 '진료비 예약금'을 미리 받고 있다. 치료비 수납 과정에서 외래환자가 길게 줄을 서서 대기하는 시간을 줄여주고자 하는 취지에서다. 하지만 치료비를 미리 낸 외래환자가 예상치 못한 사정으로 진료예약 날짜에 치료를 받지 못할 때는 어떻게 될까?

상식적으로 생각하면 다음 진료날짜를 예약하고 치료비는 다시 낼 필요가 없는 게 당연하다. 하지만 감사원 감사 결과, 현실은 그렇지 못했다. 서울대 병원, 부산대 병원, 경북대 병원, 전남대 병원 등 4개 국립대 병원은 2005년부터 2009년까지 5년간 진료비를 다시 거뒀다. 자체 전산시스템에서 외래환자가 이미 낸 진료비 예약금이 있는지 없는지 자동 조회할 수 없다는 이유에서다. 이렇게 거둔 진료비만 총 21만 1,839건에 23억 9,800여만 원에 달했다. 환자 1명당 치료비 예약금은 보통 1만~1만 5,000원. 그리 큰 액수는 아니다. 하지만 티끌 모아 태산이라고 수십만 명의 환자에게 거둔 돈은 엄청났다.

환자나 보호자의 처지에서 병원업무를 처리하지 않고 병원 편의주의로 일방 통행하는 사례는 또 있다. 보건복지부는 2007년 6월 대한병원협회의 협조를 받아 환자가 진료접수 절차를 거치지 않고 각급 병원에서 수수료만 내면 곧바로 CT나 MRI 필름, 심전도 기록, 혈액 및 소변 검사결과지 등 진료기록 사본을 뗄 수 있도록 했다. 불필요한 의료인 상담 과정을 생략함으로써 환자 편의를 도모하려는 뜻이었다.

그럼에도 감사원 감사 결과 부산대 병원, 강원대 병원, 충북대 병원, 경북대 병원 등 4개 국립대 병원은 의사의 의학적 판단이 필요 없는데도 환자가 진료기록 사본을 뗄 때 일률적으로 진료접수를 해 의사의 상담을 받도록 했다. 국립대 병원에서는 진료접수에서 의사 상담까지 통상 짧게는 이틀에서 길게는 12주까지 걸린다. 그만큼 진료 적체가 심하다. 이런 상황에서 이들 국립대 병원은 단순 진료기록 사본 발급까지 진료접수와 의사상담 과정을 거치도록 함으로써 환자의 불편을 가중시킨 셈이다.

학술대회 개최 비용 조달하려 제약회사에 손 벌려

국립대 병원의 중요한 역할 중 하나가 의학 분야 교육과 연구다. 의료인력 훈련과 의학연구, 임상연구는 국립대 병원을 설립한 주요 이유다. 이런 목적을 달성할 의도로 국립대 병원은 각종 학술대회와 심포지엄, 연수강좌를 열고 있다. '국립대 병원 설치법' 규정에 따라 개원의, 전공의를 대상으로 최신 의료기술과 지식, 정보를 전파하려는 뜻에서다.

여기에 드는 비용은 별도의 교육예산을 편성해 집행하고 있다. 그렇지만, 전체 예산에서 차지하는 비중은 미미한 수준이다. 일례로 대표적 국립대 병원인 서울대 병원의 2009년 교육예산은 72억 5,000만 원. 전체 예산(6,738억 5,200만 원)의 1.1%에 불과했다. 이마저도 액수와 비중에서 전체 국립대 병원 중에서는 가장 높은 수치다.

그러면 국립대 병원은 턱없이 부족한 교육비용을 어떻게 조달할까? 간단했다. 우월적 지위를 활용하기만 하면 됐다. 병원에 의약품을 대는 제약회사에 전화 한 통 넣거나 문서 한 장만 보내 학술대회를 연다는 사실을 직접 알리고 부스 설치비와 광고료 명목으로 협찬을 받아냈다. 그렇게 하면 부서 운영비(의국비) 계좌나 개인계좌로 보통 최소 100만 원에서 최대 500만 원이 들어왔다. 이처럼 국립대 병원은 설립 목적인 교육 기능을 수행하는 데 필요한 경비를 직무 관련 업체로부터 뜯어내고 있었다. 교육을 한다면서 '비교육적 방법'을 쓴 셈이다.

실제로 감사원이 서울대 병원, 부산대 병원, 경북대 병원, 전남대 병원 등 4개 국립대 병원을 점검해 보니, 이들 병원은 2009년에 총 68차례의 학술대회 등을 열었다. 이를 위해 조달한 비용은 총 11억 6,000여만 원. 이 중에서 자체 예산으로 충당한 것은 겨우 5,300여만 원으로 4.6%에 불과했다. 73.9%(8억 5,800여만 원)는 제약회사 등에서 끌어왔다. 그리고 나머지 21.5%(2억 4,900여만 원)는 학술대회 등록비, 연구재단 지원액 등으로 메웠다.

이 과정에서 도덕적 해이를 드러내기도 했다. 학술대회를 열고 남은 돈은 병원 수입이나 부서운영비(의국비)로 돌리는 등 부적절한 용도로 쓰기도 했다. 실제로 전남대 병원 신경외과는 2009년 11월 6일 '제11회 큐수, 영호남 신경외과 합동집담회'를 열면서 같은 해 4월 병원에서 예산 2,454만 원을 확보했다. 그런데도 같은 해 8월께 9개 제약회사와 3개 의료기기회사로부터 부스 설치비 명목으로 2,300만 원을 받는 등 총 9천여만 원을 조성했다. 이 병원 신경외과는 이 돈에서 6,400여만 원은 학회 개최에 사용하고, 나머지 2,570여만 원은 부서운영비로 전용했다.

후안무치?…납품업체 돈 받아 국외여행·연구비 개인용도 사용

부산대 병원은 소속 의사가 선진 의료기술을 배울 수 있도록 해외 의료기관에 공무로 국외여행을 갈 수 있도록 하고 있다. 다만 이때 조건이 있다. '부산대 병원 임직원 행동강령'에 따르면 병원과 계약한 직무관련자로부터 금전이나 부동산, 선물, 향응을 받아서는 안 된다. 또 외국 교육 및 연구기관이 초청했더라도 국내외 학술 관련단체나 초청자가 여행경비 일부나 전부를 지원할 때만 부산대 총장의 허가 아래 국외여행을 할 수 있다.

그렇지만 이런 규정은 소용없었다. 이 병원 A교수는 2007년 4월 뉴질랜드의 한 병원 초청을 받아 3개월간 교육목적으로 외국에 나가서

파견근무를 하겠다고 신청했다. 이 과정에서 A교수는 서류를 조작했다. 당시 A교수는 국내 학술기관인 부산대 모 의학연구소에서 여행경비를 지원받은 것처럼 신청서를 꾸며 부산대 총장의 공무 국외여행 허가를 받았다. 하지만 그는 실제로는 자신이 몸담은 소속의학과 부서운영비(의국비)에서 300만 원을 지원받았다. 게다가 A교수는 대담하게도 2007년 5월 중순 이 병원에 치료재료를 납품하는 모 주식회사로부터 여행경비 1,500만 원을 교육·연구지원 명목으로 뜯어냈다. A교수는 이 돈을 들고 같은 해 5월 20일 가족과 함께 뉴질랜드로 출국했다. 그는 이 돈을 비행기표와 중고차를 사고 월세를 내는 데 썼다. 직무관련자한테 받은 돈을 개인용도로 사용한 것이다.

전남대 병원 겸직교수 B씨. 그는 2008년 1월부터 12월까지 같은 병원 임상의학연구소의 연구과제(연구비 1천만 원)를 맡았다. 임상연구과제를 수행할 때 연구자의 올바른 태도는 어떤 것일까? 거짓으로 연구비를 타내거나 연구목적 이외의 용도로 연구비를 사용해서는 안 될 터이다. 하지만 B씨는 양심을 저버렸다. B씨의 연구과제에 드는 연구재료비는 모 연구재단이 전액 지원하고 있었다. B씨에게 연구과제를 맡긴 전남대 병원 임상의학연구소에 재료비를 청구할 필요도, 그렇게 할 수도 없었다. 그렇지만 B씨는 생각이 다른 듯했다. 그는 2008년 12월 말 평소 거래하던 모 회사에 실험재료를 납품한 것처럼 허위로 세금계산서(금액 590만 원)를 꾸며서 달라고 부탁했다. 그리고 이 계산서를 받아서 전남대 병원 임상의학연구소에 제출해 재료비 명목으로 자신의 연구비 계좌로 590만 원을 타냈다. B씨의 상식 밖 행동은 여기서 멈추지 않았다. 그는

2008년 12월 말 이 병원 임상의학연구소에 연구보조원 2명의 수당을 달라고 신청했다. 그러고서는 이 수당 230여만 원을 가로채 생활비 등 개인용도로 썼다.

기부야? 강제징수야?···우월적 지위 남용 발전기금 받아

국립대 병원은 개인, 법인, 단체로부터 병원발전 기금이나 연구비 용도로 해마다 기부금을 받아 사용하고 있다. 서울대 병원, 부산대 병원, 강원대 병원, 충북대 병원, 충남대 병원, 경북대 병원, 경상대 병원, 전북대 병원, 전남대 병원, 제주대 병원 등 10개 국립대 병원이 2007~2009년 3년간 받은 기부금은 총 6만 3,053건에 465억 5,500만 원에 이른다.

문제는 이 돈이 과연 순수한 기부금인가이다. 이 중에서 아무런 대가 없이 그냥 기부했다고 보기 어려운 성격의 거액의 돈이 눈에 띄는 탓이다. 무엇보다 제약회사 등 직무 관련 업체가 맡긴 병원발전 기부금이 만만찮다. 무려 95억 4,600만 원(428건)에 달한다. 또 제약회사나 개인이 연구비 용도로 특정 의사를 지정해 기부한 돈도 9억 2,800만 원(37건)이나 된다. 병원에 의약품이나 의료기기를 대며 병원의 눈치를 볼 수밖에 없는, 상대적 약자인 납품업체들이 정말 병원발전에 써 달라며 자발적으로 이 돈을 낸 것일까? 건전한 상식을 가진 사람이라면 누구나 회의적일 수밖에 없다.

공정거래위원회는 2010년 3월 중순 서울대 병원 등 4개 종합병원이 병원건물을 새로 지으면서 제약회사로부터 기부금을 받은 데 대해 문제를 제기했다. 대형종합병원이 거래상 우월한 지위를 남용해 건물 신축 명목의 기부금을 내라고 강요했다는 것이다. 이런 판단을 바탕으로 공정위는 이들 4개 종합병원에 시정명령을 내리고 과징금도 부과했다. 감사원은 기부금의 투명성을 높일 수 있도록 병원별로 기부금 접수 범위를 구체적으로 정하고 심의기구를 두도록 하는 방안을 마련하라고 지시했다. 국립대 병원이 기부금을 일종의 리베이트 수수경로로 악용할 수 있다고 보기 때문이다.

'의약품 시판 후 조사'…리베이트 수수 경로(?)

의약품 당국의 시판허가를 받아 시중에 나온 약이라고 안전한 것은 아니다. 한정된 환자를 대상으로 시행한 임상시험에서 드러나지 않은 부작용이 여전히 남아 있을 수 있다. 이 때문에 제조회사는 신약이나 기존 치료제 중에서 효능과 효과가 추가된 의약품에 대해서는 출시 후에도 부작용 유무를 조사해 의약품 당국에 보고해야 한다.

이를 일컬어 '의약품 시판 후 조사'(PMS; Post-Marketing Surveillance)라고 부른다. 제약회사가 병원 의료진에게 의뢰해 자사 제품을 환자에게 사용해보고 뜻밖의 부작용은 없었는지 조사해달라고 요청하는 행위를 말한다.

PMS에는 두 가지 종류가 있다. 하나는 약사법 규정에 따라 의무적으로 재심사를 받아야 하는 의약품에 대해 제약회사가 부작용 유무를 조사하는 '의무 PMS'다. 제약회사는 이렇게 조사한 부작용 보고서를 식품의약품안전청에 제출해야 한다. 또 다른 하나는 '비(非)의무 PMS'인데 말 그대로 식약청의 재심사와 상관없이 제약회사가 자체적으로 병원 등에 자사 의약품의 부작용을 파악해달라고 부탁하는 것이다. 제약회사는 비의무 PMS를 하고 나서 조사 대상 의약품의 안전성과 유효성 자료를 식약청에 낼 필요가 없다.

문제는 세상에 공짜 점심은 없다는 것이다. 누군가에게 일을 청탁하려면 그 대가를 줘야 하는 게 세상의 이치다. 이 원칙은 PMS에도 그대로 관통했다. 특히 제약회사와 병원 의료진 간에 비의무 PMS를 매개로 조사비 명목의 돈이 오갔던 것이다. 일종의 변형된 형태의 리베이트였다. 제약회사는 자사 치료제를 의사들이 많이 처방하도록 유도하려는 의도로 비의무 PMS를 적극적으로 활용했다. 의사들도 '누이 좋고 매부 좋다'며 제약회사의 미끼를 덥석 물었다.

이 때문일까? 일부 국립대 병원은 제약회사와 비의무 PMS 계약을 할 때 내부 심의조차 거치지 않았다. 부산대 병원, 충남대 병원, 경북대 병원, 경상대 병원, 전북대 병원 등 5개 국립대 병원은 제약회사가 비의무 PMS를 의뢰할 때 의학연구윤리심의위원회(IRB; Institutional Review Board)의 심의를 받지 않고 무조건 받아들였다. 2007~2009년 5개 국립대 병원이 이렇게 IRB의 승인 없이 제약회사와 계약한 비의무 PMS 과제는 59개(계약금액 2억 6,374만 9,000원)였다. 전체 PMS 233개(계약금액 11억 2,848만 8,000원)의 4분의 1가량이었다.

공정위도 PMS를 사이에 둔 제약회사와 의사의 거래관계를 비정상적인 것으로 봤다. 공정위는 제약회사가 약사법상의 의무 PMS 대상이 아닌 의약품에 대해 병원에 부작용 조사를 의뢰하고 조사비를 주는 행위를 부당한 고객유인행위로 판단했다. 이는 어디까지나 제약회사가 자사 의약품을 처방해준 의사에게 대가를 지급한 것이거나 판매를 촉진하려는 의도일 뿐이라는 것이다.

마침내 공정위는 2009년 5월 칼을 빼 들고 과징금을 물렸다. PMS 수행 대가로 받은 조사비를 가로채 사적으로 사용한 일도 벌어졌다. 경북대 병원 A교수는 임상시험심사위원회 심의를 거치지 않고 2006년 6월부터 2010년 4월까지 3차례에 걸쳐 모 주식회사와 PMS 계약을 했다. 이를 통해 A교수는 2008년 6~11월 총 3차례 연구비 1,300여만 원을 받아 개인용도로 써버렸다.

연구결과물 제출하지 않고 연구비만 '꿀꺽'

국립대 병원들은 소속 의사의 연구활동을 지원하고자 해마다 연구과제를 공모, 선정해 연구비를 지급하고 있다. 물론 책임연구자는 연구결과물을 제출해야 한다. 그게 상식이다. 하지만 상식 밖의 일은 국립대 병원에서 수시로 벌어졌다.

부산대 병원의 의학연구소 연구비 지원요강을 보자. 이에 따르면 책임연구자는 연구기간이 끝나고 나서 2년 안에 연구결과물을 국제학술지에 실으면서 병원 당국에도 제출해야 한다. 연구결과물을 내지 않을 때에는 연구비의 60%를 반납해야 한다. 그러나 이 병원의 연구결과물 미제출 현황을 보면, 연구결과물을 제출하지 않고 연구지원

비만 꿀꺽한 연구과제가 수두룩했다. 2010년 5월 7일 기준으로 이 병원이 2005~2009년 연구비를 지원한 연구과제는 총 145건(연구비 지원총액 21억 5,400만 원). 이 중에서 제출기한이 지났는데도 정당한 사유 없이 연구결과물을 내지 않은 연구과제는 무려 38건(연구비 지원총액 6억 1,300만 원)에 이르렀다.

애초 공모할 때 냈던 연구과제에서 기대했던 연구 성과가 나오지 않자 과거 연구결과물을 제출해 눈속임한 사례도 있었다. 전남대 병원 A교수는 2007년 연구과제 공모에서 선정된 연구에서 성과가 없자 마음대로 연구계획을 바꾸겠다고 신청하고서 애초 연구과제와는 다른 연구결과물을 제출했다. 그런데도 이 병원은 이를 그대로 인정해줬다. 이 대학 연구비 운용세칙에 따르면 연구계획을 멋대로 변경하거나 허위로 연구보고를 할 때는 임상연구위원회 심의를 거쳐 연구를 중단시킬 수 있다. 또 이미 지급한 연구비 전부나 일부를 토해내도록 하고 있다. A교수는 나아가 연구비를 정산하면서 실제로는 사지도 않은 재료를 산 것처럼 꾸민 거짓 세금계산서를 제출해 연구비 760만 원을 받아냈다.

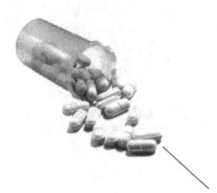

의료관광사업의
허와 실

분위기는 한껏 띄웠는데…

보건복지부의 주요 임무는 무엇일까? 이상적인 모습은 누가 뭐래도 생로병사의 모든 단계에서 국민을 돌보는 국모의 역할일 터이다. 한 집안에서 역할분담을 한다고 치면 밖에서 돈을 벌어오는 아버지의 소임이 아니다. 집안에서 살림을 꾸리며 자식을 보살피는 어머니의 구실이다. 경제적 관점에서 보면 복지부는 한 국가의 재화와 서비스를 만들어내는 생산 부처가 아니다. 어디까지나 소비 부처에 속한다. 따라서 어떻게 하면 필요한 사업예산을 논리적으로 잘 확보해서 효율적으로 집행할 것인가를 고민해야 하는 게 복지부가 마땅히 해야 하는 일이다.

그런 복지부가 외도를 하고 있다. 한눈파느라 정신이 없다. 경기침체로 나라 살림이 어려워진 탓일까? 집안 살림이 쪼들려 맞벌이 전선에 내몰린 어머니 마냥, 복지부가 산업 역군을 자처하고 나서 어리둥절케 하고 있다. 기획재정부 등 예산을 틀어쥐고 있는 경제부처가 그토록 부러웠던 것일까? 보건의료서비스 산업화를 기치로 내걸고 본업과는 동떨어진 일에 몰두했다.

복지부가 제일 먼저 내놓은 상품은 의료관광. 의료관광은 의료여행 혹은 국제보건진료라고 불리기도 한다. 병원과 해외환자 유치업체가 적정한 비용을 받고 국경을 넘어 국제환자에게 의료서비스를 제공하는 것을 말한다. 국내의 우수 의료인력과 장비, 기술을 활용해 외화벌이를 하겠다는 게 요지다. 국부창출에 한몫하겠다는 굳은 각오마저 느껴진다. 국가예산만 축내는 사회부처라는 서러움과 비아냥거림을 한 번에 떨쳐버리겠다는 의지도 엿보인다.

이를 위해 의료법까지 고쳤다. 기존 의료법은 의료행위를 하고자 환자를 소개하거나 유인, 알선하는 행위를 원칙적으로 금지하고 있었다. 그러나 개정 의료법을 통해 2009년 5월 1일부터 국내 병원이 '해외에 거주하는' 외국인 환자를 진료할 수 있도록 전면 허용했다. 이로써 종합병원은 입원실 정원의 5% 이하에서 외국인 환자를 진료할 수 있다. 전문의사 1명 이상을 둔 의료기관(의원급)은 외국인 환자를 데려올 수 있다.

출발은 거창했다. 장밋빛 색깔로 덧칠해 모든 이의 희망을 부풀게 했다. 외국인 환자 1명을 유치할 때 약 700만 원의 경제적 효과를 볼 수 있을 것이라고 목소리를 높였다. 이를 위해 복지부는 많은 돈을 쏟아 부었다. 복지부는 2009년 해외환자 유치사업 예산으로 애초 9억 8,000만 원을 책정했다. 그러다가 이 사업예산을 그해 4월 추가경정예산을 통해 모두 77억 원으로 늘렸다. 2010년에는 2009년 본예산 대비 무려 1,000% 이상 증가한 108억 원의 예산을 확보했다.

여기에 의료 '관광'이란 이름에 걸맞게 관광 업무를 총괄하는 문화체육관광부가 거들었다. 문화관광부는 2013년까지 해외 의료·보양 관광객 등 20여만 명을 유치해 1,200여억 원의 관광 수입을 올리겠다며 그해 총 42억여 원의 예산까지 마련했다. 문화관광부는 이 돈을 여행사 의료관광 상품개발 및 판촉, 전문인력 양성에 사용했다.

이처럼 중앙정부가 나서서 해외환자 유치 분위기를 한껏 띄우니 이름 있고 여력이 있는 거의 모든 병원들이 해외환자를 끌어오려고 팔을 걷고 나섰다. 이 사업 초기인 2009년 8월 말에 복지부에 해외환자 유치 사업을 하겠다고 등록한 의료기관은 931개에 달했다. 지역경제를 활성화하기 위한 뾰족한 돈벌이 수단이 없던 지방자치단체도 뒤질세라 이 시장에 뛰어들었다.

'미용성형과 피부미용 1번지'로 통하는 서울 강남구가 선봉에 섰다. 실제로 강남구에는 서울시 전체 성형외과, 피부과(820개) 가운데 56%가 몰려 있다. 특히 강남구 신사동과 압구정동 일대는 미용 관련 의료시설이 밀집돼 있어 '뷰티벨트'로 불린다. 대구시도 의료 전문 전시회 '메디위크' 행사를 열면서 지역 병원의 해외환자 유치를 측면 지원했다. 부산시는 500여 의원급 의료기관이 늘어서 있는 서면 일대를 '메디컬 스트리트'로 이름 짓고 병원간판까지 통일하며 해외환자 끌기에 나섰다. 또 부산 국제 의료관광 컨벤션 행사를 해마다 열어 부산의 의료기술을 아시아 · 태평양 지역 국가들에 알리고 있다.

충북 제천시는 지역 특성에 맞춰 한방 치료를 앞세웠다. 인천시는 인천국제공항과 인천항이 있는 이점을 살려 인천을 동북아 의료관광 중심도시로 만들겠다는 포부를 천명했다. 이를 위해 인천 지역 병원들을 끌어들여 인천의료관광재단을 설립, 공동마케팅을 펼치고 있다. 경기도는 아예 미국 로스앤젤레스(LA) 코리아비즈니스프라자빌딩에 '경기국제의료지원센터'를 세워 간호사 1명을 두고 의료관광 홍보에 들어갔다.

제주도도 제주관광공사와 손을 잡고 의료관광 인프라 구축에 나서는 등 의료관광 활성화에 박차를 가하고 있다. 강원, 대전, 광주 등도 마찬가지다. 대부분 지자체가 의료관광산업에 열을 올리고 있는 셈이다.

해외환자 유치 열기는 뜨거웠지만…속 빈 강정

가히 우리나라 전체가 외국에서 환자를 모셔오겠다고 악다구니를 썼다고 해도 과언이 아니라고 할 수 있다. 그렇게 해외환자 유치 홍보비용으로 돈을 뿌려댔는데 약간의 성과라도 나타나지 않으면, 되레 이상한 일일 터이다. 해외환자 유치사업은 겉으로는 일정한 성공을 거두는 듯 보였다. 비록 나중에 숫자를 부풀렸다는 의혹을 사긴 했지만, 정부 주장을 곧이곧대로 받아들인다면 국내 의료기관이 진료한 해외환자는 이 사업 첫해에 늘긴 늘었다.

2009년 11월 19일 한국보건산업진흥원이 민주노동당 곽정숙 의원에게 제출한 자료를 보자. 보건산업진흥원은 그해 1월부터 9월까지 7개 병원이 보고한 해외환자 유치 실적을 토대로 이 보고서를 만들었다. 이 기간 이들 병원이 치료한 해외환자는 1만 6,356명. 꽤 많은 수치다. 그러나 여기에는 허점이 있었다. '해외'에 살지 않고 우리나라에 주둔한 국내 거주 주한미군이 무려 2,998명(18.3%)이나 들어 있었다. 해외환자 유치사업 실적에 국내 거주 외국인 환자를 넣은 것이다. 이는 이 사업의 애초 취지와 어긋난다.

해외환자 유치사업은 어디까지나 국내 거주 외국인이 아닌 해외 외국인을 대상으로 관광과 연계한 의료서비스를 제공하는 사업이다. 이 사업이 성공적으로 안착하고 있다는 인상을 심어주려고 가장 기초가 되는 통계자료를 '마사지' 했다고 밖에 볼 수 없는 대목이다. 정부가 해외환자 유치사업을 부실 자료를 기반으로 주먹구구식으로 추진하고 있음을 정부 스스로 입증한 셈이다. 사업을 전면 재검토하라고 요구하는 목소리가 터져 나온 것도 무리가 아니라고 할 수 있다.

아무튼 외국인 환자 유치 의료기관 1,468곳이 제출한 자료를 바탕으로 정부가 분석한 2009년 '외국인 환자'는 6만 201명인 것으로 나타났다. 2008년 외국인 환자가 2만 7,480명이었던 점에 비춰볼 때 크게 증가한 것이다. 복지부는 목표치가 5만 명 선이었다며, 애초 목표를 뛰어넘는 성과를 거뒀다고 자화자찬하기 바빴다. 그러나 여기서 눈 여겨봐야 할 대목 한 가지. 정부는 이 통계자료를 내놓으면서 그동안 사용하던 '해외환자'라는 용어를 쓰지 않고, '외국인 환자'라는 말로 은근슬쩍 바꿔버렸다. 그러면서 2009년에 국내 병원이 진료한 외국인 환자에는 한국에 주둔 중인 주한미군 4,576명도 들어 있다고 아예 공개적으로 밝혔다.

　왜 그랬을까? 국내 거주 외국인 진료실적을 해외환자 유치 통계에 집어넣는 것은 이 사업의 애초 취지를 거스르는 것이라는 비판 여론을 비켜가려는 속셈으로 밖에 볼 수 없다. 아무튼 외국인 환자를 국적별로 보면 미국이 32.6%로 가장 많았다. 아무래도 우리나라에 살고 있는 주한미군을 외국인 환자 범주에 포함했기 때문으로 보인다. 이어 일본 30.3%, 중국 11%, 러시아 4.1%, 캐나다 2.3% 순이었다. 진료과목별로는 내과(20%), 검진센터(13.5%), 피부성형외과(13.4%), 가정의학과(7.8%), 산부인과(6%)를 많이 찾았다.

　복지부가 각 병원의 보고를 토대로 집계한 2010년 전국의 외국인 환자 수는 8만 1,789명이었다. 이 중에서 외국인이 몰려 있는 서울이 절반이 넘는 61.7%(5만 490명)를 차지했다.

병원들 욕심만 앞설 뿐 준비 미비…기대 이하 실적에 '실망'

많은 병원이 장밋빛 희망에 부풀어 해외환자를 유치하려고 적극 나섰다. 하지만 제대로 준비도 안 된 상태에서 욕심만 앞세운 결과는 뻔했다. 의료관광 사업 시행 1주년을 맞아 한국무역협회 국제무역연구원이 2010년 5월 내놓은 '우리나라 의료관광 추진 현황과 성장 전략' 보고서는 국내 병원이 의료관광을 통해 과실만 따먹으려고 할 뿐 실질적인 준비 노력은 거의 하지 않고 수동적인 태도로 일관하는 모습을 여실히 보여준다.

국제무역연구원은 195개 외국인 환자 유치병원을 상대로 설문조사를 벌였다. 조사 결과는 정부의 기대를 배반했다. 해외환자를 끌어오기 위해 해외에이전시나 여행사 등을 통하지 않고 독자적으로 해외네트워크를 구축한 해외환자 유치병원은 조사 대상 병원의 19.9%에 불과했다. 55.5%는 해외마케팅망을 구축하려는 계획조차 구체화하지 못하고 있었다.

또 해외환자 유치를 위한 전담부서를 설치한 병원은 18.3%에 그쳤다. 외국인 환자 치료를 안내할 전문코디네이터나 통역을 둔 병원도 32.8%밖에 안 됐다. 이렇게 해외환자를 맞을 기초 준비조차 안 된 상황에서 외국인 환자 유치실적이 좋을 리 없다. 조사 대상 병원의 외국인 환자 유치실적은 병원당 50명 미만이 대부분이었다. 이에 따른 매출액도 총 매출액의 1% 이하였다. 기대가 크면 실망도 큰 법이다.

대한상공회의소가 외국인 환자 유치 허용 1년이 지난 시점에 외국인 환자 유치 등록 국내병원(종합병원, 병원, 의원) 460여 곳을 대상으로 벌인 설문조사를 보자. 조사 대상 병원의 94%가 '아직 기대만큼 성과가 나오지 않았다'고 응답했다. 외국인 환자 추세에 대한 질문에서 작년에 견줘 외국인 환자가 늘었다는 대답도 드물었다. '작년과 비슷한 수준'이란 응답이 67.5%로 가장 많았다. 제자리걸음, 답보상태를 못 벗어나고 있다는 말이다. 여기에 '작년에 비해 줄었다'는 답변도 9.1%였다. '의료관광 시행 1년, 성과와 과제'란 제목의 조사 자체를 부끄럽게 하는 대답이 아닐 수 없었다.

부작용 속출…의료관광시장에 '삐끼' 횡행, 도떼기시장 방불

정부가 너무 부추긴 탓일까? 일부 의료기관은 의료관광에서 커다란 기회를 포착하겠다는 듯 무리수를 두기까지 했다. 그 결과 해외환자 유치 시장에는 각종 흥정과 아귀다툼이 판을 치고 있다. 부작용도 속출했다. 의료시장화, 의료산업화의 어두운 단면이 아닐 수 없다.

강남의 한 치과병원이 저지른 위법 행위는 아마 빙산의 일각일 터이다. 이 병원은 러시아권 환자를 겨냥해 공격적인 환자 유치 활동을 펼치려고 했다. 그 일환으로 이 병원은 국내 명문 치의학대학원에 유학 중이던 우크라이나 사람을 통역으로 고용했다. 여기까지는 좋았다. 하지만 더 욕심을 내는 바람에 덜미를 잡혔다. 우크라이나 사람에게 의사 가운을 입히고 무면허 시술을 하도록 한 것이다. 경찰은 이 병원 원장과 사무장 등을 의료법 위반 혐의로 입건해 조사했다. 너도나도 외국인 환자를 유치하려고 애쓰다가 빚어진 사건이다.

해외환자 유치를 둘러싼 복마전은 여기서 끝나지 않는다. 점입가경이다. 도떼기시장이 따로 없다. 의료관광산업이 무엇인가? 속된 말로 해외환자를 끌어들여 목돈을 챙겨보겠다는 천민자본가의 물욕을 충실하게 반영한 욕망의 거울 아니겠는가? 여기에 외국인 환자를 '인격체'로 존중하는 인도주의적 시각은 설 땅이 없다. 오직 금전적으로 접근해 돈으로만 바라보니, 외국인 환자는 협잡꾼들의 봉으로 전락할 수밖에 없다.

의료관광시장에서 외국인 환자를 병원에 소개하면서 높은 유치 수수료를 챙기는 불법 브로커들이 활개 치는 것은 이 때문이다. 일종의

'삐끼'가 활개 쳤다. 어찌 보면 당연한 현상이다. 사실 일부 병원이 불법 브로커들의 피해자라고 자처하며 위로받으려고 드는 것은 어불성설이다. 둘 사이는 공생관계이지, 적대관계는 아니기 때문이다. 병원이 자위하는 것은 불법 브로커와의 공생관계에서 해외환자를 통해 벌어들인 돈을 분배하면서 한 치도 손해 보지 않으려고 하는 데서 나오는 위장술일 뿐이다.

해외환자 유치업무로 생계를 꾸려가는 한 정부등록 유치업체 대표의 하소연을 들어보자. 병원과 해외환자 유치 브로커가 서로 이익을 공유하는 관계라는 사실을 적나라하게 보여준다. "상당수 소규모 의료기관은 불법 브로커를 통해 해외환자 모집 행위를 하고 있다. 병원이 불법 브로커의 과도한 유치 수수료 요구에 응하는 이유는 그 때문이다. 병원이 그런 요구를 수용하지 않으면 불법 브로커들은 설 자리가 없을 것이다." 병원들이 각성해야 한다는 말도 잊지 않았다.

또 다른 정식 유치업체 대표는 병원들에 직격탄을 날렸다. "외국인 환자의 경우 의료수가가 정해져 있지 않다. 많은 유치 수수료를 브로커들에게 주더라도 병원은 그래도 이익이 남는다. 그래서 병원은 외국인 환자를 수익창출 도구로만 이용하는 것이다. 더 큰 문제는 불법 브로커를 통한 의료행위와 현금거래는 단속조차 불가능하다는 점이다."

그는 이로 말미암아 외국인 환자에 제공하는 의료 질은 떨어지고 의료사고라도 발생하면 책임회피로 외국인 환자는 물론 한국 의료관광 산업 전체에 심각한 문제를 가져올 것이라고 경고했다. 2011년 5월 시점으로 국내 등록된 외국인 의료관광객 유치업체는 267곳인데 이 중에서 전업 유치업체는 124곳이고, 여행업을 병행하고 있는 데는 26곳이다. 기타 무역, 컨설팅, 교육사업을 겸하고 있는 곳은 117군데다. 의료관광 등록 의료기관 수는 1,673곳에 이른다.

외교마찰 소지까지…중국 정부, 한국 의료관광 '주의경계령'

사실 의료관광산업은 일본과 중국, 베트남 등 동남아에 널리 퍼진 한류 열풍에 올라타고 거기에 기대어 추진된 측면이 크다. 그래서 이 사업의 주요 타깃은 한류 영향권에 있는 국가들에 집중되는 게 현실이다. 특히 한류 자장권 안에 있는 데다 2008년 1조 3,000억 위안에서 2025년 6조 위안으로 의료시장이 급팽창할 것으로 전망되는 중국에 대한 관심은 하늘을 찔렀다.

그럼에도 해외환자 유치사업이 본격화한 지 3년이 지난 2011년 6월까지 한국 의료관광에 대한 중국인의 인식은 기대 이하 수준에 머물렀다. 의료관광 마케팅업체인 휴케어가 2011년 5월 상하이 세계관광자원 교역회(WTF)를 방문한 중국인 235명을 상대로 설문조사를 벌인 결과다. 조사 결과를 보면, 한국 의료관광에 대한 인지도를 측정하는 문항에서 '전혀 모른다' 6%, '자세히 모른다' 38% 등으로 나왔다. 조사 대상 10명 중 4명 이상은 한국 의료관광을 알지 못하거나 아예 관심조차 없다는 말이다. 결과적으로 우리나라의 일방적인 중국 사랑에 그쳤던 셈이다. 의료시장론자들에게는 실망스러운 일이 아닐 수 없을 것이다.

그러나 이 뿐만이 아니다. 중국은 또 한 번 한국 의료산업론자의 등에 칼을 꽂았다. 중국 사람을 상대로 도에 넘치는 의료관광 마케팅을 펼친 탓일까? 급기야 중국 외교당국이 한국에 여행 가는 자국민에게 한국 의료관광 '주의경계령'까지 내렸다. 2010년 3월 중국 외교부는 홈페이지에 주의 안내문을 올렸다. 성형수술을 받으려고 한국 의료관광을 다녀온 중국인이 비용문제 등 의료분쟁에 휘말려 낭패를 보는 경우가 빈번하니 조심하라는 경고였다.

그러면서 중국 외교부는 한국 병원들 사이에 의료 수준의 차이가 있으니 이 점을 잘 인식하고, 수술 전에는 반드시 합의서를 작성하라고 주문했다. 또 병원 홍보를 맹목적으로 믿지 말고 수술의 위험성과 그 결과를 사전에 꼼꼼하게 파악해야 한다고 당부했다. 중국 외교당국의 이런 조치는 우리나라의 의료관광산업이 자칫 이웃 나라들과의 외교마찰을 불러올 수 있는 소지를 안고 있다는 사실을 여실히 보여준다.

외화벌이 무색…도리어 예산낭비

해외환자 유치사업의 최종 목적은 외화벌이다. 인류애에 입각해 자선사업을 하겠다는 의도가 아닌 다음에야, 최소한의 비용으로 최대의 수익을 올려야 한다. 하지만 초기 투자비용을 감안하더라도 벌어들이는 돈보다 까먹는 돈이 더 많은 것처럼 비친다면 그 사업의 타당성은 의심해 보지 않을 수 없다.

사실 병원은 병원대로 손해만 보고 있다고 불만이다. 병원들은 밖에서는 정확한 시장 분석도 없이 홍보활동 한답시고 외국에 우르르 몰려나갔다가 손실만 보고 돌아오기 일쑤다. 안에서도 숱하게 돈을 뜯긴다. 외국인 환자 유치를 위한 정보 수집을 위해 각 지역에 우후죽순 세워진 각종 의료관광협회에 가입해 입회비를 냈다. 그러나 돈을 낸 만큼의 효과를 보진 못하고 있다.

실제로 경기도에 있는 한 병원은 의료관광 홍보에 열성적으로 힘을 쏟았다. 하지만 되돌아온 것은 1년에 외국인 환자 6명밖에 유치하지 못한 초라한 성적뿐이었다. 이게 어찌 이 병원만의 문제이겠는가. 정도의 차이는 있을망정, 다른 병원들도 사정은 비슷할 터이다. 초기 시행착오 비용치곤 너무 비싸다.

그러나 그 무엇과도 비교할 수 없는 예산낭비 사례는 따로 있다. 한국보건산업진흥원이 의료관광 산업 활성화를 위해 설치, 운영하는 '메디컬 콜센터'가 그것이다. 보건산업진흥원은 2009년 외국인 환자 유치 사업을 지원한다는 명목으로 추경예산까지 편성해가며 이 센터를 만들었다. 2010년에는 예산이 2배로 증가했지만 상담 실적은 오히려 줄어들어 논란을 빚었다. 그래서 이 센터는 비효율의 극치를 달린다는 비난을 듣고 있다.

좀 더 자세히 현미경을 들이대 보자. 영어를 제외한 2010년 메디컬 콜센터의 월평균 비(非)영어권 상담 건수는 3건에 불과했다. 하지만 인건비로는 매달 1,183만 원을 지출했다. 1건을 상담하려고 무려 394만 원을 쓴 셈이다. 배보다 배꼽이 크다고 밖에 볼 수 없다. 특히 아랍어의 경우 2011년 1월부터 8월까지 단 1건만 상담했을 뿐이다. 그렇지만 보건산업진흥원은 여기에 2,213만 원의 인건비를 썼다.

2010년에도 아랍어 상담 건수는 총 4건에 그쳤다. 따라서 2010~
2011년 2년간 총 5건의 아랍어 상담을 위해 5,466만 원의 인건비를 사
용한 것이다. 밑 빠진 독에 물 붓기가 따로 없다. 전형적인 예산낭비 사
례다. 그럼에도 보건산업진흥원은 이를 개선하기 위한 사업평가 계획조
차 세우지 않다가 국회의 국정감사에서 국민의 대표기관을 무시하는 처
사 아니냐는 호된 질타를 받았다.

곳곳에 지뢰·복병 득실…전망 불투명

의료관광산업 앞에는 온갖 지뢰가 깔려 있다. 곳곳에 복병이 숨어 있
어 언제 어디서 튀어나와 공격할지 알 수 없는 노릇이다. 온통 가시밭길
이다. 전망이 불투명한 이유다. '하이 리스크 하이 리턴'(High Risk High
Return)을 노렸을까? 그런데도 신 성장동력이라느니 미래를 이끌어갈
차세대 선도산업이라느니 하며 거창한 이름을 붙여가며 이렇게 위험이
높은 사업을 감행한 정부의 용기가 대단하게 느껴진다.

이 중에서도 의료기관이 가장 두려워하는 리스크 요인은 단연 의
료사고와 의료분쟁이다. 통역 확보 문제도 의료기관의 골머리를 썩인
다. 말이 통해야 치료 과정을 외국인 환자에게 설명할 텐데, 인프라가
구축돼 있지 않은 상황에서 이게 생각만큼 쉽지 않다. 그래도 통역문제
는 전문인력 양성을 통해 시간이 지나면 해결할 수 있는 여지는 있다.

그러나 의료분쟁은 호락호락하지 않다. 의료분쟁만큼 의료관광에
투자하는 의료기관을 두려움에 벌벌 떨게 하는 것은 없다. 사실 국내에

서조차 의료분쟁은 문제처리의 프로세스가 제대로 마련돼 있지 않을 정도로 난제 중 난제에 속한다. 그러니 해외환자 진료 과정에서 발생하는 의료분쟁은 오죽하겠는가?

사실 아무리 간단한 수술이라도 부작용은 있기 마련이다. 특히 비행기를 타고 국경을 넘어온 외국인 환자가 국내 의료기관에서 치료를 마치고 본국으로 돌아간 뒤에 부작용과 후유증에 시달리게 된다면 정말 난감한 일이 아닐 수 없다. 2011년 7월 21일 세계보건기구(WHO)는 재미있는 통계자료를 하나 내놓았다. 의료사고나 병원 입원 중에 다른 환자로부터 병이 옮아 감염으로 숨질 확률이 비행기 추락 등의 사고로 죽을 확률보다 높다는 것이다.

세계보건기구에 따르면 개발도상국에서 병원 내 감염으로 인한 의료사고 확률은 무려 10분의 1에 달한다. 그리고 병원감염으로 사망할 확률은 300분의 1에 이른다. 이에 반해 항공기 추락 사고로 숨질 가능성은 1,000만 명 중 한 명에 불과하다. 더욱이 환자는 중환자실에 오래 입원해 있으면 있을수록 감염 위험은 더욱 높아진다. 실제로 병원 내 감염으로 고통 받는 미국 환자는 매년 170만 명에 달한다. 이 가운데 약 10만 명이 사망한다.

유럽 전체에서는 해마다 450만 명의 병원감염 환자가 발생하고 3만 7,000명이 숨진다. 의료사고가 사람들이 생각하는 것보다 훨씬 잦고 그만큼 의료분쟁의 가능성은 높아진다는 말이다. 외국인 환자를 치료하는 도중에 국내 의료인이나 의료기관의 잘못이나 실수로 외국인 환자와 의료분쟁이 발생한다면 어떻게 될까. 상상만으로도 끔찍한 일이 아닐 수 없다. 재정적 손실은 말할 것도 없다. 한국 의료서비스와 국가 이미지에 치명상을 입을 게 뻔하다. 그동안 쌓았던 공든 탑이 하루아침에 무너지는 것은 시간문제다.

복지부도 의료분쟁을 어떻게 해결하느냐가 의료관광산업의 성패를 가를 잣대로 보고 있다. 그래서 의료분쟁에 따른 외국인 환자 배상 시스템 도입 문제를 의료관광산업을 고도화하기 위한 중점 제도개선 과제로 정해 추진하기로 했다. 물론 얼마나 성과를 거둘지는 미지수다. 현재 한국 의료기관이 외국인 환자에게 요구하는 치료동의서는 외국인 환자에게 불리한 내용이 많아 의료분쟁이 발생했을 때 분쟁해결에 적절치 않다는 지적이 많다.

먹구름만 가득…벌써 위기론 '솔솔'

우리나라에서 아주 드물게도, 민관이 한 몸이 되어 합동으로 의료관광산업에 그토록 많은 재정과 시간, 인력을 쏟아 부었는데도, 성과는 미흡한 게 사실이다. 한술 밥에 배부르랴 하며 느긋하게 일을 추진하는 방법도 있을 터이다. 하지만 단기 실적에 목메는 정부로서는 조바심이 나지 않을 수 없다.

사실 우리나라의 의료관광산업은 아시아 의료관광을 선도하는 다른 국가들에 견줘 부진한 실정이다. 2010년에 우리나라가 유치한 외국인 환자는 8만 1,789명. 우리나라가 의료관광산업을 추진하면서 항상 모델국가로 금과옥조처럼 입에 올리는 태국 156만 명, 싱가포르 72만 명, 인도 73만 명 등에 비해 너무 초라하다. 인프라가 턱없이 부족한 데다, 인지도까지 낮은 상태에서 어찌 보면 당연한 결과다. 경쟁력이 떨어지는 우리나라가 전 세계 의료관광시장에서 짧은 시간에 선두그룹에 올라설 것이라고 욕심을 내는 것 자체가 무리이다.

의료를 공장에서 뚝딱 만들어내는 전자제품이나 자동차, 일반 공산품 정도로 생각하지 않고서는 도저히 이룰 수 없는 목표였다. 아무튼 비록 애초 달성하기 어려운 목표였다 하더라도, 그 고지에 다다르지 못하자 의료관광을 대하는 정부의 태도에 미묘한 변화의 조짐이 나타났고, 그와 때를 맞춰 의료관광업계에서는 의료관광 위기론이 부풀어 올랐다.

그리고 그 진앙지로 정부를 지목하면서 일관성 없는 정부정책이 의료관광 위기론의 주범이라고 정부를 몰아붙였다. 신 성장동력산업 육성이라는 정부의 의지가 퇴색된 것 아니냐는 비난도 나왔다. 실제로 정부 일각에서는 의료관광산업이 바이오 산업 등 다른 유사 산업에 비해 경제적 효과가 뒤떨어지는 게 아니냐는 회의론이 대두하고 있는 것으로 알려졌다. 이 때문에 의료관광산업을 세분화해 그간 중점을 뒀던 해외환자 유치 쪽에서 병원을 통째로 해외에 수출하는 병원수출산업 쪽으로 정책 방향을 바꾸려는 움직임도 감지됐다. 심지어 의료관광산업의 주무부처인 복지부나 문화관광부 안에서도 조만간 외국인 환자의 증가 추세가 꺾이는 지점에 이를 것이란 우려가 제기됐다.

물론 겉으로는 안정적으로 외국인 환자를 유치해 의료관광산업을 고도화하려면 부처 간 긴밀한 협력이 필요하다고 입을 모으고 있다. 그러나 실천적인 후속대책이 따르지 않으면서 립서비스에 그치고 있다는 비판을 사고 있다. 그래서 의료관광이 추진 동력을 잃고 끝 모를 나락으로 추락하는 것 아니냐는 불안한 목소리마저 나오고 있다.

출구전략 찾기 시급

모든 의료계 인사들이 의료관광(Medical Tourism) 사업에 호의적인 것은 아니다. 일부 인사는 의료관광이란 용어 자체에 거부감을 느낀다. 의료와 관광을 결합한 발상을 이해 못하겠다고 말한다. 상업적 냄새가 너무 짙게 풍긴다는 게 이유다. 꼭 나쁜 것은 아니지만, 의료보다는 관광 쪽에 더 가까운 것 같다고 비판한다. 어떤 의사는 '메디컬 투어리즘'은 의료계에 대한 모독이라고 목소리를 높이기도 했다.

실효성도 의문이다. 이제까지의 해외환자 유치사업 결과에서 짐작할 수 있듯이, 의료관광산업의 주요 고객과 의료영역이 한정돼 있는 탓이다. 그래서 지나친 환상은 절대 금물이다. '대박'을 꿈꾸는 것은 자유지만 결국 백일몽에 그칠 가능성이 높다. 게다가 보건의료노조의 현지 실사를 보면, 대표적인 의료관광 허브로 꼽히는 태국 방콕 가난한 주민들의 의료현실은 비참하다고 한다. 외국인 환자를 통해 돈 몇 푼 벌려다 정작 제 국민 건강을 돌보지 못하는 꼴이 될 수 있다는 얘기다.

여기에다 해외동포의 경우 국내 입국 후 3개월 치 건강보험료만 내면 건강보험 혜택을 받을 수 있다. 나아가 국내 친인척을 통해 건강보험의 피부양자로 등록하면, 거의 공짜로 진료를 받을 수 있다. 건강보험을 공짜로 이용하는 얌체족을 양산할지 모른다는 걱정이 나오는 까닭이다. 그렇지 않아도 취약한 건강보험 재정 기반을 허물어뜨릴 수 있다는 우려가 쏟아지는 것은 당연하다.

물론 정부에서는 해외동포 환자에 대해 건강보험을 적용하지 않겠다는 입장이지만, 사실상 막을 방법이 없다. 타당성도, 성공 가능성도 의심스러운 의료관광산업을 전면적으로 재검토하고 그 평가 결과를 토대로 출구전략을 하루빨리 마련해야 할 때다.

7장

의약업계의
검은 커넥션
-리베이트

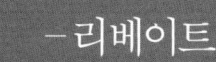

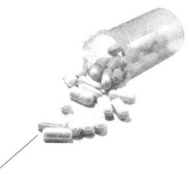

의약 공생관계의
젖줄

돈 앞에 알몸 드러내다…리베이트 배분 놓고 주먹다짐까지

2012년 3월 15일 서울 시내 한 음식점. 이날 이곳에서 경희의료원 순환
기내과는 기자간담회를 열었다. 4월에 열리는 경희심초음파 연수강좌
10주년 기념행사를 대대적으로 홍보하려는 취지였다. 하지만 이 자리에
는 정작 주인장이라 할 수 있는 교수들은 단 한 명도 얼굴을 내밀지 않
았다. 어찌된 일일까? 손님을 불러놓고 집주인은 어디로 간 걸까? 경희
의료원 홍보팀은 교수들이 바쁜 일정으로 함께하지 못했다고 둘러댔다.
하지만 그 말을 곧이곧대로 믿는 사람은 아무도 없었다. 참석자들의 관
심은 자연스럽게 2011년 9월에 경희의료원 순환기내과 교수들 간에 발

생한 폭력사건에 쏠렸다.

무슨 말인가? 최고의 지성이라는 교수끼리 주먹을 휘두르다니. 이 무슨 가당찮은 말인가? 당시 세간의 이목을 집중시킨 이 사건은 의료계와 제약계의 치부를 고스란히 드러냈다. 무엇보다 이 싸움은 그 이유 자체가 사람들의 기를 차게 만들었다. 제약회사에서 받은 리베이트 분배를 놓고 난투극을 벌였다는 의혹이 제기됐기 때문이다. 경희대와 경희의료원에 따르면 2011년 9월 말 이 병원 순환기내과 A과장과 B교수가 병원 내에서 말다툼 끝에 주먹다짐을 벌였다. A과장은 얼굴 등에 부상을 당해 다른 병원에 입원했다. B교수도 주먹 등에 상처를 입고 병원 치료를 받았다.

두 교수는 왜 싸웠을까? 폭행 사건 발단은 우습다. 이 병원 순환기내과 과장이었던 C교수가 새로 생긴 심장혈관센터장으로 옮기면서 기존 의국(醫局, 각 진료과 사무국) 운영비 가운데 3억 원을 가져갔다. 그리고 후임 A과장을 포함한 다른 교수들에게는 1억 원 정도씩만 나눠줬다. 그게 문제가 됐다. 이 병원 순환기내과는 관행적으로 의국 운영비를 과장이 관리하고, 과장이 바뀌면 그간 모은 돈을 교수들이 나눠 가졌다.

교수들은 불공평하게 돈을 분배했다며 불만을 터뜨렸다. 분배 금액 문제로 알력이 생겼다. A과장은 취임 후 전임자인 C교수의 분배가 공평하지 못하다고 불평했다. A과장은 C교수의 측근으로 알려진 B교수에게 항의했다. 이 과정에서 두 교수는 서로 치고받았다. B교수는 A과장의 해임을 건의하는 탄원서를 학교에 내고 폭행혐의로 A과장을 강남경찰서에 고소까지 했다.

더 큰 문제는 폭행 사건의 원인이 된 의국 운영비가 대부분 제약회사들로부터 받은 리베이트(약품 구입 대가로 병원, 의사 등에게 주는 금품)로 조성됐다는 의혹이다. 순환기내과는 약가(藥價)가 높다. 게다가 순환기 계통 질병은 특성상 한 번 약을 먹기 시작하면 평생 복용하는 경우가 많아서 제약회사들의 리베이트 금액이 크다. 만약 이게 사실이라면, 교수들이 리베이트를 더 많이 가지려고 싸우는 한심한 모습을 보인 셈이다.

물론 경희의료원 측은 리베이트 관련 의혹을 '사실무근'이라고 전면 부인했다. 두 교수도 경희대 자체 진상조사에서 리베이트와는 관련 없는 것이라고 말했다. 급기야 보건당국이 개입했다. 보건복지부 의약품정책과는 2011년 10월 13일부터 19일까지 경희의료원에 별도의 사무실을 마련해 이 병원 순환기내과에 대한 현장조사를 실시했다. 의약품 거래내역과 통장사본 등 관련 자료를 확보해 리베이트 여부를 뒤졌다. 이 과정에서 병원 측은 교수들이 나눠 가진 5억 원은 순환기내과 발전기금 용도로 적립했던 돈이었다고 주장했다.

하지만 복지부 조사 결과 출처가 분명하지 않은 자금이 나왔다. 병원 측은 5억 원 중에서 3억 5,000만 원은 순환기내과가 매년 여는 경희심초음파 연수강좌를 통해 거둔 수익금이라고 해명했다. 그러나 나머지 1억 5,000만 원의 출처는 소명하지 못했다. 복지부는 결국 검찰 리베이트 전담수사팀에 이 사건 수사를 의뢰했다.

왜 경희의료원 순환기내과 교수들이 기껏 어렵게 마련한 기자간담회에 밥상만 차려놓고 정작 자신들은 나타나지 않았는지 의문이 절로 풀리지 않는가? 아무래도 공개 석상에 서기에는 서로 서먹하고 어색하지 않았을까 하고 그냥 추정해볼 따름이다.

리베이트 실상

리베이트는 어제오늘의 문제가 아니다. 의약계의 고질이다. 수도 없이 많은 근절 노력에도 뿌리 뽑히지 않고 있다. 공정거래위원회(공정위), 검찰, 경찰, 복지부 등 관련 정부기관은 틈만 나면 리베이트 관행을 없애려고 강력한 단속을 벌이고 철퇴를 가했지만 소용없었다. 뒤에서 더 자세하게 다루겠지만, 정부는 2010년 11월에는 의사들의 강력한 반발을 물리치고 우여곡절 끝에 '쌍벌제(雙罰制)'까지 도입했다. 이 제도 취지는 말 그대로다. 판매 촉진을 목적으로 각종 리베이트를 준 사람은 물론 받은 의료인도 법적으로 처벌하자는 것이다. 처벌 수위는 2년 이하 징역이나 3,000만 원 이하 벌금, 또는 1년 이내의 자격정지다.

그렇지만 기대한 만큼의 효과는 아직 나타나지 않고 있다. 그렇다면 의약계와 제약업계는 어떻게 리베이트를 주고받을까? 공정위가 거의 해마다 빠짐없이 벌인 제약사들의 불공정 거래행위 조사 결과를 보면 리베이트 실상을 알 수 있다. 공정위는 2007년 11월 1일 10개 제약사의 불법행위를 적발해 공개했다. 여기에는 제약사들이 약 판촉을 도모하려고 병원과 의사, 약사, 도매상들을 상대로 벌이는 전방위 로비의 백태가 고스란히 드러나 있다. 가히 '리베이트 백화점'이라 부를 만했다. 그야말로 천태만상이다. 제약사들은 병원에 의료기기 구입비나 리모델링 비용을 제공했다. 의사, 약사에게는 회식비, 골프, 부부동반 해외여행, 공연 관람권, 놀이동산 이용권을 줬다. 심지어 병원에 간호사를 파견하기까지 했다. 온갖 수단을 가리지 않았던 것이다.

국내외 각 제약사의 리베이트 수법을 세부적으로 들여다보자. 동아제약은 부부동반 홍콩 해외여행 경비를 약국에 지원했다가 걸렸다. 삼일제약은 병원 의사에게 가족동반으로 해외여행을 갈 수 있도록 경비를 댔다. 중외제약은 자사의 약 처방을 늘리려고 모 병원의 리모델링 비용을 3,000만 원 가량 제공했다. 나아가 골다공증 검사기계 등 의료기기나 PDP TV, LCD 모니터 등을 준 경우도 많았다. 녹십자와 중외제약 등은 수도권에 있는 병원에 약을 공급하고자 내과 개원 의사들의 세미나를 지원하거나 학술대회를 후원했다. 한미약품은 자사가 급료를 주는 연구원 14명을 종합병원에 파견해 근무하도록 했다. 일성신약과 한국 BMS제약도 병원에 자사 직원이나 임상 간호사를 파견하기도 했다.

공정위가 그당시 조사에서 적발한 리베이트성 자금만 5,228억 원. 하지만 이는 제약업계에서 매출규모가 큰 10개 업체들만을 대상으로 한 조사였다. 게다가 2003년 이후 불법행위를 주로 적발한 것일 뿐이었다.

그동안 제약업계 전체에 관행처럼 굳어졌던 리베이트는 천문학적 규모일 것이라는 점을 보여주는 대목이다.

다국적 제약사도 리베이트서 자유롭지 못해

우리나라에 진출한 다국적 제약사는 과연 리베이트에서 자유로울까? 국내 제약사들이 리베이트에 더 열중한다는 선입견이 강한 게 사실이다. 국내 제약사들이 아무래도 신약개발 능력이 상대적으로 떨어져 복제 의약품 판매에 주력하기 때문이다.

하지만 편견은 편견일 뿐이다. 공정위 조사 결과는 다국적 제약사도 음성적 리베이트 영업에서 결코 예외가 아니라는 사실을 보여준다. 공정위는 2009년 1월 15일 불공정거래행위로 7개 제약사를 적발해 총 204억 원 규모의 과징금을 때렸다. 여기에는 물론 대웅제약, 제일약품 등 국내 업체도 들어 있었다. 그러나 그보다는 글락소스미스클라인(GSK), 한국MSD, 한국화이자, 한국릴리, 한국오츠카제약 등 굴지의 다국적 업체들이 더 많았다. 이들 다국적 제약사는 의사접대는 기본이고 병원 물품까지 조달해주었다. 자사 의약품을 환자에게 처방해준 데 대한 감사의 표시였다.

글락소스미스클라인은 병원 의사와 가족들에게 사냥, 관광, 숙박 등의 접대를 제공했다. 자사 의약품 처방에 대한 보답이었다. 한국MSD는 의사들의 성향을 분석해 4등급으로 나눴다. 그리고 각 그룹에 따라 판촉수단을 달리했다. 그 용의주도함에 혀를 내두를 지경이다. 영향력이 크고 판촉에 민감한 그룹1에는 학회기부, 자문위원 위촉 등의 방식으로 리베이트를 제공했다. 영향력은 크지만 지식지향적인 그룹2에는 임상시험과 심포지엄 등을 통해 지원했다.

한국오츠카제약은 의사와 동반가족 등 총 109명을 초청해 정신과 심포지엄을 열었다. 자사 제품을 판촉하기 위해서였다. 물론 행사경비를 모두 지원했다. 이 회사는 또 '아빌리파이 아카데미'라는 이름으로 일본시찰 행사를 마련하기도 했다. 자사 제품의 월 처방금액이 300만 원 이상인 의사 등이 수혜 대상이었다.

다국적 제약사들은 또 자사 제품 처방을 유도하고자 병원 물품과 연구원 급여까지 지원하는 지극 정성을 보였다. 글락소스미스클라인은 컴퓨터, 심전도기, 실험용 기자재와 함께 병원이 채용한 연구원의 급여도 대신 내줬다. 한국릴리는 거래처에 노트북컴퓨터, 프로젝터, TV, DVD플레이어, 냉장고, 공기청정기, 가구, 침대 등 살림살이 일체를 대줬다.

또 다국적 제약사들은 약사법상 시행의무가 없는 비의무 PMS를 영업판촉 활동의 수단으로 활용했다. 약을 시판한 뒤 효능을 조사한다는 명목으로 의사들에게 조사에 응한 대가로 사례비를 지급한 것이다. 한국화이자와 한국릴리는 시행의무가 없는 시판 후 조사(PMS)를 '관찰연구'라는 이름으로 벌이면서 의사 등에게 임상연구비를 줬다. 한국오츠카제약은 자기 제품의 단골의사들을 PMS를 통해 지원했다.

대형병원들, 제약사에 기부금 강요

제약사들이 판촉하려고 먼저 리베이트를 무기로 의약계에 손길을 뻗은 것일까? 아니면 의료계가 먼저 제약사에 리베이트를 달라고 떼쓴 것일까? 닭이 먼저냐, 달걀이 먼저냐는 논쟁만큼 모호한 질문이다. 제약사들이 영업활동의 필요로 의료계에 먼저 접근했을 것이라고 보는 게 상식에 맞을 듯하다. 그러나 예외 없는 법칙은 없는 법. 언제나 '상식의 배반'이라 부를 만한 일은 일어나기 마련이다. 세상의 모든 '갑-을' 관계의 힘의 역학구도에서 볼 수 있듯, '갑'은 언제나 큰소리로 '을'에게 당당하게 요구한다. 을은 살아남기 위해서라도 갑의 요청을 들어줄 수밖에 없다.

이렇게 의료계와 제약사 간에 형성된 '갑과 을' 관계의 전형적인 모습은 공정위 조사에서 뚜렷하게 엿볼 수 있다. 공정위는 2010년 3월 18일 가톨릭중앙의료원, 연세의료원, 서울대병원, 아주대의료원 등 대형종합병원들을 적발해 시정명령과 함께 5억 5,000만 원의 과징금을 부과했다. 이들 병원이 거래상 우월적인 지위를 이용해 제약사에 기부금을 강요했다는 이유였다. 공정거래법상 불공정거래행위인 이익제공 강요에 해당한다는 것이다. 당시 공정위는 기부금 납부관계에 따라 거래관계가 유지되면 건전한 경쟁을 해치고, 의약품 가격인상 등으로 소비자 이익을 침해할 수 있다는 점을 감안했다.

먼저 가톨릭중앙의료원을 보자. 이 병원은 2005년 11월부터 2008년 2월까지 의대 학생회관을 건립하겠다면서 제약사들로부터 무려 170억 9,900만 원을 거뒀다. 연세의료원도 2005년 3월부터 2007년 6월까지 병원을 건립하겠다면서 제약사들로부터 61억 400만원의 기부금을 모았다. 서울대병원과 아주대의료원도 제약사들로부터 각각 4억 7,000만 원과 4억 5,000만 원의 기부금을 모금했다. 이들 병원은 스스로 부담해야 할 비용을 기부금이라는 이름으로 거래 상대방에게 전가했다. 의도와 목적이 명백히 부당하다.

제약사로서는 무언의 압력 내지 사실상의 강요로 인식했을 터이다. 하지만 주요 거래처인 대형병원과의 포괄적 거래관계를 유지하려면 울며 겨자 먹기로 따를 수밖에 없었다. 이 사건은 의약품 거래관계를 무기로 기부금을 모금한 대형종합병원에 대한 실질적인 최초의 제재 조처였다. 특히 이 사건은 리베이트를 준 쪽뿐 아니라 받은 쪽도 똑같이 처벌해야 한다는 여론이 무르익는 계기로 작용했다. 리베이트 쌍벌제가 비등점을 향해 서서히 끓어올랐다.

산 넘어 산…우여곡절 끝 쌍벌제 도입

리베이트 쌍벌제가 시행된 것은 2010년 11월 28일. 모든 새로운 제도와 법이 그렇듯 그 도입 과정은 순탄하지 않았다. 쌍벌제는 의약품 처방의 대가로 경제적 이익을 주는 쪽이나 받는 쪽 모두를 처벌하는 것을 말한다. 쌍벌제 입법 논의가 국회에서 본격화하기 시작한 것은 2010년 2월이다. 그해 2월 19일 여야는 국회 보건복지가족위원회 전체회의에 의료법과 약사법 개정안을 일괄 상정했다. 두 개정안은 처방이나 납품의 대가로 제약사로부터 금품을 받은 의사, 약사를 처벌하도록 하는 내용을 명시했다. '주는 쪽'만 제재하는 법으로는 리베이트 관행을 근절할 수 없다는 인식이 확산한 데 따른 것이었다. 그러나 더는 앞으로 나아가지 못하고 일단 멈췄다.

　이보다 앞서 국회 보건복지위는 2009년에 쌍벌제 법안을 논의하려 했었다. 그렇지만 의사·약사 제재수위에 대한 정부 내 논의가 더 필요하니 기다려달라고 보건복지부가 요청하는 바람에 쌍벌 법안 처리를 뒤로 미뤘었다. 어쨌든 쌍벌제 입법을 향한 국회의 발걸음이 빨라지자 의약계의 반발도 거세졌다.

리베이트를 받은 의사를 처벌하는 법안은 부당하다며 의사단체가
나섰다. 당시 대한의사협회 경만호 회장은 2010년 4월 12일 '의약품 리
베이트 쌍벌(雙罰)제 논의에 관한 서신'이란 편지를 국회 보건복지위원
회 소속 모든 의원들에게 돌렸다. 의료인의 리베이트만 문제 삼는 것은
말이 안 된다는 내용이었다. 이 편지에서 의협회장은 리베이트를 옹호
하는, 일반인으로는 이해하기 어려운 논리를 폈다.

의협회장은 "(일부)경제학자들은 리베이트가 가격경쟁의 중요한
형태이기에 '규제'보다는 '장려'의 대상으로 분류한다."며 알쏭달쏭한
주장을 했다. 그는 나아가 "리베이트 제공 행위는 다른 경제 분야에서도
똑같이 발생하는데 유독 의료인만 특별히 규제하는 것은 형평성에 맞지
않는다."고 말했다. 의약품 거래 '뒷돈' 관행에 대한 사회 전반의 문제의
식과 의료계의 시각 사이에 상당한 괴리가 있다는 사실을 보여줬다. 그
래도 이런 의사협회의 억지 주장은 먹혀들었다.

쌍벌제 도입을 위한 의료법, 약사법 개정안 입법 논의는 사실상의
마지막 관문이라 할 보건복지위 법안심사소위원회에서 번번이 막혀 진
전을 보지 못했다. 당시 국회 보건복지위 법안심사소위 위원장은 한나
라당 신상진 의원이 맡고 있었다. 신 의원은 의협회장 출신이었다. 신
의원 측은 쌍벌제를 국회 복지위 전체회의에 올리기 전에 의료계의 여
론을 충분히 수렴해야 한다는 입장을 견지했다. 그러면서 법안 심사를
거부하기까지 했다.

주요 이해당사자인 의료계의 반발로 발목이 잡혔던 쌍벌제 법안은

하지만 2010년 4월 22일 국회 복지위가 예정에 없던 법안심사소위를 한 차례 더 열어 법안심사를 마치고 의결하면서 급물살을 탔다. 중요한 '고비'를 넘은 쌍벌제 법안은 그다음 날 국회 보건복지위 전체회의를 통과했다. 그리고 법제사법위원회를 거쳐 그해 4월 28일 열린 국회 본회의에서 압도적 찬성으로 통과했다. 우여곡절 끝에 수년 간 늦춰졌던 쌍벌제 입법이 마무리되는 순간이었다.

쌍벌제는 판매촉진을 목적으로 한 금전, 물품, 편익, 노무, 향응 등 리베이트를 수수한 의료인을 2년 이하의 징역이나 3,000만 원 이하의 벌금, 또는 과징금 없이 1년 이내의 자격정지에 처하도록 했다. 또 취득한 경제적 이득은 몰수하며 몰수할 수 없을 때에는 이에 상당하는 가액을 추징할 수 있도록 했다. 이런 의무이행 주체에는 의사, 약사, 의료기관 개설자, 의료기관 종사자뿐 아니라 의약품 제조사나 수입사, 도매상 등 주는 쪽과 받는 쪽 모두를 포함해 동일한 처벌을 받게 했다. 그러나 견본품 제공, 학술대회 지원, 임상시험 지원, 제품설명회, 대금결제조건에 따른 비용할인(백 마진), 시판 후 조사(PMS) 등은 리베이트 처벌 리스트에서 제외했다.

쌍벌제 법안 통과 후 의료계는 "뭉개진 자존심 회복을 위해 분연히 궐기하자."며 강하게 반발하다가 마지못해 수용했다. 전국 시도 의사회 대표들의 모임인 전국 16개 광역시도의사회장협의회는 쌍벌제 통과 사흘 만에 긴급히 모여 회의 끝에 쌍벌제를 받아들이기로 했다. 리베이트에 대한 국민 비난 여론이 비등한 상황에서 '쌍벌제 반대 투쟁'에 나서는 것은 명분이 약하다는 의사 사회 내부 판단에 따른 결정이었다. 이들은 성명에서 "불법 리베이트 척결이, 사회정의를 갈망하는 국민 요구이기에 겸허히 수용하겠다."고 말했다. 나아가 불법 리베이트 척결에 10만 의사들이 앞장서겠다고 했다.

하지만 말뿐이었다. 그 이후로도 의사협회는 번번이 쌍벌제의 발목을 잡았다. 심지어 의협은 쌍벌제 시행 1년이 넘어가던 시점에서도 쌍벌제를 폐지하고자 헌법소원을 내는 방안을 모색하겠다고 강수를 두기까지 했다. 의협은 2011년 11월 28일 쌍벌제 위헌소송을 제기하기로 했다면서 법적 근거를 확보하고자 헌법학자에게 법리를 검토해달라고 의뢰했다고 공개했다.

당시 의협은 리베이트 금지대상을 명확하게 규정하지 않아 죄형법정주의 원칙에 어긋난다는 점을 위헌심판청구에 나서는 이유로 댔다. 또 이미 형법에 근거해 불법 리베이트를 처벌할 수 있는데도 또 다시 법을 만들었다는 점을 위헌소송 배경으로 꼽았다. 의협은 쌍벌제는 의료인을 잠재적 범죄자로 간주하고 의료의 특수성 아래서 일어나는 모든 행위를 불법으로 간주한 감정적 처사라고 주장했다.

리베이트…결국 환자 피해로 돌아와

리베이트는 왜 나쁜 것일까? 리베이트는 원래 도매상들이 판매를 독려하려고 지불대금의 일부를 소매상에게 주는 미국의 마케팅 관행이다. 그렇지만 불법적 성격 때문에 2005년 유명 도매상점인 베스트바이가 리베이트를 없애겠다고 선언하면서 사라지는 추세다.

하지만 한국 의약계 상황은 다르다. 궤변처럼 들릴지 모르지만, 의료계 일부는 리베이트를 '척결의 대상'이 아니라 오히려 '장려해야 할 대상'으로 여기기도 했다. 그만큼 죄의식이나 부끄러움이 없는 것이다. 의료계 일각의 이런 몰염치 현상을 좀 더 살펴보자. 쌍벌제 시행 후 1년이 지난 2011년 12월 21일. 보건복지부는 쌍벌제 도입을 기념해 범 보건의료계가 참여한 '리베이트 근절을 위한 자정(自淨) 선언' 행사를 서울 프레스센터에서 열었다. 2005년, 2009년에 이어 세 번째였다.

병원협회, 약사회, 제약협회, 치과의사협회 등 13개 보건의약단체 대표들이 의약품, 의료기기 거래 과정에서 리베이트를 주지도, 받지도 않겠다고 다짐했다. 불법 리베이트 관행이 자율 정화선언을 한 번 더 한다고 그냥 없어질리는 만무하다. 그래서 이 행사는 보여주기식 이벤트에 불과하다는 비판을 받긴 했다. 하지만 모든 보건의료단체장들이 자정노력을 기울이겠다고 국민에게 굳게 약속했다는 점에서 나름 의미가 있었다.

이 중요한 자리에 핵심단체인 의사협회는 빠졌다. 불참한 까닭을 일반 국민으로서는 이해하기 어렵다. 상식을 벗어난 탓이다. 의사의 명예가 훼손되는 일이라는 이유를 댔다. 의사협회는 '우리의 입장'이란 성명을 내어 "개업의가 리베이트를 받았다면 그건 시장경제 아래 어느 부문에서나 있는 거래의 한 형태이므로 문제 될 게 없다."고 강변했다. 의사가 리베이트를 받는 것이 휴대전화를 구입할 때 할인을 받는 것이나 할인점에서 물건을 싸게 사는 행위와 마찬가지라는 주장까지 했다.

리베이트가 시장거래라니, 아전인수가 따로 없다. 계속 리베이트를 받겠다는 선언 같다. 또 "도덕을 법으로 강제하는 것은 후진적 발상"이라고 말했다. 그러면서 "리베이트는 다른 법률(공정거래법 등)로 처벌할 수 있는데도 쌍벌제를 입법한 것은 의사들을 범법자 집단으로 매도한 꼴"이라고 쌍벌제 자체를 비판했다. 애초 쌍벌제 도입을 반대하면서 내세웠던 억지논리를 되풀이한 것이다.

의협은 리베이트를 준 쪽과 받은 쪽 모두를 처벌하는 쌍벌제를 폐지하면 자정선언에 동참하겠다고 했다. 보건당국이 한편으로 당혹스러워하면서도 또 다른 한편으로 어이없다는 반응을 보인 것은 당연했다. 물론 본심이 아니겠지만, 처방을 미끼로 리베이트를 흥정하겠다는 생각을 내비친 것으로 여겨졌기 때문이다. 진짜 후진 사회에서나 있을 법한 불법행태를 계속하겠다고 고집 피우는 것으로 들린 탓이다.

리베이트는 당사자끼리 은밀하게 오가고 세금 포탈의 진원지다. 지하경제의 전형이다. 그런데도 리베이트가 시장경제에서 당연한 것이라고 하다니. 현실과 동떨어진 일부 의사들의 윤리의식에 한숨이 나올 수밖에 없는 이유다. 의사 사회는 노블레스 오블리주(지도층의 도덕적 의무)를 모르는 것일까? 아니면 직역(職域) 이기주의에 사로잡혀 자기 밥그릇을 지키려고 알고도 모른 척하는 것일까?

또 리베이트가 바람직하지 않은 것은 약의 선택과 관련한 의료공급자의 역할 때문이다. 의료공급자는 환자의 대리인이다. 환자에게 가장 바람직한 치료법을 선택할 의무와 책임이 있다. 하지만 약의 처방 과정에서 경제적 이해가 발생하면 성실한 환자의 대리인으로서 구실을 제대로 할 수 없다. 아니 기대하기 어렵다. 일종의 이해상충 현상이 발생하기 때문이다. 환자의 생명을 다루는 의료 분야에서 리베이트가 규제의 대상이 되어야 하는 이유다.

리베이트는 제약사가 처방과 조제의 대가로 의사와 약사에게 제공하는 뇌물이다. 리베이트가 나쁜 것은 환자가 부담하는 약값에 리베이트 비용이 전가되기 때문이다. 결과적으로 환자에게 막대한 경제적 손해를 끼친다. 리베이트를 둘러싸고 제약사-의료계-환자로 이어진 먹이사슬의 연결고리를 들여다보자.

신약 개발에 소홀한 제약사들은 약효나 가격 면에서 별다른 차이가 없는 복제약을 주로 만들어 팔아 수익을 올린다. 따라서 다양한 판촉전략은 필수다. 그중에서 가장 흔히 쓰는 게 병원과 의원을 상대로 벌이는 로비다. 제약사들은 이 과정에서 리베이트로 막대한 비용을 쏟아 붓는다. 2010년 초까지도 해도 제약업계에는 일종의 불문율이 하나 있었다. 새로 내놓는 복제약 가격의 최소 20%는 리베이트로 토해내야 한다는 것이었다. 공공연한 비밀이었다. 쌍벌제 시행 이전이어서 좀 지난 과거 이야기일 수 있다는 점을 고려하더라도, 상당한 금액이 리베이트로 뿌려졌다는 것을 알 수 있다.

제약사들이 리베이트를 주는 약품은 주로 인기 신약의 특허가 만료된 후 출시한 복제약 신제품들. 제약사들은 너나 할 것 없이 앞다퉈 한꺼번에 수십 종의 신제품을 쏟아냈다. 그렇다 보니 치열한 생존경쟁에서 어떻게든 살아남고자 매달 복제약값의 20~30%를 처방 대가로 병·의원에 넘겼다. 이를 테면 동네의원이 한 달간 1,000원짜리 복제약을 1천 정 처방했다면 20만~30만 원을 리베이트로 주는 식이었다. 신제품 복제약에 대개 20~30%의 리베이트 정률제가 적용된 셈이다.

제약사들은 경쟁이 치열한 제품은 초기에 시장을 장악하고자 파격적인 조건을 내걸기도 했다. 첫 납품 후 3~6개월 동안 처방금액 전액을, 다시 말해 약값 100%를 리베이트로 병·의원에 제공하는 것이 대표적인 사례다. 여기에다 특별한 혜택을 곁들이는 경우도 있었다. 2008년 한 유명 제약사는 처방을 계속하는 동안 중형 세단을 병원에 제공하고, 총 2년간 처방하면 차량 소유권을 넘겨주는 프로그램을 운영하기도 했다.

병원급 이상 의료기관에는 처방 금액의 일정 비율 외에 첫 처방의 대가로 '랜딩비'를 제공했다. 자사 복제약이 대형병원의 처방 목록에 들어가면 인근 다른 의료기관 처방에도 영향을 주기에 처방을 시작했다는 것 자체를 높이 사서 금품을 제공했던 것이다. 또 신제품 설명회를 겸한 학술행사를 열거나 시판 후 부작용 조사 참가 명목으로 병·의원에 금품을 줬다.

이와 함께 제약사들은 특별한 조건 없이 각종 병원 장비를 후원하는 방식도 이용했다. 복지부가 비공식적으로 밝힌 의약품 리베이트 규모는 연간 2조 원에 달했다. 이는 지금까지 면허를 받은 의사 전부가 한 사람당 매년 2,000만 원의 불법 금품을 받는다는 의미와 같다. 이를 뒤집어 보면, 소비자가 한 해 2조 원에 이르는 경제적 피해를 본다는 말이다.

2007년에 공정위는 제약사의 리베이트 제공으로 말미암아 의약품 시장에서 소비자가 2조 1,800억 원의 피해를 보는 것으로 추정했다. 어떤 과정을 거쳐 이런 추산이 나왔을까? 제약사들은 소비자를 대상으로 가격 경쟁을 하지 않았다. 할 필요도 없었다. 약자인 데다 약품 정보에 상대적으로 어두운 환자가 직접 약을 고를 수 있는 권한은 극도로 제한돼 있기 때문이다. 환자의 약품 선택권은 사실상 없는 것이나 마찬가지다. 그래서 제약사들은 오직 의료기관을 상대로 자사의 약을 채택, 처방하도록 음성적인 '리베이트 경쟁'을 벌였다. 신약개발 등 긍정적인 부분에 사용할 수 있는 기업이윤을 로비 등 비생산적인 부분에 낭비했던 것이다.

리베이트 자금은 제약사의 부담이며, 제약사는 이 부담을 의약품 가격에 떠넘긴다. 약값을 원가에 견줘 턱없이 높게 책정하는 것이다. 의약품 가격상승은 건강보험의 재정악화를 초래하고 환자들의 약값 부담을 가중시킬 수밖에 없다. 환자들이 분노할 수밖에 없는 이유다. 실제로 우리나라는 전체 보건의료비 중 약품비가 차지하는 비중은 2001년 23.5%에서 2010년엔 29.6%로 크게 높아졌다. 경제협력개발기구(OECD) 회원국 중에서 높은 편에 속한다. 약값이 비싼 데다 선진국의 2배나 되는 의약품 사용량, 고가의 신약 처방 등 여러 요인이 복합적으로 작용한 탓이다. 약품비가 리베이트의 보물창고로 불리는 까닭이다.

쌍벌제 이후에도 리베이트 관행 여전−수법 더 교묘해져

뒷돈 제공자뿐 아니라 수수자도 처벌하는 쌍벌제 시행 이후 리베이트 관행은 개선됐을까? 천만의 말씀이다. 오랜 기간에 걸쳐 고착된 고질이 그렇게 쉽게 사라질 리 없다. 쌍벌제가 도입된 지 1년가량 지난 2011년 12월 25일. 성탄절인 이날 서울중앙지검에 설치된 정부합동 의약품 리베이트 전담수사반은 의사와 약사 등 2,000여 명을 적발한 수사 결과를 발표했다. 리베이트를 받은 혐의였다. 쌍벌제 시행 이후에도 리베이트가 여전히 횡행하고 있다는 불편한 진실을 보여준 것이다.

검찰은 그해 7~12월 리베이트 단속을 벌였다. 검찰은 리베이트 수수 의사 등 6명, 리베이트 제공 8개 제약사 임직원 10명, 의약품 도매업체 관계자 6명, 시장조사업체 관계자 3명 등 총 25명을 불구속 기소하거나 약식 기소했다. 이들이 쌍벌제 시행 이후에도 리베이트를 주고받았기에 형사재판에 넘긴 것이었다. 쌍벌제로 유죄를 선고 받으면 벌금 3,000만 원 이하나 징역 2년 이하에 처해진다. 금고 이상의 형을 선고받은 의사나 약사는 면허가 취소된다.

검찰은 나머지 리베이트 수수 사실이 확인된 의사 1,644명, 약사 393명에 대해서는 복지부에 면허정지 등 행정처분을 의뢰했다. 이들은 쌍벌제 시행 이전에 리베이트를 수수해 형사처벌 대상이 아니었기 때문이다. 2010년 11월 쌍벌제 시행 이전 의료법 66조와 시행령 제32조는 '직무와 관련해 부당하게 금품을 수수한' 경우 최장 12개월의 기간 동안 면허정지 처분을 내리도록 했다.

검찰 조사 결과를 보자. J제약사의 영업본부장인 서 모 씨는 2008년 12월부터 쌍벌제 시행 이후인 2011년 9월까지 의사 519명과 약사 325명에게 총 10억 4,000만 원의 리베이트를 제공했다. 또 의약품도매상인 Y사 대표 김 모 씨는 개업 준비 중이던 이 모 씨(36)에게 지원금 명목으로 2,000만 원을 주고 3,000만 원은 무이자로 대여했다.

검찰은 김 씨가 이런 식으로 대구경북 지역 의사 22명과 약사 8명에게 4억 원 가량의 리베이트를 제공한 혐의로 기소했다. 설문조사 명목의 리베이트도 걸렸다. H제약사의 전무이사 이 모 씨는 2010년 2쪽짜리 간단한 설문조사를 의뢰하고서 건당 5만 원씩 총 13억 원을 의사 858명에게 제공한 혐의로 재판에 넘겨졌다. 대형 제약사인 J사와 H사는 2010년 대형 K병원 창립기념품 구입비로 각각 1억 원과 1억 4,000만 원을 대신 내줬다.

검찰은 의료 컨설팅 업체가 의약품 판촉활동을 벌이면서 의사 200여 명에게 리베이트를 제공한 사례도 잡았다. 하지만 처벌법규가 없어 기소하진 못했다. 쌍벌제 도입 이후 제약사와 의약계의 뒷돈 거래 관행은 여기서 그치지 않았다. 검은 공생관계는 뿌리 깊었다.

검찰은 2012년 3월 21일 정부가 쌍벌제를 시행한 이후 규모가 가장 큰 약품 리베이트 사건을 적발해 내놓았다. 검찰은 의사와 약사 수백 명에게 수억 원의 리베이트를 건넨 혐의(약사법 위반)로 모 제약회사 대표 전 모 씨를 구속 기소했다. 또 이 회사로부터 검은 돈을 받은 혐의(의료법 위반)로 의사 등 12명을 불구속 기소했다.

검찰은 수수한 리베이트 액수가 경미한 의사와 약사 340여 명은 복지부에 면허정지 등 행정처분을 의뢰했다. 검찰에 따르면 전 씨는 2011년 1월부터 1년여 간 모 병원 의사 송 모 씨에게 회사명의로 리스한 고급 승용차를 주고 2,000만 원 상당의 리스료와 보험료를 대신 내줬다. 전 씨는 또 송 씨에게 1,300만 원에 달하는 차량 수리비와 견인료를 대납하기도 했다. 전 씨는 이런 수법으로 2011년 말까지 의사와 약사들에게 10억 원이 넘는 돈을 지급했다. 이 중에서 쌍벌제 시행 후 이 회사에서 빠져나간 돈은 6억 원에 달했다. 쌍벌제 실시 이후 사정당국이 적발한 리베이트 중 최고 액수였다.

2012년 4월에는 서울 소재 대형 대학병원 소속 의사 겸 교수가 H제약사로부터 의약품채택 대가로 거액의 리베이트를 받은 혐의로 검찰 조사를 받는 사건이 터졌다. 공교롭게도 이른바 '빅5병원' 안에 드는 이 병원은 쌍벌제 시행 이전인 2010년 4월에 일찌감치 '리베이트 없는 병원'을 선언한 의료기관이었다. 문제의 교수는 주요 의학회 이사장까지 역임한 원로급이었다. 2011년까지 30년 가까이 이 병원에서 근무하다 정년퇴임했다. 그 뒤 촉탁형태로 재계약, 일주일에 3번 정도 외래 진료를 보는 촉탁의사로 복귀했다. 그는 결국 병원 측으로부터 진료중지 처분을 받았다.

쌍벌제 이후 2011년에는 신고포상금제까지 도입되면서 단속과 처벌이 강화되자 리베이트 지급 방식도 교묘해졌다. 감시의 사각지대를 활용한 편법, 신종 리베이트가 등장하고 음성화하고 있는 것이다. 예전에는 현금 지원, 골프 접대 등 의사에게 직접적으로 리베이트를 주는 게 다수였다. 그러나 쌍벌제 이후에는 주로 제품설명회, 세미나 등 제품설명과 판촉 과정에서 의사를 지원하는 방식으로 많이 바뀌었다.

일례로 제약사 영업사원이 법인카드로 각종 비용을 쓴 것처럼 꾸민 뒤 현금을 의사나 약사에 전달하는 방식을 선호하는 것으로 알려졌다. 또 신약설명회나 강연회에 연사로 참석한 것으로 위장하거나 제약회사와 의사들 간의 협력 프로젝트를 운영하는 것처럼 만들어 강연료나 연구활동비를 건네는 방식도 많이 사용하는 것으로 전해졌다.

더는 두고 볼 수 없다…시민단체들 리베이트 뿌리뽑기에 직접 나서

쌍벌제를 비웃기라도 하듯 의약품 리베이트 비리 적발 소식은 끊이지 않았다. 해가 바뀌어도 잊을 만하면 터져 나왔다. 관행적 비리, 만성적 비리로 단단하게 뿌리내린 추한 모습을 여지없이 보여주었다. 이명박 정부가 물러나고 박근혜 새 정부 출범을 눈앞에 두고 다소 기대에 들떠 있던 2013년 새해 벽두. 세상은 또 다시 역대 최대 규모 리베이트 적발 소식으로 시끄러웠다.

경찰청 지능범죄수사대는 1월 말 굵직한 리베이트 사건 한 건을 터뜨렸다. 경찰의 수사망에 걸려던 곳은 CJ제일제당 등 국내 유명 제약업체 3곳과 임직원들이었다. CJ제일제당 등은 자사 의약품을 병원에서 더 많이 처방받고자 전국 병·의원 의사들에게 수십억 원을 뿌렸다. 특히 CJ제일제당은 쌍벌제 도입 방안이 한참 논의되던 2010년 5월부터 11월까지 자신에게 우호적인 전국의 의사 266명을 '키 닥터'(key doctor)로 선정해 법인카드를 제공했다. 쌍벌제 시행 이후엔 감시의 눈을 피하고자 직원 명의의 신용카드를 주말에 의사들에게 빌려주고 주초에 다시 받는 편법까지 썼다. 의사들은 리베이트로 받은 법인카드로 해외여행 경비, 명품 고급시계, 자녀 학원비 등 개인용도로 사용했다. 그 대가로 의사들은 CJ제일제당의 의약품을 경쟁사와 견줘 3배 많이 처방해주며 검은 공생관계를 과시했다.

이에 앞서 2012년 12월 말 정부 의약품 리베이트 합동수사반도 '대어'를 낚았다. 국내 1위 제약업체인 동아제약이 수년간 리베이트를 뿌린 단서를 포착한 것이다. 동아제약 전·현직 임직원들은 전국 1,040여 곳의 병·의원에 3년 반에 걸쳐 48억 원대의 리베이트를 제공한 혐의로 조사를 받았다. 동아제약은 구매대행(에이전시) 업체를 중간에 끼고 병원 인테리어 공사비, 의사 가족 여행비, 자녀 어학 연수비, 병원 지하철·버스 광고비 등을 대납해주는 교묘한 수법으로 법망을 피해가려 했지만 덜미를 잡혔다.

잇따른 의약품 리베이트 사건의 유탄은 곧바로 의사 사회로 튀었다. 벌집 쑤셔놓은 듯 발칵 뒤집혔다. 수사 초기 의약품 처방의 대가가 아니라고 강하게 부인하던 동아제약이 압수수색을 당하고 난 뒤 의사들에게 리베이트를 제공했다고 진술을 바꾸면서 동아제약으로부터 금전 지원을 받은 의사 150여 명이 무더기로 수사대상에 오르는 처지로 몰렸기 때문이다. 회원 의사 수백 명이 대거 검찰에 줄줄이 소환되는 등 파장이 확산하자, 발등에 불이 떨어진 대한의사협회는 '리베이트 의사'라는 오명을 벗으려면 뭔가 가시적 행동에 나서지 않을 수 없었다.

의사협회는 대한의학회와 공동으로 2013년 2월 4일 서울 이촌동 협회회관 동아홀에서 기자회견을 열었다. 이 자리에서 두 단체는 앞으로 약품 처방을 대가로 의사 개인이 직간접으로 금품이나 향응을 받지 않겠다고 선언했다. 이를 위해 자체 윤리규정을 만들어 자정노력을 기울이겠다고 약속했다. 불과 1년 2개월 전 범 보건의료계가 리베이트 근절 자정 선언을 할 때 독불장군마냥 홀로 참여하지 않고 버티던 것과 비교해보면 격세지감을 느끼게 할 만큼 많이 달라진 행태이다. 의사 사회와 의학계를 대표하는 두 단체가 리베이트 근절을 공식 선언한 것은 처음이었다.

그렇지만 의사협회가 과연 진정으로 뒷돈 수수 관행의 고리를 끊겠다는 순수한 의지가 있는지에 대해서는 의문의 꼬리표가 따라 붙었다. 진료비만으로 병·의원 운영이 어려울 정도로 낮은 수가와 근거 없이 높은 약값을 책정하는 정부의 불투명한 약값 정책, 경쟁력 없는 복제약 제품으로 무한경쟁을 벌이는 제약업계의 영업관행 등 불법 리베이트의 책임을 정부와 제약업계에 주로 돌렸기 때문이다. 그러면서 의사협회는 의사 사회를 옥죄는 쌍벌제 법령을 개정하라고 정부에 촉구했다. 쌍벌제에 대한 불편한 본심을 드러낸 것이다. 그리고 이 요구가 받아들여지지 않으면, 제약회사 영업사원의 병·의원 출입을 금지할 것이라고 경고했다. 엉뚱한 대상에 화풀이를 한 셈이다.

의료계의 리베이트 근절 선언이 못미더운 것은 시민사회도 마찬가지였다. 시민사회는 하루가 멀다 하고 터져 나오는 의약품 리베이트 비리를 더는 방치할 수 없다고 판단하고 직접 행동에 나섰다. 한국환자단체연합회와 소비자시민모임이 뜻을 같이했다. 두 단체는 의약품리베이트감시운동본부를 결성하고 2013년 2월 중순부터 본격 활동에 들어갔다. 두 단체는 의약품 리베이트가 의료기관이나 의사로 하여금 리베이트에 따라 의약품을 처방·구매하게 만들며 이는 필연적으로 비싼 약과 과잉 처방으로 이어져 환자에게 피해를 준다는 점을 내세웠다. 여기에다 천문학적 건강보험 재정 낭비도 불을 보듯 뻔한 상황에서 더는 수수방관하고 있을 수만은 없다고 목소리를 높였다.

두 단체는 이를 위해 의약품 리베이트에 대한 시민 관심을 촉구하는 대국민 홍보 캠페인을 벌이고 제약사의 불법 리베이트 제공으로 인해 인상된 약값 중에서 환자 본인이 부담한 비용을 되돌려 달라는 민사소송을 제약사들을 상대로 제기했다.

사라지지 않는 리베이트, 대체 어찌해야 할까?

오랫동안 이어져 내려온 관행이라고 여기고 차라리 양성화라도 해야 하는 걸까? 리베이트를 준 쪽뿐 아니라 받은 쪽도 처벌하도록 한 쌍벌제 시행 이후에도 여전히 리베이트가 기승을 부리는 현실을 어찌하지 못해 절로 나오는 푸념이다.

하지만 불법은 불법이다. 좋은 게 좋은 것이라고 그냥 눈감고 넘어 갈 순 없다. 환자에게 최선의 치료를 제공해야 하는 책임을 진 의사 처지에서도 자신의 처방 대가의 성격을 띠는 리베이트는 양심의 가책을 느끼게 하는 '손톱 밑 가시'일 수밖에 없다. 뽑아야 한다. 그러려면 어떻게 해야 할까? 물론 하루아침에 바꿀 순 없을 터이다. 그렇다고 손 놓고 있을 순 없다. 그럼 뾰족한 수는 없을까?

배은영 상지대 의료경영학과 교수가 리베이트를 근절하기 위한 방안으로 내놓은 제안은 경청할 만하다. 배 교수는 보건의료시민단체인 건강세상 네트워크 운영위원이다. 배 교수는 무엇보다 리베이트의 유혹을 근원적으로 차단할 환경을 조성하고 감시와 처벌을 더욱 강화할 필요가 있다고 강조했다. 쌍벌제 도입 이후 제공자와 수수자 모두 형사처벌을 피할 수 없기에 리베이트 수수행위가 줄어들 것이란 기대가 컸다. 하지만 현실은 달랐다. 도리어 갈수록 교묘해지고 음성화되었다.

배 교수는 리베이트가 수그러들지 않는 것은 처벌강도가 약하든지 수사 당국이 단속활동은 벌이지만 적발확률이 낮아 설마 하는 심정으로 리베이트를 주고받기 때문이라고 진단했다. 실제로 수사 당국은 리베이트 단속에만 열을 올릴 뿐, 정작 중요한 단속 결과를 행정처분기관(보건복지부, 식품의약품안전청, 국세청, 공정거래위원회 등)에는 통보해주지 않는 경우가 잦았다. 이 때문에 그간 행정제재조치가 번번이 물거품이 되면서 리베이트 근절 효과가 미미했던 게 사실이다. 게다가 행정처분기관은 사후관리에도 소홀했다. 심지어 수사기관의 단속 결과를 통보받고도 처분 대상이 많다는 이유로 행정처분 대상을 멋대로 축소하기까지 했다.

현행법은 의약품 리베이트를 위법행위로 규정하고 강력한 행정적, 형사적 조처를 하도록 하고 있다. 먼저 리베이트로 확정되면, 제약사의 해당 의약품은 약사법의 '유통질서유지' 위반으로 약하게는 판매업무정지 1개월에서 최악에는 품목허가 취소 처분에 처해진다. 리베이트 적발 업체에는 2년 이하의 징역 또는 3,000만 원 이하의 벌금이 부과된다. 공정거래위원회로부터 '부당고객유인행위' 과징금 처분을 받는다. 탈세정황이 드러나면 국세청의 세무조사를 받을 각오까지 해야 한다. 2010년 11월 쌍벌제 도입으로 리베이트를 받은 의료인도 면허취소 등의 처벌을 감수해야 한다. 일단 처벌규정은 잘 갖춰져 있는 셈이다. 하지만 제대로 작동하지 않았다. 솜방망이에 불과했다. 리베이트가 줄지 않고 횡행하는 이유다.

리베이트에 대한 한국 정부의 이런 종이호랑이 처분은 미국과는 대조적이다. 미국 정부는 제약사의 의약품 리베이트 제공행위를 '보건의료 사기'(healthcare fraud)라 보고, 이로 말미암은 손해를 조직적이고 체계적으로 환수하고 있다. 이를 위해 미국은 일찌감치 1996년에 '건강보험 편이성 및 책임성에 관한 법률'을 만들고, 보건부 안에 감찰부(Office of the Inspector General)를 두어 법무부, 검찰과 공조해 '보건의료 사기'에 대한 손해배상 등 민·형사소송을 제기하고 있다. 미국 보건부가 최근 8년(2005년~2012년) 동안 '보건의료사기'에 대한 민사소송을 통해 환수한 금액만 약 200억 달러(한화 약 21조 원)에 달한다.

아무튼 배 교수는 리베이트 기대비용을 더 높여 병·의원과 의사들이 리베이트 수수를 좀 더 어렵게 하도록 환경을 만들어야 한다고 주문했다. 또 정부 차원에서 의료인에게 적정 처방 가이드라인을 제공해 환자에게 최적의 약물을 선택할 수 있도록 장려하고, 과잉처방 방지에도 힘써야 한다고 제시했다. 마지막으로 의료인이 자체의 직업윤리를 저버리지 않도록 의료윤리 교육을 보다 강화해야 한다고 배 교수는 제안했다.

8장

'적진'에
투항하는 사람들

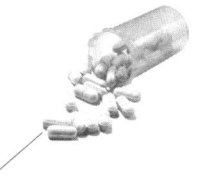

의약업계는
로비스트 격전장

모든 악의 근원(?)

미국의 수도 워싱턴 DC. 그 한복판을 동서로 가로지르는 거리가 있다. 'K 스트리트'다. 여기에는 각종 로비회사, 싱크탱크, 컨설팅 회사, 로펌, 회계법인들이 들어서 있다. 특히 크고 작은 로비회사 사무실들이 이곳에 밀집해 있다. 그래서일까? 길을 가다 이 거리에서 마주치는 사람 열에 아홉은 로비스트라는 말까지 떠돌 정도다. K 스트리트가 로비스트 거리로 불리는 이유다. 미국 로비 산업의 심장부인 셈이다.

미국은 로비에 의해 좌지우지되는 사회라고 해도 과언이 아니다. 로비를 모르고서는 미국을 이해할 수 없다는 말까지 있다. 그만큼 미국 정치는 로비와 떼려야 뗄 수 없는 관계에 놓여 있다. 우리나라와는 달리 미국에서 로비는 합법적 활동이다. 로비스트 규제법이란 이름으로 로비를 일찌감치 합법화했기 때문이다. 말이 규제지 법률에 명시된 사항만 어기지 않으면 나머지는 모두 허용하는 '로비스트 진흥법'이라 할 만하다.

이 법은 업무 중 20% 이상을 로비에 투입하는 사람을 로비스트로 규정하고, 일정한 요건만 갖추면 누구나 로비스트로 등록해 활동할 수 있도록 하고 있다. 다만 분기마다 어떤 로비활동에 얼마를 썼는지, 누구를 만났는지를 의회에 보고하도록 하고, 이를 어기거나 허위보고를 하면 20만 달러의 벌금과 최대 5년의 징역에 처하도록 하고 있다.

하지만 이 법은 정부 당국자에게 영향을 주기 위한 '직접적'이거나 '적극적'인 행위만 로비로 규정할 뿐, 정보 수집을 명목으로 일상적으로 접촉하는 행위는 로비로 치지 않는다. 이 때문에 등록된 로비스트가 아닌 사람이 불법적으로 로비를 하더라도 기술적으로 막을 길이 없다. 게다가 로비스트들이 정부나 의회 밖 커피숍에서 당국자와 만나 이런저런 이야기를 나누며 민원을 할 경우, 이를 로비로 규정하기도 어려운 허점을 안고 있다.

우리나라와 마찬가지로 미국에서도 로비가 아무래도 인맥으로 이뤄지다 보니, 로비회사들은 의회나 행정부에서 경력을 쌓은 사람을 로비스트로 주로 포섭한다. 전직 거물급 의원이나 백악관 등 행정부 고위 관료, 의회 내 각종 위원회에서 터줏대감으로 일하며 의원들 못지않게 힘을 쓰는 의원 보좌진들이 주 타깃이다. 이들이 규제-지시-통제하던 입장에서 로비해야 하는 처지로 뒤바뀌는, 이른바 '이해의 충돌'이 발생할 수 있는데도 로비회사가 내미는 유혹의 손길을 거부하지 못하고 덥석 무는 이유는 뭘까? 돈 때문이다.

사실 미국에서 손쉽게 큰돈을 벌 수 있는 직업으로 로비스트에 견줄 만한 게 없다. 보통 로비회사가 벌어들이는 수입의 30%를 소속 로비스트가 가져가는데 성공한 로비스트는 최소 연봉 30만 달러를 받는다. 이처럼 진입 장벽이 거의 없는 데다, 로비스트가 적게 일하면서도 높은 소득을 올릴 수 있는 직업으로 알려지면서 너도나도 로비스트로 변신했다. 〈워싱턴 포스트〉에 따르면, 2011년 기준 연방정부나 의회를 대상으로 로비활동을 벌이는 등록 로비스트는 1만 3,700명에 이른다. 로비스트의 천국인 셈이다.

30여 년 전인 1980년대만 해도 적어도 연방 의원의 경우에는 체면 때문에 로비스트 활동을 꺼렸다. 최소한의 양심은 있었던 것이다. 하지만 1990년대 들어서면서 분위기가 달라졌다. 1995년 이후부터 2004년까지 정계를 떠난 후 고소득을 좇아 로비스트로 변신한 연방의회 의원이 무려 272명에 달했다. 워싱턴DC에 있는 비영리 민간단체 대응정치센터의 조사 결과도 비슷하다. 1998~2005년까지 의회를 떠난 198명의 의원 중 43%가 로비스트로 등록했다. 85명은 공식 로비스트는 아니지만, 기업의 자문역을 맡았다. 의원뿐 아니다. 행정 고위관료도 비슷한 경로를 밟았다.

일례로 미국 유일의 전국 신문인 〈유에스에이 투데이〉가 2009년 5월 20일 독자적으로 분석해 보도한 내용에 따르면, 미국 조지 부시 행정부에서 일했던 34명의 각료 중에서 10명이 로비스트로 등록하거나 로비·컨설팅 회사에 합류했다. 이들뿐 아니라 상당수 다른 각료들도 과거 자신이 몸담았던 정부부처가 규제하던 분야의 기업체에서 일하거나 이사로 활동 중이었다. 특히 의원 출신 로비스트들은 보통 로비스트는 꿈도 못 꾸는 특권을 누린다. 의사당 휴게실과 의원 전용 체육관, 심지어 의사당 안에까지, 마치 현역 의원들처럼 접근할 수 있다. 미국에서 이들 의회 출신 로비스트를 '회전문 로비스트'(Revolving door lobbyists 또는 Revolvers)라 부르는 것은 이 때문이다. 신분상 의회를 나왔지만, 기업의 로비스트로서 정책 결정에 영향을 주려고 다시 의회로 들어선다는 의미에서다.

돈에 눈이 멀어 영혼을 팔아넘긴 로비스트들이 이처럼 활개를 치고 다니다 보니, 미국 정치가 제대로 돌아갈 리 없다. 2008년 금융위기 이후 벌어진 '월 스트리트를 점령하라' 시위에 참여한, 이른바 '99%'에 속하는 보통사람들은 미국을 망친 주범으로 '1%'의 소수 부자와 월 스트리트를 포함해 K 스트리트를 꼽았다. 로비스트의 본산인 K 스트리트가 막강한 로비의 힘으로 정치를 부패하게 하고, 가진 자의 뜻대로 세상을 움직이게 하면서 지금의 위기를 낳게 한 중요한 원인을 제공했다는 것이다. 모든 악(惡)의 근원이라고 비난받은 것이다.

대통령도 손아귀에…미국을 주무르는 보이지 않는 손

수많은 로비스트가 판치는 미국에서, 가장 막강한 영향력을 행사하는 로비집단 중 하나가 의료관련 이익단체다. 얼마나 대단했으면 2002년 당시 버나드 샌더스 하원의원은 다음과 같은 말을 토해냈을까? "뉴욕 양키즈도 때때로 게임에서 지고 로스앤젤레스 레이커스도 패전을 기록한다. 그런데 의회에는 백전백승을 기록 중인 조직이 딱 하나 있는데, 바로 제약업계다." 이를 증명이라도 하듯 워싱턴DC에서는 국회의원 한 사람당 한 명 이상의 제약업계 로비스트가 따라붙으며 밀착 마크를 하고 있다는 얘기까지 나돌 정도다.

의약관련 이익집단의 힘을 보여주는 사례는 이루 헤아릴 수 없이 많다. 대응정치센터가 운영하는 로비 자금 정보 추적 사이트 오픈시크릿(Opensecrets.org)을 보면, 2012년 미국 톱 10 로비조직에 헬스케어 관련 단체들이 여럿 포진해 있다. 대응정치센터는 2012년 한 해 동안 각 로비 조직이 정치권에 뿌린 로비자금 규모에 따라 순위를 매겼다. 비록 1위 자리는 미국 상공회의소(9,566만 달러)에 넘겨줬지만, 보건의료관련 단체들은 여섯 번째(미국제약협회, 1,438만 달러), 여덟 번째(미국병원협회, 1,330만 5,200달러), 열 번째(미국의료협회, 1,298만 달러)에 이름을 올렸다. 막강한 자금력을 바탕으로 미국 정치를 주무르고 있는 것이다.

코미디 같은 일도 있다. 2009년 11월 중순 미국 하원을 통과한 건강보험 개혁법안(일명 오바마 케어)에 대한 의원들의 연설과 성명 내용이 한결같이 똑같은 우스꽝스러운 일이 벌어졌다. 왜 이런 말도 안 되는 일이 생겼을까? 〈뉴욕 타임스〉가 추적해 봤더니, 제약사를 위해 일하는 로비스트가 만든 문장을 의원들이 그대로 베꼈기 때문이었다. 스위스 거대 제약회사 로슈의 자회사 지넨테크가 고용한 로비스트가 연설 초안을

작성해 공화당과 민주당 의원들에게 배포했고, 의원들이 아무런 문제의
식도 없이 이를 앵무새마냥 그대로 따라 읽은 것이었다. 이 사건은 의약
업계의 로비 마수가 미 의회 곳곳에 얼마나 촘촘하게 뻗쳐 있는지 보여
주는 대표 사례로 지금껏 회자되고 있다.

후보 시절부터 로비스트를 부패의 한 축으로 보고 로비에 좌우되
는 워싱턴 정치를 바꾸겠다며 큰소리쳤던 버락 오바마 미국 대통령도
의약관련 기관의 로비에서 자유롭지 못했다. 재선에 성공한 오바마 대
통령은 비록 등록 로비스트의 후원금은 거부했지만, 등록만 하지 않았
을 뿐 사실상 로비스트로 활동 중인 정치자금 모집 활동가들로부터 수
백만 달러의 선거자금을 받아 구설에 올랐다.

오바마에게 큼직한 돈다발을 안긴 대표적 인물 중 한 명은 미국 거
대 제약사 화이자의 임원인 샐리 서스만으로, 그는 오바마의 재선을 도
우려고 한 끼 식사값만 1인당 3만 5,800달러에 달하는 오바마 참석 만
찬행사를 기획하기도 했다. 그는 상원에 로비스트로 등록하지 않았지만
화이자의 대 정부 로비 조직을 실질적으로 이끌며 2009년 이래 의약품
수출 문제를 논의한다는 등을 구실을 대고 수차례 백악관을 드나들었
다. 오바마와의 친분을 한껏 활용한 것이다.

미국식 회전문 로비스트 한국 제약업계에도 본격 출현?

우리나라에는 허가 받은 합법적인 로비스트는 없다. 로비회사도 없다.
적어도 공식적으로는 그렇다. 로비 자체가 불법이기 때문이다. 그렇다

고 로비가 없을 리 없다. 보이지 않는 곳에서는 도를 넘어선 음성적 로비가 광범위하게 벌어지고 있다. 정치권이나 정부를 상대로 로비에 신경을 곤두세우는 집단은 국회의 입법활동과 정부부처의 행정집행에 영향을 많이 받는 각종 이익단체나 기업들이다.

이들 조직은 이른바 '대관(對官) 업무'를 담당하는 전담팀을 두고 상시 가동 중이다. 이들의 존재는 정기국회가 열리는 여의도 국회의사당에 가보면 쉽게 확인할 수 있다. 이들은 국회 주변에 진을 치고 자기 조직의 이해와 직결되는 해당 의원이나 보좌관을 상대로 온 몸을 던져 로비를 펼친다. 식사와 술, 골프 접대, 선물 공세 등 동원할 수 있는 모든 수단을 써서 자기 조직에 불리한 법률이나 정책이 입안되거나 추진되지 않도록 힘쓴다.

사실상 로비스트로 활동하는 이들은 누구일까? 이들은 기업이나 이익단체가 공채나 특채를 통해 고용한 일반 직원들이다. 영업, 마케팅, 기획, 홍보, 회계, 경리, 개발, 전산 등 자신이 몸담은 조직의 일상적 업무를 맡다가 순환인사를 통해 대관 담당자로 발령난 경우가 대부분이다. 그런데 최근 한국에서도 로비의 힘이 더욱 커지면서 제약업계를 중심으로 이들의 출신 배경에 변화의 조짐이 나타나고 있다.

소위 미국식 회전문 로비스트가 본격 출현하고 있는 것이다. 미국식 로비문화 수입에 앞장서는 곳은 한국에 진출한 다국적 제약사들이다. 미국식 로비방식에 익숙한 데다 그 효과를 누구보다 잘 알기 때문이다. 이들 외국계 제약사들은 2010년대 들어와 부쩍 국회 등 정치권 경력 출신자들에 눈독을 들이며 잇따라 대관 담당자로 채용하고 있다.

미국계 제약사인 한국화이자가 먼저 나섰다. 한국화이자는 2011년에 손숙미 전 의원의 보좌관 출신을 데려다가 국회담당 대외업무를 맡겼다. 화이자는 이에 앞서 국회의원 보좌관은 아니지만, 예전 참여정부 때 잠시 청와대에 몸담았던 인사와 전직 정치부 기자를 차례로 고용해 대외협력업무를 총괄하도록 하기도 했다. 영국계 다국적 제약사 글락소스미스클라인 한국법인도 이에 뒤질세라 배은희 전 의원 보좌관을 국회 담당자로 앉혔다. 미국계 다국적 제약사 머크의 한국법인인 한국MSD도 2010년 후반에 일찌감치 박 진 전 의원의 측근을 국회 담당자로 모셔 갔다.

　　국내 업체 중에서는 셀트리온이 같은 해 유시민 전 의원의 보좌관을 영입했다. 제약업계가 '여의도 출신' 인사 채용에 열을 올리는 것은 대(對) 국회 활동을 강화하기 위해서다. 신약의 건강보험 적용 문제나 국가필수예방접종 선정, 의약품 국가비축 등 국회의 심의나 입법 결과에 따라 제약업계의 생사를 좌우할 수 있는 국가의료사업이 걸려 있기 때문이다. 하지만 제약업계가 국회 상대의 로비활동을 강화하면서 우리나라에서도 미국처럼 특정 업계의 이익을 챙겨주느라 국가 보건정책의 우선순위가 왜곡되거나 보건의료 재정이 낭비될 수 있다는 우려가 나오고 있다.

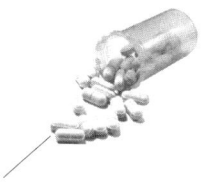

로펌에 둥지 트는
보건의료 관료들

로펌 변호사들이 제약협회를 찾아간 까닭은?

크리스마스를 눈앞에 둔 2011년 12월 21일 오후 한국제약협회 4층 대강당. 거리 곳곳에 캐럴이 울려퍼지는 속에 이날 이곳은 제약협회 건물인지 변호사협회 빌딩인지 분간할 수 없을 지경이었다. 제약회사 사람들과 더불어 국내 굴지 로펌의 변호사들이 뒤섞여 우글거렸다.

어찌 된 영문일까? 제약협회에 모인 변호사들은 김앤장, 세종, 율촌, 태평양 등 국내 내로라하는 4개 법무법인에서 제약 소송을 전담하는 변호사들이었다. 이들이 여기에는 왜 왔을까? 산타로 변신해 선물보따리라도 가져온 것일까? 물론 아니다. 오히려 거꾸로다. 제약사들이 내

놓을 거액의 소송계약대금과 수임료라는 푸짐한 성탄선물을 챙기려고
왔다.

무슨 말인가? 제약사들은 제약협회 주축으로 범 제약업계 차원에
서 정부(보건복지부)를 상대로 법률 대응을 궁리하고 있었다. 복지부가
2012년 4월부터 건강보험이 적용되는 제약사들의 의약품 보험 약값을
일괄적으로 14.45% 깎겠다고 나섰기 때문이다. 제약업계로서는 시한폭
탄이 머리 위에 떨어진 꼴이었다. 이런 정부 정책이 현실화하면 어떻게
될까? 제약업계 자체적으로 추산한 것이어서 곧이곧대로 믿긴 어렵지
만, 제약업계는 약값 인하로 말미암아 한 해에 약 1조 5,000억 원 가량
의 매출손실을 볼 것으로 우려했다.

그러면 국내 제약산업의 기반마저 무너질지 모른다고 제약업계는
울상을 지었다. 이날 제약협회가 주도한 대형 법률회사의 '약값 일괄인
하 법률 대응 설명회'에 190여 개의 제약사 관계자들이 구름처럼 몰려
든 이유였다. 대형 법률회사 변호사들은 제약사들의 '간택'을 받으려고
갖은 애를 썼다. 제약협회가 회원 제약사들이 자유롭게 각자 로펌을 선
택해 그룹별 소송을 벌이도록 결정한 탓이다. 로펌들은 순서대로 돌아
가며 정부의 일괄 약값 인하를 무효로 할 수 있는 소송 전략을 차례로
프레젠테이션 방식으로 선보였다.

이들은 다양한 소송경험을 무기를 내세우며 승소를 자신했다. 김
앤장은 업계 1위의 명성과 함께 약값 소송 최초로 승소한 경험을 앞세
웠다. 세종은 복지부를 상대로 리베이트 약값 인하 집행정지 가처분신
청 판결을 이끌어낸 경험을 부각시켰다. 태평양은 복지부와의 영상장비

수가 인하 1심을 승소로 이끌었다는 점을 자랑했다. 율촌은 행정법원과 대법원 승소율 1위라는 점을 과시했다. 이날 행사에 미처 참여하지 못한 법무법인 화우도 후발주자로 새롭게 가세해 수임경쟁은 더욱 치열해졌다.

적진에 '투항'…로펌에 둥지 튼 복지부 · 식약청 관료들

매머드급 소송을 따내기 위한 로펌들의 수임전쟁이 본격 막 오른 것이다. 그러나 로펌들이 제약사들을 고객으로 끌어들이려고 숨겨둔 비장의 무기는 따로 있었다. 이런 때를 대비해 기회를 포착하려고 미리 준비해둔 카드였다. 《손자병법》에 '지피지기 백전불태'(知彼知己 百戰不殆)라는 말이 있다. "적과 아군의 실정을 잘 비교 검토하고서 승산이 있을 때 싸운다면 백 번을 싸워도 전혀 위태롭지 않다."는 뜻이다.

　　로펌들은 이 고사성어의 가르침을 충실하게 따랐다. 정부와의 소송전이 불붙을 때, 적을 가장 잘 아는 적군의 장수와 책사들을 아예 자신들의 편으로 끌어왔다. 그것도 무더기로 데려왔다. 퇴직이나 이직을 통해 친정과 법정 마찰을 빚은 대형 법률법인에 둥지를 튼 복지부와 식품의약품안전청의 고위관료와 공무원은 수두룩하다. 이들 중에는 물론 개인 사정으로 어쩔 수 없이 법무법인으로 간 경우도 있다.

　　그러나 어쨌든 서로 이해관계가 맞아떨어졌다고 봐야 한다. 대표적 인물이 최원영 전 복지부 차관이다. 최 전 차관은 2011년을 한 달 남겨둔 그해 12월 1일 법무법인 태평양의 고문으로 자리를 옮겼다. 행정고

시 24회 출신인 그가 퇴직한 것은 이보다 두 달가량 전인 2011년 10월. 당시는 지식경제부 출신의 임채민 장관이 복지부 수장으로 막 취임한 때였다. 최 전 차관은 임 장관과 행시 동기였다. 임 장관은 최 전 차관이 동기여서 껄끄러운 관계였지만, "함께 일해보자."며 손을 내민 것으로 알려졌다.

관가에선 꽤 신망이 두터웠던데다 장관 하마평까지 올랐지만 꿈을 이루지 못한 게 못내 아쉬웠던 것일까? 최 전 차관은 스스로 옷을 벗었다. 복지부 주변에서는 갑작스럽고 의외인 일로 받아들여졌다. 하지만 그는 "당분간 쉬려고 한다."며 특별한 의미는 부여하지 말라고 당부했다. 그럼에도 그가 퇴직한 시점은 절묘했다. 당시 상황을 복기해보면 이리 재고 저리 재며 충분히 계산한 끝에 나온 결정이었을 것이라는 느낌을 들게 하기에 충분했다.

최 전 차관은 '4급 이상 퇴직공무원은 퇴직 후 2년 동안 대형 로펌이나 회계법인으로 전직을 제한한다'는 개정 공직자윤리법 시행(2011년 10월 30일) 열흘 전인 10월 19일에 퇴직했다. 공교롭기 그지없었다. 개정 공직자윤리법에 따라 2011년 10월 30일 퇴직자부터는 대형 로펌에 곧바로 들어갈 수 없다. 하지만 최 전 차관은 그전에 퇴직했기에 이 법의 적용을 받지 않았다. 최 전 차관이 개정 공직자윤리법 적용을 피하려 서둘러 퇴직했을 것이라는 추측을 가능하게 하는 대목이다. 개정 공직자윤리법이란 족쇄에 발목을 잡히면 이도 저도 못하는 곤란한 상황에 부닥칠 수 있다고 판단했음직하다.

게다가 그가 정착한 곳도 입길에 올랐다. 제법 거친 비판이 자신이 몸담았던 곳에서 쏟아졌다. "하필이면 태평양이냐."라는 말들이 복지부 공무원들 사이에서 절로 흘러나왔다. 그 말들에는 불만 섞인 불편한 감정이 가득 담겨 있었다. 그럴 만도 한 것이 대형 법무법인 태평양은 그동안 복지부를 곤경에 빠뜨린 장본인이었기 때문이다. 태평양은 복지부를 상대로 자기공명영상촬영(MRI), 컴퓨터단층촬영(CT) 등 영상장비 의료수가(건강보험 진료비) 인하결정을 취소하라며 소송을 제기한 대한병원협회의 변론을 맡은 곳이었다.

복지부는 어이없게도 이 소송에서 졌다. 사건의 전말은 이렇다. 복지부는 1심에서 패소하고 항소했다. 복지부는 2011년 5월 영상장비 원가 변동 요인을 재평가해 CT 수가를 14.7%, MRI 수가는 29.7%, PET 수가는 16.2% 내렸다. 그러자 병원협회, 대한영상의학회 등은 즉각 반발했다. 수가 인하 중지 가처분신청을 제기했고, 법원은 수가 인하에 절차상 하자가 있다며 병원협회 측 손을 들어줬다.

절차 문제를 끈질기게 물고 늘어지며 그 소송을 승소로 이끈 게 태평양이었다. 점입가경인 것은 최 전 차관은 재임 당시 건강보험정책심의위원회 위원장으로서 영상장비 의료수가 인하를 결정한 당사자였다. 그런데도 자신이 공직자 신분일 때 내린 정책에 반기를 들고 소송을 제기한 측을 변호하는 법무법인에 '투신'한 것이다. 복지부에서 "후배들의 승진 길을 열어주려 용퇴한 줄 알았는데, 황당하고 착잡하다.", "선배인데 배신감마저 든다."라는 말이 나오는 이유였다.

복지부와 식약청에 남아서 묵묵히 일하는 공무원들을 난처하게 만드는 로펌행 공무원은 여기서 그치지 않는다.

먼저 임채민 전 복지부 장관은 로펌에서 두 달 동안 일한 경험이 있다. 2010년 퇴임한 유영학 전 복지부 차관도 마찬가지다. 그는 2011년 8월 의료분쟁조정중재원 설립준비위원장을 맡아 한때 공직 복귀가 점쳐지기도 했다. 하지만 법무법인 율촌으로 옮겨 의약 분야 고문으로 일했다. 2005년 복지부를 떠난 문경태 전 기획관리실장은 2006년 제약협회 부회장을 거쳐 2011년부터 법무법인 세종에 몸을 담고 있다. 세종법률사무소의 문 고문은 특히 그가 제약협회에 있었을 때 참여연대로부터 업무연관성이 있다며 해임을 요구받기도 했다.

2007년 퇴임한 최수영 전 국립독성연구원장은 김앤장 법률사무소에서 근무하고 있다. 김앤장에 들어간 복지부 공무원은 의외로 많다. 김앤장에는 이재현 전 복지부 사무관, 편웅범 전 식약청 의료기기과장, 이동하 전 식약청 과장, 장영욱 전 식약청 사무관, 김성태 전 복지부 사무관(변호사), 김지원 전 식약청 연구위원, 이욱 전 심평원 부장 등이 포진해 있다. 여기에 2011년 말에 김인범 전 식약청 의약품안전국 의약품관리과장과 양준호 전 대전지방식약청 의료제품안전과장이 김앤장에 가세했다.

복지부와 식약청 주무 정책 책임자들을 한꺼번에 김앤장에 모아놓은 듯한 모습이다. 마치 복지부를 김앤장으로 옮겨놓은 게 아니냐는 착각을 불러일으킬 정도다. 이밖에 이준한 식약청 서기관이 복지부 의약품정책과에서 근무하다 법무법인 율촌으로 이직했다.

로펌들이 복지부와 식약청 출신 공무원 영입에 열을 올리는 것은 의약과 식품, 의료기기 분야 법률수요 증가 때문이다. 제약사들의 약가

인하 효력정지 행정소송, 리베이트 쌍벌제 시행, 의약품 특허소송 등으로 말미암아 보건의료계 법률시장의 수요가 급증한 것이다. 대형 로펌들은 이들 공직자의 전문성과 인적 네트워크를 활용하면 각종 소송에서 유리한 고지를 점령할 수 있다고 기대하고 있다.

하지만 복지부는 곤혹스러운 처지다. 그간 한솥밥을 먹던 동료, 선후배가 이제는 적이 되어 자신들이 몸담았던 친정을 향해 칼날을 겨누며 직간접적으로 정부 정책의 맹점을 공격하고 나설 게 뻔한 탓이다. 공직자의 로펌행에 시민사회에서 쓴 소리가 나오는 것은 당연하다. 남은경 경제정의실천시민연합 사회정책국 부장의 말을 들어보자. 그는 "공직에 있는 동안 얻은 정보와 자료, 인맥을 결국 자신의 '재취업'에 활용한 것"이라며 "특히 업무연관성이 있던 공급자 편에 서는 행보는 도덕적으로 비난받을 일"이라고 지적했다.

9장

메디컬 커넥션의
결정판
-타미플루

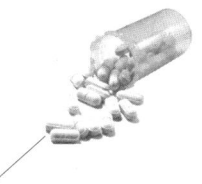

설마 아니겠지?
타미플루를 둘러싼
'음모론'

인간 인플루엔자(독감), 조류 인플루엔자(AI), 신종 인플루엔자(신종플루). 2000년 밀레니엄 이후 릴레이를 하듯 인류를 괴롭혀온 이들 바이러스성 질병의 공통점은 무엇일까? 대부분은 전 세계에 광범위하게 퍼질 수 있는 치명적 대유행 전염병(팬데믹, Pandemic)이라고 대답할지 모르겠다. 이들 바이러스 질병으로 그동안 당한 고통이 그만큼 큰 탓일 터이다.

그러나 누군가가 생뚱맞게 '타미플루'라는 답변을 내놓는다면 그 사람은 어떤 평가를 받을까. 아마 현상의 이면에 감춰진 실체를 꿰뚫어 보려고 노력하는, 깊은 통찰력을 가진 분석가이거나, 아니면 음모론에 깊이 빠져있는 몽상가, 둘 중 하나로 역사에 기록될 것이다. 밑도 끝도 없이 그게 무슨 황당무계한 말이냐고 반문하는 목소리가 벌써 이곳저곳에서 들리는 듯하다. 차곡차곡 궁금증을 풀어보도록 하자.

타미플루는 어떤 약인가

우선 타미플루가 어떤 약인지 살펴보자. 타미플루(성분명 오셀타미비르)는 스위스계 다국적 제약사 로슈가 '제조한' 알약 형태의 먹는 독감 치료제다. 이 약은 인간 인플루엔자 바이러스 표면에 존재하는 '뉴라미데이즈'라는 효소의 기능을 억제함으로써 치료효과를 보인다고 한다.

이 약이 세상에 처음 나온 것은 1999년 말. 독감이 막 유행할 시즌을 앞두고서였다. 이 약은 애초 독감 치료제로 허가받았다. 그런데도 이상하게 독감을 막아주는 예방약으로 먼저 언론에 소개됐다. 회사 측이 타미플루 임상시험 결과를 저명 의학저널 〈뉴잉글랜드 저널 오브 메디신〉에 발표한 게 계기였다. 독감 시즌에 520명에게 이 약을 6주 동안 매일 투약했더니, 독감 발생률이 이 약을 먹은 그룹은 1.2%인데, 가짜 약을 먹은 비교그룹은 4.8%로 나타났다는 것. 뜬금없이 독감예방약으로 둔갑한 타미플루.

아무튼 이듬해인 2000년 1월 초 미국에서 때마침 시작된 독감 시즌을 맞아 인기를 끌었는데, 그 인기는 오래가지 못했다. 알약이어서 복용하기는 편했지만 가격이 비싼데다가 초기 독감증세가 나타난 지 48시간 안에, 하루에 두 번씩 2알을, 그것도 무려 닷새간 사용해야 효과를 볼 수 있는 등 사용방법이 까다로운 탓이었다. 사람은 흔히 인플루엔자에 걸려 고생하더라도 당장 의사에게 달려가는 게 아니다. 적어도 3~4일은 보내고 난 뒤에야 병원을 찾아가는 게 보통이다. 그런데 타미플루는 열이 나고 기침을 하는 등 독감증상을 보이고서 이틀 안에 복용해야 효과를 볼 수 있다. 3~4일이 지나고 나서는 타미플루를 먹더라도 효과는 떨어진다.

무엇보다도 그 어떤 독감 치료제도 겨울 내내 인플루엔자에서 보호해 줄 수 있는 독감백신을 대체할 수 없다. 이 점이 타미플루 인기 추락에 한몫했다. 아무튼 그렇게 한때 유행으로 지나가던 타미플루는 2000년 11월 말에는 애초 그토록 원하던 소원을 이뤘다. 미국 FDA가 독감에 걸린 환자에게만 처방하던 이 약을 독감예방약으로도 쓸 수 있도록 허가한 것이다.

FDA는 물론 독감을 예방하려면 독감백신을 맞는 게 가장 좋다고 강조했다. 타미플루는 다만 백신접종 시기를 놓쳤거나 백신 물량이 모자랄 때 백신 대용으로 써야 할 것이란 단서를 달았다. 실제로 당시 미국에서 타미플루를 독감예방약으로 쓰려면 상당한 비용을 치를 각오를 해야 했다. 독감백신은 1년에 한 번 맞으면 되고 백신가격도 비교적 저렴한 20달러 미만에 불과했다. 그러나 타미플루는 10일치가 49달러인 데다 평균 42일 지속되는 독감 시즌 내내 복용해야 했다.

그럼 타미플루는 언제 한국에 얼굴을 내밀었을까? 타미플루는 우리나라에는 미국을 포함한 전 세계 38개국에서 출시된 지 2년가량이 지난 2001년 11월말에 나왔다. 역시 독감 시즌을 앞둔 시점이었다.

타미플루 진짜 개발한 회사는 어디?

본격적으로 이야기를 풀어나가기에 앞서 한 가지 반드시 짚고 넘어가야 할 부분이 있다. 타미플루가 첫 선을 보인 즈음에만 해도 그다지 많이 알려져 있지 않았다는 사실이다. 하지만 타미플루를 두고 전 세계적으로 확산된 음모론에 중요한 원천을 제공해주는 사실이기에 그냥 지나칠 순 없다. 타미플루를 진짜 개발한 회사는 어디일까? 다들 짐작하겠지만, 이 약을 만든 로슈는 아니다.

정답은 길리어드(Gilead, www.gilead.com)라는 미국의 바이오 제약기업이다. 이 회사는 1987년 출발했다. 기나긴 역사를 자랑하는 다른 다국적 제약사에 비하면 신생기업이나 마찬가지다. 이 회사는 설립 이래 항바이러스제, 호흡기질환 치료제, 심장병 치료제 개발에 매진하고 있다. HIV/에이즈(AIDS, 후천성면역결핍증) 바이러스 억제제를 개발한 것으로 유명세를 탔다. 길리어드는 1996년에는 타미플루를 개발해 거액을 받고 특허권을 로슈에 넘겼다. 로슈는 특허권을 인수하면서 길리어드에 8억 달러를 투자했다. 또 타미플루를 독점 생산해 팔면서 판매액의 22%를 수수료로 길리어드에 주기로 계약했다. 로슈의 특허권은 2016년까지다.

타미플루가 많이 팔리면 팔릴수록 로슈와 길리어드의 수익이 동시에 올라가는 구조다. 타미플루 출시 초기인 2000년에 길리어드는 겨우 2억 달러 매출 규모에 불과했다. 그러던 것이 5년 만인 2005년에 매출액 20억 달러를 달성하며 10배로 덩치를 키웠다. 또 다시 5년이 흐른 2010년. 길리어드는 매출액 74억 달러(우리나라 돈으로 8조 5,000억 원가량)에 직원 4,200명을 거느린 거대 제약사로 발돋움했다. 타미플루가 지금까지 수년간에 걸쳐 여러 바이러스성 질병의 치료제로 각광을 받으면서 불티나게 팔려나간 데 힘입었다는 해석을 부인하지 못할 터이다.

흥미로운 사실은 타미플루가 세인의 관심을 끌 때마다 두어 명의 한국 사람이 등장한다는 점이다. 그중 한 명이 길리어드 화학담당 부사장으로 있던 김정은 박사다. 일본에서 태어난 김 박사는 도쿄대 제약학과를 나와 미국 오리건 대학에서 박사학위를 받았다. 김 박사는 타미플루 개발을 주도한 것으로 알려져 있다. 그는 타미플루가 전 세계적으로 이름을 날리면서 한국 정부 초청을 받아 2006년 4월과 2009년 11월에 두 차례 우리나라를 다녀갔다. 한국 방문 당시 그는 기자회견이나 강연회에서 자신이 몸담고 있던 길리어드와 타미플루에 얽힌 뒷얘기를 조금씩 풀어놓았다.

이 말들을 조금 주의 깊게 들어보도록 하자. 판단은 각자의 몫이겠지만, 상상력을 자극하는 말들이 제법 있다. 먼저 김 박사는 "타미플루가 없었다면 길리어드도 없었을 것"이라는 말로 타미플루가 길리어드에서 차지하는 비중을 공개했다. 이 말은 누구나 예측할 수 있는 말이니, 한 귀로 듣고 한 귀로 흘려보낼 수 있다. 그러나 다음에 내뱉은 말은 듣는 이의 귀를 의심하게 하기에 충분했다. 그는 이렇게 말했다. 요약하면 신약개발을 위해서는 상업화할 수 있는 아이디어가 필요하지만, 이와 더불어 정치권과의 연결고리와 로비활동이 중요하다는 내용이었다.

"길리어드의 경우 미국 보건정책의 중요과제인 에이즈 치료제를 개발하기 때문에 럼즈펠드 미 국방장관(당시 아들 조지 W. 부시 정부 시절)을 주요 주주로 두고 있다. 조지 슐츠 전(前) 국무장관을 로비스트로 내세워 백악관과의 관계를 돈독히 맺는 등 정부를 전문적으로 상대하는 전담 인물을 두고 있다."

위아래, 앞뒤 재거나 계산한 게 아니라 그냥 나오는 대로 얘기했겠지만, 한마디로 말해 신약개발과 판매영업에는 아이디어와 경험, 기업문화도 중요하지만, 그것보다는 정치적 로비활동이 더 필요하다는 얘기다. 좀 더 솔직하게 말하자면, 미국도 신약개발과 제약 마케팅 과정에서 한국과 마찬가지로 학연-지연-혈연 등 인맥이 절실하다는 말이다.

실제로 미국 제약업계는 미국 워싱턴 정가에서 가장 막강한 로비력을 자랑하는 것으로 명성이 자자하다. 미국 제약업계 로비스트는 군수산업과 석유에너지 분야와 더불어 미 의회 등록 로비스트 세력 중에서 가장 힘센 로비스트 집단으로 통한다. 미국 민주당 클린턴 행정부 시절 추진했던 의료보험 개혁 작업이 물거품으로 돌아갔을 때 제약업계의 집요한 로비가 먹혀 들어갔기 때문이라는 소문이 파다할 정도였다.

특히 길리어드는 설립 당시부터 보수적인 미국 공화당 정치권, 특히 아들 조지 W. 부시 정권과 떼려야 뗄 수 없는 관계를 맺고 있었다. 그 관계는 지금까지도 끈끈하게 이어지고 있다. 길리어드 홈페이지에 들어가 보면 이를 확인할 수 있다. 먼저 도널드 럼즈펠드(Donald Rumsfeld). 그는 길리어드가 미국 제약사인 브리스톨 마이어 사에서 옮겨온 인사들을 중심으로 첫발을 내디딘 이듬해인 1988년부터 길리어드의 중역을 역임했고 1997년에는 회장에 취임했다. 그러다가 2001년 부시 정부가 출범하자 국방장관으로 자리를 옮기면서 길리어드 회장직에서 물러났다. 그렇지만 부시 정부 시절 내내 그는 길리어드 대주주의 지위를 계속 유지했다.

미국 레이건 정부에서 국무장관을 지낸 조지 슐츠(George Shultz)도 길리어드 이사회의 중역이었다. 조지 슐츠는 미국 군수산업의 우두머리 기업격인 벡텔(Bechtel)의 이사를 지내기도 했다. 아울러 칼라 힐스 전 미국 무역통상 대표, 인텔 창업자이자 '무어의 법칙'으로 널리 알려진 고든 무어(Gordon Moore) 등도 길리어드의 이사진으로 참여했다. 이들은 2011년 현재까지 이사회의 일원으로 활동했다.

조지 슐츠는 명예이사로 한 발짝 물러나긴 했다. 그러나 그는 길리어드가 미국을 움직이는, 혹은 움직였던 거물들과 어떻게 연결돼 있는지 생생하게 보여주는 대표적 사례다. 길리어드와 미국 보수 정치권과의 연결고리는 이후 두고두고 타미플루 음모론에 불을 지피는 불쏘시개 구실을 하게 된다.

WHO, 타미플루에 날개를 달아주다

어쨌든 여러 독감 치료제 가운데 하나에 불과했던 타미플루. 이 약은 시판 초반의 깜짝 인기를 뒤로하고 그렇고 그런 독감 치료제로 추락하며 세상 사람들의 마음에서 멀어지는 듯했다. 이 약의 실질적 개발 주역인 길리어드 김정은 박사조차 "타미플루는 몇 년 전만 해도 많이 나가지 않았다."고 시인했을 정도다.

그런데 출시 이후 몇 년간 고전을 면치 못했던 타미플루가 급부상하는 계기가 찾아왔다. 침체 상태에서 허덕이던 타미플루가 훨훨 날 수 있게 날개를 달아주는 전염성 질병이 2003년 말부터 동남아시아에서 퍼지기 시작했다. 인류에게는 재앙이 될 수 있겠지만, 타미플루를 개발하고 제조한 길리어드와 로슈에게는 축복과 다름없는 소식이었다.

바로 조류 인플루엔자(AI; Avian Influenza)다. 초기 조류독감은 미미한 수준이었다. 베트남, 태국, 캄보디아, 미얀마 등에서 번지는 정도였을 뿐이었다. 또 전문 연구기관에 의해 공식 확인된 조류독감 감염건수도 비교적 적은 편이었다. 게다가 조류독감이 사람끼리 서로 감염될 수 있는 유행성 독감으로 변이를 일으켰다는 증거도 없었다.

그러나 조류독감의 정체를 충분히 규명하지 못한 상태였기에, 잘못 대처하면 조류독감이 대규모 전염병으로 변할 수 있다는 전문가들의 경고가 잇따랐다. 조류독감의 인간 전이를 막기 위한 노력에도 인간 사이에 감염되는 유행성 독감으로 발전한다면 걷잡을 수 없는 위기상황이 벌어질 것이라는 게 요지였다.

세계보건기구(WHO)와 미국 질병통제센터(CDC) 등이 그 선두에 서 있었다. 이런 전문가들의 진단과 분석은 사전 예방 차원의 경고였다. 하지만 조류독감에 대한 공포를 전 세계에 광범위하게 퍼뜨리기에 충분했다. 전문가조차 조류 인플루엔자가 어떻게 진화할지 알 수 없는 노릇인 만큼 철저하게 대비하자는 선의의 뜻에서 나온 경고였을 것이다. 그렇지만 이 경고는 언론이란 거울을 통해 더욱 증폭되고 과장되어 본래의 의미는 잃어버리고, 더 큰 불안과 혼란만 가중시켰을 뿐이다.

거기에다 때마침 WHO는 2004년 2월 중순 친절하게도 타미플루를 치켜세우는 분석 결과를 내놓았다. WHO 내 지구촌 독감 감시체제를 통해 수집한 자료를 분석해보니, 타미플루가 조류독감을 일으키는 바이러스를 증식하지 못하게 억제하는 것으로 나타났다는 것이다. 물론 어떤 다른 의도가 있던 게 아니라 단지 우연이었을 뿐이라고 믿고 싶다. 그럼에도 삐딱하게 바라보면, 마치 WHO가 로슈의 타미플루를 홍보하려고 팔을 걷어붙이고 앞장선 게 아니냐는 오해를 불러일으킬 정도로 발표 시점이 절묘했다.

이로써 타미플루는 WHO가 공식적으로 인정한, 조류독감 치료제로서의 지위를 확고하게 굳히게 됐다. WHO로서는 자신의 역할에 충실했을 테다. 하지만 그 이후로도 WHO는 틈만 나면 조류독감의 위험성을 경고했고, 그때마다 전 세계의 공포지수는 급격하게 올라갔다. WHO는 2005년 2월에는 조류독감이 세계적으로 유행하면 세계 곳곳에서 10억 명 이상이 타격을 받아 최대 700만 명이 숨질 수 있고, 세계 경제에 300억 달러의 손실을 줄 수 있다면서 본격적인 조류독감 캠페인에 돌입했다.

아니 '조류독감 세일즈'에 나섰다는 게 더 적절한 표현일 게다. 2005년 한 해 내내 숨 쉴 틈조차 없이 조류독감을 방지하자고 온 힘을 쏟으며 전 세계를 돌아다닌 사람은 당시 WHO 사무총장으로 있던 이종욱 박사다. 이 박사는 조류독감 예방에 열정적으로 앞장서다 2006년 5월 중순 WHO 총회를 앞두고 주 제네바 중국 대표부 대사관저 오찬에 참석했다가 뇌졸중으로 쓰러져 유명을 달리했다.

이제 고인이 된 이종욱 사무총장은 길리어드의 김정은 부사장과 더불어 타미플루가 관심의 대상이 될 때마다 등장하는 한국인 중 한 명이다. WHO와 이 사무총장으로서는 인류를 조류독감의 위협으로부터 구하려는, 전문가 집단으로서의 사명감과 의무감에서 열정을 쏟았을 것이다. 그러나 그런 순수한 뜻은 현실 세계에서 천문학적인 수익을 누리는 이익집단 앞에서는 쪼그라들 수밖에 없었다.

WHO는 어떤 기구인가?

"그런데 WHO가 뭐 하는 뎁니까?" 역시 지금은 고인이 된 노무현 전 대통령이 대통령 당선인 신분일 때의 일이다. 당시 노무현 전 대통령은 2003년 1월 말 7차까지 가는 혈투 끝에 WHO 사무총장 선거에서 승리한 이 사무총장 당선자의 예방을 받고 이런 다소 엉뚱하면서 솔직한 질문을 던졌다. 이 사무총장은 한국인 최초로 유엔 산하 국제기구 수장에 당선됐다.

WHO는 정말 뭘 하는 곳일까? WHO는 사람들의 일상생활과 밀접한 일을 하는 곳이다. 소아마비, 결핵, 나병, 에이즈, 각종 전염병 등 인류를 괴롭히는 각종 질병을 퇴치하는 사업을 벌인다. 다이옥신 1일 섭취 허용치 등 각종 기준치를 정한다. 세계 각국의 보건통계를 작성하고 의료행정을 지원한다. 사무총장은 WHO의 정점에 서 있다. 한마디로 세계인의 보건건강을 책임지는 위치다. 굳이 서열로 따지자면 유엔 사무총장 바로 다음인 유엔 사무차장에 해당한다.

WHO 사무총장의 힘은 막강하다. 직원 5,000명에 연간 22억 달러(한화 약 2조 6,400억 원)의 예산을 쓰는, 유엔에서 가장 오래되고 큰 전문

조직의 CEO다. 인류 건강과 관련된 현안에 막강한 영향력을 행사하는 국제 외교의 중심인물이다. 밖으로는 국가원수에 버금가는 대우를 받는다. 어느 국가를 방문하든 국가원수를 만날 수 있다. 임기는 5년. 막중한 일을 하는 만큼 연봉도 21만 달러가량 된다.

이 사무총장은 2003년 7월 21일 공식 취임했다. 그는 서울 경복고를 거쳐 서울대 공대를 나왔으나 의사의 길을 가고자 뒤늦게 다시 서울대 의대에 들어갔다. 미국 하와이주립대 대학원에서 공중보건학을 전공했다. 그는 평생 의료봉사활동에 힘썼다.

그는 의대 재학 시절 경기 안양시 나자로 마을에서 한센병 환자들을 돌봤다. 그리고 그곳에서 가톨릭 신자로 봉사활동 차 한국을 찾은 동갑내기 일본인 레이코를 만나 결혼했다. 1976년 의대 졸업 뒤에는 개업하지 않고 부부가 함께 태평양 피지로 날아갔다. 빈곤 환자에 대한 그의 봉사활동은 여기에서 시작됐다. WHO와 인연을 맺은 것은 1983년 피지에서 WHO 남태평양지역 사무처 나병퇴치팀장으로 근무하면서부터였다. 이후 WHO 남태평양지역 사무처 질병예방관리국장, 예방백신사업국장, 정보화 담당팀장 등을 거쳐 결핵관리국장을 지냈다. 예방백신사업국장 시절에는 소아마비 유병률을 세계인구 1만 명당 1명 이하로 떨어뜨리는 성과를 올려 '백신의 황제'라는 별명을 얻기도 했다.

국제기구도 결국은 돈으로 굴러가는 조직이다. 사업가들이 투자가를 모집하듯, WHO는 기금을 모은다. WHO의 연간 예산 22억 달러 가운데 절반에 못 미친 10억 달러만 미국 등 각국이 내놓은 분담금으로 충당하는 정규 예산일 뿐이다. 나머지는 기금이다. WHO가 기금에 목매

달지 않을 수 없는 이유다. 그럼 누가 이런 기금을 낼까? 각국의 기업재단이나 정부, 시민단체 등이다.

이 사무총장은 기금을 모금하는 이른바 '펀딩'에도 상당한 수완을 보였다. 빌 게이츠를 포함한 유명 인사들로부터 에이즈 등 각종 질병 퇴치 기금을 받아내는 등 기금 모금에 탁월한 재능을 발휘했다. 주변 인사들의 증언을 들어보면, 그는 그 누구보다도 일 욕심이 많아 타의 추종을 불허했다. 명예욕도 남달랐다. 성공한 사무총장으로 남고자 한시도 쉬지 않았다. WHO를 출입하는 한국 기자와 만나서는 WHO 사무총장보다 더 큰 포부(?)가 있음을 내비치기도 했다. 그는 또 잘 알려진 스포츠 광이었다. 특히 사이클(산악자전거)을 좋아해 너무 바쁜 탓에 사이클 탈 시간이 많지 않다고 불평하곤 했다.

그는 재임 기간 조류독감 방어에 보건의료 인생을 '올인' 하다시피 했다. 2005년 10월 중순 방콕에서 미국과 태국 보건장관, 국제기구 대표들이 참가한 가운데 '국제 조류독감 대처 파트너십(IPAPI)' 회의가 열렸다. 이 자리에서 그는 모든 나라가 조류독감 창궐 사태에 대비해야 한다면서 경고수위를 한층 높였다. 조류독감이 사스(중증급성호흡기증후군)보다 세계에 더 큰 피해를 줄 것이라고 소리높이 외쳤다.

그는 WHO 사무총장 자격으로 비상대책지휘본부를 만들어 수시로 상황을 점검했다. 전 세계 전문가들과 화상회의를 열었다. 이 사무총장은 기회가 있을 때마다 "팬데믹에 준비해야 하며 어쩌면 이미 늦었는지도 모른다."고 말하고 다녔다.

그는 2005년 10월 중순 우리나라를 찾아서도 같은 말을 했다. 서울

시내 한 호텔에서 가진 기자간담회에서 기자들에게 "조류독감은 사스와 비교할 수 없을 정도로 독성이 강하고 불안정한 바이러스로, 사람과 사람 간 감염도 시간문제일 뿐 언젠가는 온다."고 말했다. 그러면서 그는 "사스로 700명이 사망했고, 300억 달러 이상의 경제적 피해를 보았지만, 조류독감은 적게 잡아도 몇 백만 명이 피해를 볼 것"이라고 경고했다.

그는 "조류독감은 보건 문제가 아니라 정치적, 경제적, 사회적 문제"라고 강조하기도 했다. 그는 또 전 세계 유력인사들을 일일이 찾아다니며 조류독감의 위험성을 알렸다. 팬데믹에 대비하기 위해 전 세계가 공동으로 노력해야 한다고 역설했다. 그가 만난 인물들의 면면은 화려하다. 당시 조지 W. 부시 미국 대통령, 지미 카터 전 미국 대통령, 코피 아난 유엔 총장, 후진타오(胡錦濤) 중국 국가주석, 블라디미르 푸틴 러시아 대통령, 자크 시라크 프랑스 대통령, 찰스 영국 왕세자, 카를로스 스페인 국왕, 탁신 태국 총리 등 세계 각국의 지도자들이 이 사무총장이 만난 인물 목록에 들어 있다. 이 중에서 특히 부시 대통령은 이 사무총장에게 각별한 배려를 아끼지 않았다. 왜 그랬을까?

부시 대통령은 왜 이종욱 사무총장에게 특별한 애정을 보냈나?

부시 대통령이 이 사무총장에게 얼마나 마음을 썼는지는 곳곳에서 확인할 수 있다. 심지어 백악관으로 따로 부르기도 했다. 2005년 5월 6일, 부시 대통령은 워싱턴을 방문한 이 사무총장을 백악관에서 만났다. WHO

사무총장이 미국 대통령을 백악관 집무실에서 독대한 것은 처음이었다. 이날 만남은 백악관 초청으로 이뤄졌다.

두 사람은 이날 오전 10시 40분부터 40분간 대통령 집무실에서 조류 인플루엔자에 대한 국제사회의 대처 방안에 관해 다양한 의견을 교환했다. 부시 대통령은 자신이 에이펙(APEC, 아시아태평양경제협력체) 정상회의에서 조류독감 문제를 주요 의제로 거론했다면서 조류독감에 각별한 관심을 표명했다.

이날 이 사무총장이 부시 대통령을 만난 것은 2004년 11월 초 미국립보건원(NIH)이 주최한 조류독감 대책회의 이후 두 번째였다. 두 사람의 면담 자리에는 미국 보건장관, 국무부 차관, 국가안보보좌관 등이 배석했다. 부시 대통령이 이 사무총장에게 정상급 지도자에 맞먹는 예우를 갖췄던 것이다. 회담을 마치고 나서도 마찬가지였다. 부시 대통령과 이 사무총장은 공동회견을 가졌다. 마치 부시 대통령이 외국의 정상과 회담하고 공동회견을 여는 것과 같은 형식이었다. 부시 대통령은 WHO와 이 사무총장이 조류독감 확산을 막고자 기울인 노력에 경의를 표했다. 이 과정에서 부시 대통령은 이 사무총장을 줄곧 '이 박사'(Dr. Lee)라고 부르면서 친근감을 보였다. 또 기자들 앞에서 이 사무총장을 '훌륭한 공직자'(good public servant), '굿 맨'이라고 치켜세우기도 했다.

두 사람은 그 이후에도 돈독한 관계를 유지한 것으로 보인다. 두 사람의 면담 1년 뒤인 2006년 5월 중순에 이 사무총장이 갑자기 숨을 거둔 뒤 WHO 한국 관계자가 슬픔을 억누르며 들려준 말을 한번 들어보자. 이 관계자는 이 사무총장이 그해 7월에 러시아 상트페테르부르크에서 열리는 G8(서방선진 7개국과 러시아) 정상회담에 초청받았으며, 거기에서 부시 대통령과 산악자전거(MTB)를 타기로 한 사실을 털어놨다.

뒤에서 미소 짓는 로슈와 길리어드…돈방석에 앉다

조류독감의 기세가 올라갈수록, WHO가 그런 조류독감에 심각하게 대비해야 한다고 각국에 촉구하면 할수록, 그 뒤에서 가만히 앉아 만면에 미소를 짓는 제약사들이 있었다. 로슈와 길리어드이다. 두 회사는 떼돈을 벌어들이며 돈방석에 앉았다. 타미플루가 조류독감 치료제로 WHO의 공식승인을 받은 게 결정적이었다. 타미플루를 비축하려고 각국이 앞다퉈 달려들었다. 서로 먼저 달라는 주문이 쏟아졌다.

두 회사의 입에서는 즐거운 비명이 절로 터져 나왔다. 길리어드의 급성장은 위에서 간단하게 언급했으니, 로슈의 상황만 살펴보자. 로슈는 각국으로부터 밀려드는 엄청난 수요를 맞추느라 애를 먹었다. 로슈는 타미플루 생산을 대폭 늘릴 수밖에 없었다. 또 미국 주문을 맞추기 위해 북미에 생산 공장을 새로 세우는 방침까지 정했다. 여기에 WHO까지 나서서 자체적으로 타미플루 비축량을 늘리는 방안을 로슈 측과 논의 중이라고 공개하는 등 또 다시 거들었다. 이에 화답하듯 스위스 바젤에 본사를 둔 로슈는 WHO에 상당량의 타미플루를 기증했다.

길리어드 이사진 중 일부가 참여한 미국 조지 W. 부시 행정부도 타미플루를 대량으로 사들이며 길리어드 수익 창출에 기여했다. 부시 정부는 2005년 10월 초 조류독감의 미국 내 유행 가능성에 대비해 타미플루와 백신을 비축하고자 총 60~100억 달러의 예산을 의회에 요청했다. 이에 앞서 미 상원은 국방예산안의 일환으로 39억 달러에 달하는 타미플루 구매 예산안을 승인했다. 한국도 타미플루 사재기 대열에 가세했다. 질병관리본부는 2004년에 125억 원을 들여 타미플루 50만 명분을 구입한 데 이어 2005년에는 65억 원을 투입해 타미플루 25만 명분을 추가로 확보했다.

이같은 조류독감 치료제(신종 인플루엔자가 아니다) 용도로 타미플루를 찾는 수요가 폭증한 데 힘입어 로슈는 엄청난 돈을 벌어들였다. 조류독감이 기세등등하던 2005년의 경우를 보자. 로슈가 2005년 10월 중순 발표한 2005년 1~9월 타미플루 매출액은 자그마치 8억 5,900만 스위스 프랑(당시 한화로 약 6,933억 원). 2004년 같은 기간에 견줘 매출액이 무려 264% 증가했다. 이 덕분에 같은 기간 로슈의 총 매출액은 254억 스위스 프랑으로 전년도보다 16% 늘었다. 2005년 상반기 순이익은 32억 4,000만 스위스 프랑으로 전년도보다 4% 증가했다.

타미플루 조류독감에 정말 효과 있나?…수면 위로 떠오른 효과·부작용 논란
마땅한 대안 치료제가 없는 상황에서 타미플루는 마치 모든 조류독감을 퇴치할 수 있는 마법의 약인 것처럼 부풀려졌다. 그럼 타미플루는 실제로 조류독감에 효과가 있을까? 비록 WHO의 인정을 받긴 했지만, 타미플루가 정말 조류 인플루엔자에 치료효과가 있는지를 두고서는 의견이 분분했다. 타미플루에 회의적인 시각을 드러내는 전문가들은 타미플루가 한계를 보일 수밖에 없다고 입을 모은다.

먼저 약효를 엄격하게 검증하지 않은 점을 타미플루를 맹신해서는 안 되는 이유로 지적했다. 2005년 말 당시까지만 해도 타미플루는 실험실 내 실험과 동물실험을 통해서만 약효를 확인했을 뿐이었다. 정작 가장 중요한 인체 대상의 임상시험을 통해 타미플루가 정말 조류독감에 걸린 사람을 치료하는지 여부는 검증하지 못했다. 또 일부에서는 타미플루가 조류독감을 완전히 치료하기보다는 조류독감을 앓는 기간을 단지 며칠 단축하는 데 불과하다고 깎아내리기도 한다. 여기에다 타미플루는 감염 초기에 곧바로 사용하지 않으면 효과를 보기 어렵다. 이 때문에 막상 조류독감 등 유행성 전염병이 창궐했을 때 과연 효과적으로 사용할 수 있을지 불확실하다는 점도 타미플루의 치명적 약점으로 들었다.

조류독감에 대비해 구성된 우리나라 질병관리본부 인플루엔자 자문위원회에서 위원장으로 활동했던 박승철 박사의 말을 들어보자. 그는 고려대 의대 감염내과 교수를 지내며 40여 년간 전염병을 연구한 전문가이다. 박 위원장은 "타미플루는 결코 조류독감 만병통치약이 아니다."라며 타미플루에 대한 지나친 쏠림 현상을 경계했다. 박 위원장은 또 "타미플루는 실험실 실험에서 조류독감 바이러스 자체를 죽이지는 못하고 단지 증식을 못하게 억제하는 것으로 확인됐을 뿐"이라며 "타미플루의 약효는 상당히 제한적"이라고 말했다.

질병관리본부도 이를 인정했다. 그래서 자체 개설해 운영한 조류인플루엔자 공식 사이트에 "조류 인플루엔자에 감염된 사람 치료에는 타미플루(성분명 오셀타미비르) 등과 같은 항바이러스제가 사용되지만, 어느 정도 한계가 있습니다."는 내용을 올려놓았다.

타미플루에 의심의 눈초리를 보내는 전문가들이 타미플루를 공격하는 또 다른 근거로 드는 것은 변종 조류독감 바이러스가 등장했다는 대목이다. 조류독감 바이러스가 변신을 시작해 타미플루에 내성(耐性)을 가진 바이러스 출현으로, 타미플루가 무용지물이 됐다는 것이다. 영국과 베트남 의료진은 2005년 12월에 의학저널인 〈뉴잉글랜드 저널 오브 메디신〉에 발표한 논문에서 베트남에서 타미플루를 투여받고도 사망한 소녀에게서 이 약에 내성을 보이는 바이러스를 확인했다고 변형 바이러스의 출현을 알렸다. 이로 인해 타미플루를 과신하지 말라는 해외 전문가들의 목소리가 조금씩 흘러 나왔다.

로마에 있는 코크레인백신연구소(CVF)의 톰 제퍼슨 박사가 대표적이다. 그는 2006년 1월에 영국 의학전문지 〈랜싯〉 최신호에 발표한 논문에서 타미플루가 조류독감 바이러스를 치료할 수 있다는 증거는 없다고 맹공을 퍼부었다. 또 바이러스가 창궐할 때 과연 효과가 있을지 의심스럽다고 타미플루에 대한 과신을 경계했다. 그는 나아가 환자격리, 마스크 착용, 손 씻기 등 비용이 별로 들지 않는 다른 방법을 먼저 모색하고 홍보해야 할 것이라고 강조했다.

타미플루 효과에 대한 불신과 더불어 이 약의 부작용 논란도 2005년 말부터 불붙었다. 타미플루가 출시된 2000년 이후부터 2005년 4월까지 타미플루를 투약한 32명의 젊은 환자가 자살을 포함한 신경·정신적 부작용을 보였다는 보고가 FDA에 접수됐다. 일본에서도 타미플루를 복용한 어린이 12명이 뇌신경 이상증세로 자살한 사건이 발생해 약물과의 상호관계를 두고 논란이 벌어졌다. 당시 FDA는 "현재로서는 타미플루와 자살 사건의 상호 연관성을 입증할 증가가 충분치 않다."며 부작용의 가능성을 일단 배제했다. 또 직접 이해 당사국인 일본도 타미플루와 어린이들 사망 간에 상호 연관성이 있다고 결론짓기에는 이르다고 선을 그었다. 그러면서 적절히 처방한다면 큰 위험은 없는 것으로 본다는 입장을 내놓았다.

로슈도 급한 불을 끄기 위해 적극 진화에 나섰다. 로슈는 강력한 방어선을 쳤다. 사망한 일본 어린이들 상당수가 다른 의약품을 복용했거나 신장부전, 천식, 폐렴 등 여타 질환을 앓고 있었다며 타미플루와 어린이 사망의 연관성을 평가하기 곤란하다고 역공했다. 로슈는 타미플루 사용 독감 환자의 사망률은 타미플루를 복용하지 않은 일반 환자보다 낮았다는 연구 결과도 제시했다. 타미플루가 어른과 어린이 모두 안전하게 사용할 수 있는 효과적인 약품으로 확신한다고 강조하는 것도 잊지 않았다.

그럼에도 타미플루 부작용 보고는 끊이지 않았다. 그러자 FDA도 2006년 11월에 어쩔 수 없이 타미플루의 정신이상 부작용 가능성을 경고하지 않을 수 없었다. FDA는 또 이런 경고 문안을 타미플루 제품 포장에 표시하도록 했다. 타미플루 복용 후 망상과 환각 등 정신이상 증세를 호소하는 어린이 환자 사례 보고가 잇따랐던 일본은 미국에 앞서 같은 조처를 취했다.

그런데도 일본에서는 타미플루 관련 사고가 연이어 발생했다. 10대 독감 환자 가운데 타미플루를 복용한 뒤 부작용으로 의심되는 착란 증세 등을 일으키며 아파트에서 투신하거나 도로에서 달리는 차량을 향해 뛰어들었다. 타미플루와 환자의 이상행동 사이에 인과관계가 없다는 입장이었던 일본 후생노동성도 마침내 태도를 바꾸지 않을 수 없었다. 일본 후생노동성은 2007년 3월에 10살 이상의 미성년 환자에게 타미플루를 원칙적으로 투여하지 못하도록 하는 긴급 지시를 내렸다.

이에 맞춰 우리나라의 식약청도, 비록 일본에서와 같은 중대한 부작용은 접수되지 않았지만, 환자 안전을 우선하는 예방 차원에서 10대 미성년자(10~19살)는 타미플루를 원칙적으로 쓸 수 없도록 사용 중단 조치했다. 유럽연합(EU) 역시 타미플루 투약 후 심각한 비정상적 행동이 나타날 수 있다는 내용의 강력한 경고문을 복약 안내문에 부착하도록 했다.

천운 타고난 타미플루… 신종 인플루엔자로 '거침없이 하이킥'

아무튼 타미플루는 조류독감에 대한 인류의 공포를 자양분 삼아 날개 돋친 듯 팔려나가며 로슈와 길리어드의 효자 노릇을 톡톡히 했다. 그러나 효과와 부작용을 둘러싼 논란이 증폭되는 상황에서, 타미플루 내성 독감 바이러스가 급증하고, 조류독감도 소강상태로 접어들면서 타미플루를 찾는 각국의 발길도 2007년 이후 점차 잦아들었다.

다행스럽게도, 조류독감은 도대체 그런 바이러스성 질병이 있었는지조차 모를 정도로 주로 동남아 지역을 중심으로만 번졌을 뿐, 미국, 일본, 유럽 등 선진국에는 거의 피해를 주지 않고 지나갔다. 전 세계적인 경계태세를 강화해야 한다고 목소리를 높였던 전문가들을 무안하게 만드는 결과였다.

타미플루에 대한 세상의 관심도 그만큼 엷어졌다. 하지만 타미플루는 그대로 주저앉지 않았다. 천운을 타고 났는지, 2년을 조금 넘겨 조류독감 때보다 더 큰 기회가 제 발로 찾아왔다. 2009년 4월에 애초 '돼지 인플루엔자(SI; Swine influenza)'로 불렸다가 나중에 '신종 인플루엔자'(국내서는 줄여서 '신종플루'로 부른다)로 이름을 바꾼, 새로운 인플루엔자가 중미 멕시코에서 느닷없이 출현해 북미와 유럽, 아시아 쪽으로 빠르게 번진 것이다.

그해 내내 전 세계를 공포의 도가니로 몰아넣은 이른바 신종플루 사태의 서막을 알리는 순간이었다. 물론 로슈와 길리어드에게는 타미플루로 또 한 번 큰돈을 벌 수 있게 해준, 하늘이 내린 선물이나 마찬가지였다. 결론적으로 말해 신종 인플루엔자는 조류 인플루엔자와 비슷한 경로를 밟았다. 처음에는 엄청난 대재앙을 몰아올 듯하더니, 언제 그랬냐는 듯, 급격하게 사그라졌다.

신종플루가 어떻게 진행됐는지 한번 복기해보자. 또 다시 같은 실수를 되풀이하지 않으려면, 지나간 역사에서 교훈을 얻어야 하기 때문이다. 초기 신종플루가 확산 조짐을 보이자 WHO는 이 전염병의 위험 단계를 '4단계'로 격상시키며 대재앙의 경보음을 울렸다. 이 과정에서 신종플루의 치명률에 대한 심도 있는 평가작업은 없었다. 그렇지 않아도 서서히 불붙던 신종플루 공포에 기름을 부었던 것이다. 4단계는 전염병 위험의 상당한 증가를 뜻한다. 그러면서 WHO는 타미플루가 조류독감뿐 아니라 신종플루에도 치료효과가 있다고 손을 들어주었다. 타미플루가 신종플루를 물리칠 대항마로 확실하게 자리매김할 수 있도록 거들었던 것이다.

로슈는 기다렸다는 듯이 발 빠르게 움직였다. 로슈는 신종플루 대비 태세를 강화하겠다면서 특히 타미플루를 환자 수요에 맞춰 생산하기 위해 WHO와 각국 정부와 긴밀히 협력하겠다고 나섰다. 그 이후 일련의 사태는 마치 미리 짜놓은 시나리오처럼 굴러갔다. 2005년 조류독감 때의 영상을 다시 틀어놓은 듯, 기시감을 느끼게 하기에 충분했다.

WHO가 신종플루 감염자 수와 사망자 수를 집계하면 전 세계 언론이 이를 경마중계 식으로 보도했다. 그러면 일반인이 체감하는 신종플루의 위험은 실제보다 증폭되는 악순환이 반복됐다. 이 과정에서 가장 큰 이익을 누린 곳은 당연히 타미플루를 개발, 생산하는 길리어드와 로슈였다. WHO는 각국 정부에 신종플루 등 바이러스성 전염병의 확산을 막기 위해 타미플루 등 항바이러스제를 전체 인구의 20% 수준에서 비축해 둘 것을 권고했다. 일부 전문가는 신종플루에 지나치게 떨 필요가 없다며 동요하지 말라고 주문했다. 그러나 소용없었다. 신종 바이러스의 강력한 감염력과 유전자 변이 능력이 모든 것을 집어삼켜버리면서 전 세계는 점점 패닉 상태로 빠져들었다.

거의 모든 국가가 신종플루 비상 방역체제에 돌입했다. 우리나라도 예외가 아니었다. 한국 정부는 시간이 지날수록 국가 재난단계를 '관심'에서 '주의'로, 주의에서 다시 '경계'로 상향 조정했다. 보건복지부 장관을 본부장으로 하는 '중앙인플루엔자대책본부'를 설치했다. 마침내 한국 정부는 2009년 11월 3일 위기단계를 '경계'에서 '심각'으로 올리며 범 정부 차원의 총력체제를 가동했다.

공항 입국자는 모두 열이 나는지 여부를 검사받아야 했다. 위험지역에서 들어온 사람들은 추적 조사를 받을 준비를 해야 했다. 학교는 휴교에 들어가고, 각종 모임과 공연은 취소됐다. 수능 시험장 앞 응원전도 상당수 자취를 감추는 등 신종플루는 수능 풍속도까지 바꿔놓았다.

다른 나라의 사정도 비슷했다. 지구촌 전체가 몸살을 앓아야 했다. 조류독감 사태 때와 정도의 차이만 있을 뿐, 그당시와 비슷한 상황들이 벌어졌다. 먼저 누구나 예상했듯 타미플루는 각국에 불티나게 팔려나갔다. 당장 우리나라만 해도 타미플루 확보에 기를 썼다.

기존에 보유한 531만 명 분량의 항바이러스제(타미플루)에 더해 2009년 말까지 500만 명분을 추가 확보해 WHO 권고대로 전체 인구의 20%에 해당하는 물량을 비축하기로 했다. 이를 위해 우리 정부는 1,250억 원의 예비비를 집행했다. 태국 정부는 신종플루 창궐에 대비해 3,500만 정의 타미플루를 준비해 놓았다고 공개했다.

2009년 10월 중순 로슈가 발표한 그해 3분기 매출을 보자. 로슈는 애널리스트들의 예상을 훌쩍 뛰어넘는 실적을 가뒀다. 로슈의 2009년 3분기 매출액은 유행성 독감 치료제 판매 급성장 덕분에 124억 스위스 프랑(122억 4,000만 달러)을 기록했다. 2008년 같은 기간 매출액 113억 스위스 프랑(111억 5,500만 달러)과 견줘 14% 증가하는 대박을 터뜨렸다. 이 덕분일까? 스위스 경제전문 잡지 〈발란츠〉의 집계를 보면, 로슈를 소유한 스위스의 호프만-외리 가문은 2010년 12월 130억~140억 스위스 프랑의 재산을 보유해 스위스에서 두 번째로 부유한 갑부에 올랐다.

타미플루 약효와 부작용 논란 재연

신종플루를 치료하고자 타미플루를 처방하는 경우가 급격히 늘면서 약품 내성 바이러스가 증가하는 등 약효와 부작용을 둘러싼 논란도 조류독감 당시와 똑같이 재연됐다.

먼저 독일의 권위 있는 의약품 전문가가 타미플루의 효과에 의문을 표시했다. 독일 브레멘 미테 병원 약학연구소의 베른튼 뮐바우어 소장은 2009년 5월 중순 시사주간지 〈슈피겔〉과의 인터뷰에서 타미플루에 포문을 열었다. 뮐바우어 소장은 "타미플루의 효과는 실험실에서 입증됐을 뿐이며 신종플루에 대해 효과가 있는지는 전혀 알려진 것이 없다."고 공격의 신호탄을 쏘아 올렸다. 신종플루에 타미플루가 효과가 있다고 인정한 WHO의 결정을 정면으로 반박한 것이다. 그러면서 그는 각국은 타미플루를 비축하는 데 엄청난 예산을 투입하기에 앞서 이 약이 실제로 신종플루에 효과가 있었는지 확인할 수 있는 데이터를 공개해야 한다고 촉구했다.

그해 6월 말에는 신종플루 발생 2개월 만에 타미플루에 내성을 보이는 신종플루 환자가 덴마크에서 처음으로 나타났다. 타미플루가 듣지 않는 신종플루 바이러스는 2009년 9월에 일본과 미국을 포함해 전 세계적으로 23건으로 집계됐다. 영국에서는 어린이들이 타미플루를 복용하고 나서 메스꺼움, 경련은 물론 악몽, 명확한 사고불능, 이상행동 등 신경정신병적 부작용을 호소했다는 연구 결과도 나왔다.

영국 옥스퍼드 대학 연구진은 한 걸음 더 나아갔다. 연구진은 2009년 8월 중순 영국의학저널(BMJ)에 발표한 보고서에서 독감 어린이에 타미플루를 사용하지 말아야 한다고 주장했다. 독감에 걸린 어린이들에게는 타미플루 등 항바이러스제를 처방해봐야, 치료효과는 별로 없으면서 부작용만 일으킨다는 주장이었다.

브라질에서도 타미플루의 효과를 의심하는 연구보고서가 나왔다. 브라질 최남부 리우그란데두술주 주정부 산하 보건센터는 2009년 9월 중순 내놓은 보고서를 통해 타미플루가 기대만큼 효과적이지 않았다고 주장했다. 이 센터가 신종플루 감염자들을 대상으로 조사해 보니, 타미플루 복용 환자와 복용하지 않은 환자 사이에 큰 차이가 없었다는 것이다.

2009년 12월 초에는 타미플루를 더욱 옥죄는 연구 결과가 나왔다. 타미플루의 효능에 결정타를 날린 곳은 코크란연합 소속의 영국 과학자들이다. 코크란연합은 근거중심 의학을 지향하는 비영리 국제연구 커뮤니티로 세계적으로 권위를 인정받고 있다. 이들 과학자는 메타분석을 통해 다른 질병이 없는 사람이 신종플루에 걸렸을 때 타미플루를 복용해도 효과는 미미하다는 연구 결과를 권위 있는 영국의학저널(BMJ)에 발표했다. 그러면서 타미플루를 떠받치고 있던 기둥 몇 개를 뒤흔들어 놓았다.

먼저 타미플루가 처음 시판승인을 받을 때 각국 의약품 허가 당국에 중요한 근거로 제시한 이 약의 유용성에 의문을 제시했다. 즉 타미플루는 단지 독감 증상을 하루 정도 더 빨리 사라지게 하는 효과만 있을 뿐, 폐렴과 같은 중증 합병증 유발을 감소시킨다는 증거가 불충분하다는 것이다.

로슈는 타미플루 승인신청을 할 때, 다른 무엇보다 심각한 합병증을 예방해 의료비용과 노동력 상실 비용 등을 절감할 수 있다는 논리를 부각시켰다. 하지만 코크란연합 소속 영국 과학자들의 연구 결과는 이런 로슈의 주장을 뒤엎는 것이었다. 이들 과학자는 따라서 타미플루를 신종플루를 포함해 독감과 유사한 질병에 걸린 사람들에게까지 쓰는 것은 문제가 있다면서 타미플루의 광범위한 사용을 중지해야 한다고 공세의 고삐를 바짝 죄었다. 그러면서 타미플루의 효능과 안전성뿐 아니라 이 약의 판매를 허가한 의약품 규제 시스템에까지 의혹을 제기했다.

WHO는 즉각 반박했다. WHO는 타미플루를 조기 복용하면 신종플루 증상을 완화시키고 입원과 사망을 줄인다는 연구 결과들이 있다면서 타미플루와 관련된 사용지침을 바꾸지 않을 것이라고 재확인했다.

그토록 공포에 시달렸건만…일반 계절 독감보다 약해

전 세계를 공포로 몰아넣은 인플루엔자A(H1N1), 즉 신종 인플루엔자(신종플루)가 발생한 지 1년째 되던 2010년 4월 23일. WHO는 신종플루로 인한 전 세계 인명 피해규모를 집계해 발표했다. 결과는 실망스럽게도(?) 예상을 깼다. 1년 간 누적 사망자 수는 전 세계를 통틀어 불과 1만 7,853명(2010년 4월 18일 기준)에 그쳤다. 일반의 예상을 저버리는 것이었다.

지역별로는 최초 발생지인 멕시코와 미국을 포함한 미주 지역의 사망자가 8,309명으로 가장 많았다. 유럽 4,783명, 동남아 3,574명(동아시아 1,769명+서태평양 1,805명), 중동 1,019명, 아프리카 168명 등으로 나타났다.

해마다 유행성 계절 독감으로 전 세계에서 25만~30만 명, 심할 땐 50만 명 안팎이 숨지는 현실을 고려할 때 신종플루로 인한 인명피해는 턱없이(?) 적었다고 할 수 있다. 우리나라도 마찬가지였다. 한국에서는 신종플루가 확산일로를 걷던 2009년 8월 15일 첫 신종플루 사망자가 나온 이래 모두 252명이 신종플루로 숨진 것으로 집계됐다.

2009년 4월부터 2010년 4월까지 국내 신종플루 확진 환자가 75만 명인 점에 비춰보면, 우리나라의 신종플루 치사율은 0.017%에 불과했다. 일반 계절 독감의 치사율 0.1%보다 떨어지는 수치다. 아무튼 애초 큰 우려를 낳았던 신종플루 위기는 큰 피해를 남기지 않고 지나갔다.

인류에게는 다행스러운 일이다. 그러나 신종플루가 발생하자 대유행(Pandemic)할 것이라 선언하며 세계 각국의 보건당국을 초긴장 상태로 몰고 갔던 WHO로서는 단단히 체면을 구겼다. WHO는 신종플루 바이러스가 확인되고서 두 달 만인 2009년 6월 이례적으로 신속하게 대유행을 선언했다. 그러나 이후 환자 수가 줄고 치사율이 예상보다 낮은 것으로 드러나자 14개월 만인 2010년 8월에 대유행이 끝났다고 신종플루에 마침표를 찍었다.

과민한 대응을 한 게 아니냐는 지적이 나온 건 당연하다. 실제로 대부분 환자는 일반적인 대증 요법과 적절한 휴식으로 나았다. 타미플루 등 항바이러스제를 투약할 필요도 없었던 것으로 나타났다. 이에 대해 질병관리본부의 한 관계자는 "신종플루가 계절 독감보다 더 위험했다고 보기는 어렵다."고 인정했다. 그러면서도 그는 "초기대응과 예방접종, 항바이러스제 투여 등 비상대책을 제대로 추진하지 않았다면 치사율은 더 높아졌을 수도 있다."고 항변 아닌 항변을 했다.

본격 불붙은 제약업계 음모론…그러나 여전히 '미궁'

사정이 이렇다 보니, WHO에 의혹의 눈길이 쏠리지 않는 게 이상할 정도로 신종플루 음모론이 타올랐다. 궁지에 몰린 WHO는 어쩔 수 없이 진상 파악에 나서지 않을 수 없었다. 물론 조사는 신종플루 대응방식의 적절성을 평가하는 형식을 빌렸다.

신종플루 바이러스의 존재가 확인된 지 1년 만의 일이었다. WHO는 2010년 4월 12일, 29명의 전문가들이 참여한 가운데 전문가회의를 열었다. 참가자들은 신종플루의 위험성에 대한 WHO의 경고가 불필요하게 과장되지는 않았는지, 혹은 제약업계의 이해관계에 영향을 받지는 않았는지 등을 심도 있게 논의했다. 마거릿 찬 WHO 사무총장도 WHO의 신종플루 대응조치에 대한 솔직하고, 투명하며 신뢰할 만한, 독립적인 검토를 요구했다. 하지만 아니나 다를까, 예상했던 대로 특별한 결론은 나오지 않았다.

결국 2010년 6월 초 WHO는 신종플루가 이미 쇠퇴하고 있는데도, 신종플루가 지속적으로 발생할 것으로 판단된다며 이미 철 지난 '대유행' 경보 상태를 계속 유지하기로 했다.

이 조치는 신종플루 음모론에 기름을 부은 격이었다. 당장 영국에서 WHO의 신종플루 가이드라인 작성에 참여한 프레드 하이든, 아널드 몬토, 칼 니컬슨 등 3명의 과학자가 타미플루와 리렌자 제조사인 로슈와 글락소스미스클라인(GSK)으로부터 이전에 다른 사안으로 돈을 받았다는 폭로가 터져 나왔다. 영국의학저널(BMJ)과 비영리조사단체인 언론조사국(BIJ)이 공동 조사를 벌인 결과였다. 이 두 조직은 아울러 신종플루 대유행을 결정한 16명의 WHO 비상위원회 위원 중에서도 제약사로부터 돈을 받은 사례가 있다고 공개했다. WHO 신종플루 가이드라인은 신종플루 유행에 대비해 타미플루 등 항바이러스제를 비축하라는 내용을 담고 있다. 영국을 포함한 많은 국가가 이 가이드라인을 받아들여 타미플루를 대량으로 사들였다.

하이든 교수는 가이드라인을 작성하고 발표한 시점에 로슈로부터 강의료와 자문료를 받았다. 그는 로슈가 스폰서로 나선 타미플루 판매 관련 연구의 주저자 중 한 명이기도 했다. 대유행 시기 백신 사용문제를 다룬 WHO 부칙 주저자인 몬토 박사 역시 로슈와 GSK로부터 자문료와 연구지원을 받았다. 니컬슨 교수는 인플루엔자 대유행 연구로 잘 알려져 있는 인물이다. 그 또한 로슈와 GSK의 후원을 받았다고 시인했다.

WHO는 신종플루 가이드라인을 만들 때 제약업계와 금전적으로 조금이라도 연결돼 있는 과학자는 빼야 한다. 하지만 WHO는 그런 이해관계자 배제의 원칙을 어겼다. 유럽의회 보건위원회의 폴 플라인 의원(영국 노동당)이 당장 WHO를 겨냥했다. 그는 "WHO 의사결정 과정의 모든 수준에서 제약업계의 영향력이 행사됐다."면서 "이로 인해 전 유럽에 걸쳐, 공중보건서비스 우선순위가 왜곡되고, 막대한 공적 자금이 낭비됐다."고 WHO를 질타했다. 그러면서 그는 부당한 공포를 유발했다는 점에서 WHO는 책임져야 한다고 정조준했다.

WHO는 쩔쩔매며 의혹을 부인하기에 바빴다. WHO 마거릿 찬 사무총장은 신종플루 대유행을 처리하는 과정에서 몇몇 과학자가 제약회사와 부적절한 유착 관계를 맺었다는 의혹을 강하게 부인했다. 영국 의학저널(BMJ)에 보낸 공개서한에서 찬 사무총장은 "어떤 경우에도, 단한 순간도, 의사결정 과정에 상업적 이해관계를 고려한 적이 없었다."고 강한 톤으로 말했다. 찬 사무총장은 특히 WHO가 신종플루에 대해 과장된 공포를 불러일으켰다는 BMJ의 지적에 발끈했다. 자신은 신종플루 대유행을 선언할 때 치사율이 낮다는 점을 분명히 밝히는 등 신종플루의 위험을 부풀리지 않았고, 그 점은 기록에 남아 있다고 해명했다.

그러나 이런 WHO의 몸부림은 역부족이었다. WHO는 스스로 지명한 외부 독립기구의 조사를 받지 않을 수 없는 처지로 몰렸다. 하비 파인버그 미 국립의학연구소(IOM) 소장을 위원장으로 하는 외부 전문가위원회가 2010년 7월 꾸려졌다. WHO의 신종플루 대유행 대응 과정의 의혹과 문제점을 점검하기 위해서였다. 이 위원회는 WHO의 신종플루 대유행 선언 과정, 제약업계와 WHO 비상위원회 소속 과학자들의 결탁설 등을 조사했다.

이 위원회는 조사 일정을 늦추는 등 진통을 겪다가 마침내 2011년 3월 10일 조사 보고서를 내놓았다. 하지만 WHO에 면죄부를 주는, 맥빠지는 것이었다. 위원회는 WHO가 신종플루 확산 당시 시의적절한 지침을 내놓지 못하는 등 WHO가 취한 신종플루 대책들이 실패작이었다고 비판했다. 당연히 현재의 인플루엔자 대응 계획을 수정해야 할 것이라고 조언했다. 그러나 관심을 모았던 제약업계 결탁설에 대해서는 혐의 없음이란 결론을 내렸다.

위원회는 WHO가 신종플루 대유행을 선언하는 과정에서 제약업계의 입김이 작용했을 것이라는 세간의 의혹은 근거가 없다고 밝혔다. 위원회는 다만 WHO가 이해관계 조정에서 체계적이고 공개적인 절차를 거치지 않음으로써 WHO 사업에 대한 의구심을 스스로 불러들였으며, 대유행 선언 개념에서조차 혼선을 보이는 등 내부 의사소통에 큰 문제를 안고 있었다고 꼬집었을 뿐이었다.

창고에 쌓인 유효기간 임박 타미플루를 어찌할꼬…재정낭비 논란

신종플루 사태는 종지부를 찍었지만, 각국은 이 사태가 남긴 여파로 상당 기간 몸살을 앓아야 했다. 뒤치다꺼리를 하느라 한바탕 홍역을 치렀다. 특히 신종플루가 기승을 부릴 것이란 경고에 앞다퉈 사들였던 타미플루를 어떻게 처리해야 좋을지 몰라 난감한 상태다.

"부정확한 예측으로 타미플루를 구하려고 전 세계를 뛰어다녔지만, 약 가격만 올려놓았고, 엄청난 돈을 쏟아 부었지만, 결국 국가재정만 축낸 꼴이다." 2010년 10월 초 국회 보건복지위원회의 질병관리본부에 대한 국정감사에서 한 국회의원이 질병관리본부를 몰아붙이면서 내세운 논리이다. 다른 나라에 견줘 그래도 나름대로 신종플루에 대한 예측을 잘하고 잘 대응했다고 자부하는 질병관리본부로서는 좀 억울한 구석이 없지 않겠지만, 이 말은 엄연한 사실이었다.

우리나라가 비축해놓은 타미플루는 1,200만 명분. 전 인구의 20%에 해당하는 항바이러스제를 비축해놓으라고 충고한 WHO 권고를 충실히 따른 결과, 산더미 같은 타미플루를 창고에 쌓아두고 있는 것이다. 이런 정부비축분의 최대 유효기간이 6년이란 점을 고려할 때, 해마다 최대 50만 명분을 쓴다고 가정하더라도, 6년간 기껏 최대 300만 명분밖에 사용할 수 없다. 나머지 900만 명분은 고스란히 폐기 처분해야 할 상황이다.

막대한 국가예산 낭비란 말이 절로 나올 수 밖에 없다. 더욱이 그 유효기간마저 정부가 '인위적으로' 대폭 늘린 것이었다. 2000년 처음 국내 시판될 당시 타미플루 일반 제품의 유효기간은 2년이었다. 그러다가 식품의약품안전청이 로슈의 유효기간 변경 신청을 받아들여 무려 4차례나 심사를 거쳐 현재는 7년으로 늘려줬다. 정부비축분의 유효기간은 한국 정부가 타미플루를 구입해 비축하기 시작한 2004년에는 4년이었다. 그러던 것이 일반 제품과는 다른 별도의 심사를 통해 2008년 7월과 2009년 6월에 각각 1년씩 늘어나 지금은 최대 6년이다.

유효기간이 지난 타미플루 때문에 골머리를 앓는 것은 우리나라만이 아니다. 다른 나라도 비슷하다. 조류독감 치료제로 2005년 타미플루를 수입해 비축해뒀던 베트남 정부는 2011년 3월 말에 2년으로 정해진 유통기한을 경과한 타미플루 970만여 정을 전량 폐기했다.

음모론 경계 탓?…WHO 신종 조류인플루엔자(AI) 대응에 신중

신종플루를 둘러싼 제약업계 음모론이 영향을 끼친 때문일까? 2013년 4월. 중국에서는 이른바 신종 조류인플루엔자(AI) 바이러스가 한창 기승을 부렸다. 희생자가 잇따르면서 공포가 중국 전역으로 퍼졌다. 그런데 희한하게도 세계는 예전과는 달리 상대적으로 조용했다. 심지어 중국과 지리적으로 가깝고 인적, 물적 교류도 활발한 우리나라에서조차 마치 강 건너 불구경하듯 평온함이 묻어났다. 수차례에 걸친 '실전' 방역훈련으로 쌓은 경험과 노하우, 자신감 덕분일까? 그간 전염성 질환이 발생하면 그렇게 호들갑을 떨던 국내외 보건당국의 침착한(?) 대응에 눈길이 쏠렸다.

특히 180도 달라진 WHO의 태도는 국내외 보건의료계로부터 뜻밖으로 받아들여졌다. 당시 중국에서 신종 AI가 발생해 감염자와 사망자가 계속 늘고 있는데도 WHO는 오히려 사태를 애써 진정시키는 데 주력하는 모습을 보였기 때문이다. 실제로 WHO는 2013년 4월 3일 그레고리 하틀 대변인을 통해 신종 AI(H7N9형)가 "사람과 사람 간 감염 증거가 없으며, 전염병이 될 가능성이나 위험은 낮다."고 신종 AI의 위험성을 깎아내렸다. WHO는 이후 같은 달 4일과 8일에도 신종 AI가 사람 간에 전염될 징후는 물론이거니와 사람 간에 전염된 증거는 없다고 재차 강조했다.

사실 그동안 WHO는 전염성 질병이 발생할 때마다 세계적으로 대유행할 우려가 있다며 경고음을 울리기 바빴다. 기존의 'H5N1'형 조류인플루엔자는 물론이고, 신종플루가 터졌을 때 WHO는 위기단계를 계속 끌어올리며 사실상 앞장서서 불안감을 조장(?)하다시피 했다. WHO

의 경고에 따라 전 세계는 널뛰기를 해야 했다.

왜 WHO는 돌변했을까? 갑자기 개과천선이라도 한 것일까? 보건의료계 일각에서는 WHO가 예전과 달리 중국발 신종 AI에 신중하게 접근한 것은 신종플루 사태 때 위험경고를 남발하면서 받았던 제약업계와의 커넥션 의혹을 의식해 더는 음모론에 휘말리지 않겠다는 의지를 나타낸 것 아니냐는 분석을 내놓았다. 세계인의 보건을 책임지는 국제기구로서의 위상과 지위에 큰 상처를 준 실수를 되풀이하지 않겠다는 뜻 아니겠느냐는 것이다. 이런 해석이 맞는다면 결과적으로 타미플루 음모론이 전혀 쓸모없는 논쟁은 아니었던 셈이다.

참고 문헌

감사원, 《국립대병원 운영실태》, 2010년

감사원, 《건강보험 약제비 관리실태》, 2012년

강신익·황상익, 《의대담 醫對談》, 메디치, 2012년

강주성, 《대한민국 병원사용설명서》, 프레시안북, 2007년

건강사회를 위한 약사회, 《식후 30분에 읽으세요》, 이매진, 2013년

김현정, 《의사는 수술받지 않는다》, 느리게읽기, 2012년

데이비스 B. 아구스, 《질병의 종말》, 김영설 옮김, 청림Life, 2012년

레이 모이니헌·앨런 커셀스, 《질병판매학》, 홍혜걸 옮김, 알마, 2006년

마르시아 안젤, 《제약회사들은 어떻게 우리 주머니를 털었나》, 강병철 옮김, 청년의사, 2007년

선재광, 《고혈압 치료, 나는 혈압약을 믿지 않는다》, 전나무숲, 2013년

윤영호, 《나는 죽음을 이야기하는 의사입니다》, 컬처그라퍼, 2012년

이형기, 《FDA vs 식약청》, 청년의사, 2005년

정종태, 《우리가 모르는 미국의 두 얼굴》, 한국경제신문, 2012년

최명기, 《내 몸은 내가 지킨다》, 허원미디어, 2012년

대한민국 의료 커넥션

초판 1쇄 발행 | 2013년 7월 5일
초판 2쇄 발행 | 2013년 9월 5일

지은이	서한기
책임편집	정광준
아트디렉터	정계수
디자인	박은진·장혜림

펴낸곳	바다출판사
발행인	김인호
주소	서울시 마포구 서교동 401-1 5층
전화	322-3885(편집), 322-3575(마케팅부)
팩스	322-3858
E-mail	badabooks@gmail.com
홈페이지	www.badabooks.co.kr
출판등록일	1996년 5월 8일
등록번호	제 10-1288호

ISBN 978-89-5561-672-9 03510